150 super-aliments pour votre santé

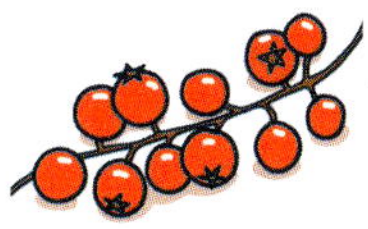

Direction de la publication
Isabelle Jeuge-Maynart et Ghislaine Stora

Direction éditoriale
Catherine Delprat

Responsable éditoriale
Nathalie Cornellana
L'éditeur remercie Laurence Alvado
et Amandine Luchier pour leur collaboration

Couverture
Véronique Laporte

Conception graphique
Claire Morel Fatio

Adaptation graphique et mise en page
Sophie Compagne

Fabrication
Donia Faiz

Pour la majorité des aliments, le site de référence pour leur composition nutritionnelle est celui de l'ANSES (Agence nationale de sécurité sanitaire alimentation, environnement, travail) : **https://pro.anses.fr**
Pour en savoir plus, vous pouvez aussi consulter :
- **www.lesfruitsetlégumesfrais.com**
- **www.afssa.fr/poisson**

ISBN : 978 2 03 592560 2

Imprimé en Espagne par Estella Graficas
Dépôt légal : mai 2016
317798/01 – 11032569 – avril 2016

RACHEL FRELY

Illustrations
CLÉMENCE DANIEL

150 super-aliments pour votre santé

Pour booster votre santé et prévenir les maladies

LAROUSSE

SOMMAIRE

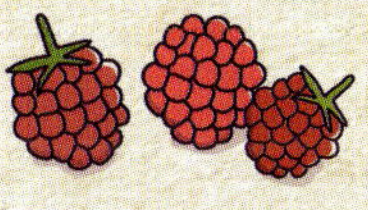

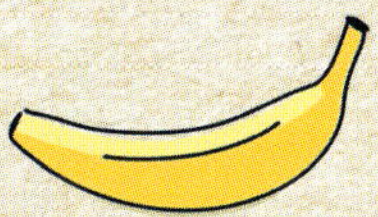
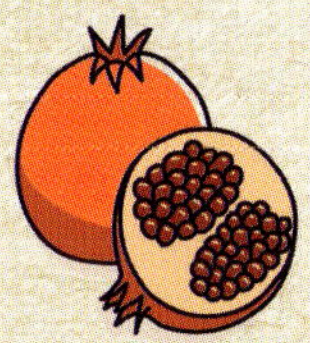

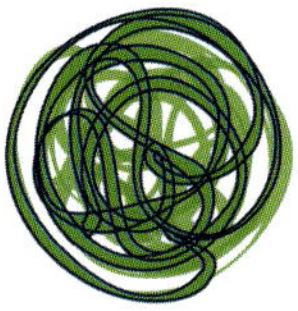

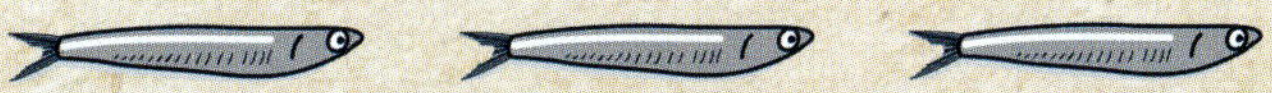

L'ABRICOT

Savoureux, rafraîchissant et moyennement sucré, l'abricot est apprécié pour ses qualités nutritionnelles. Comme sa saison est courte, vous ne pourrez profiter de bons fruits frais que de fin juin à la mi-septembre, alors ne le ratez pas !

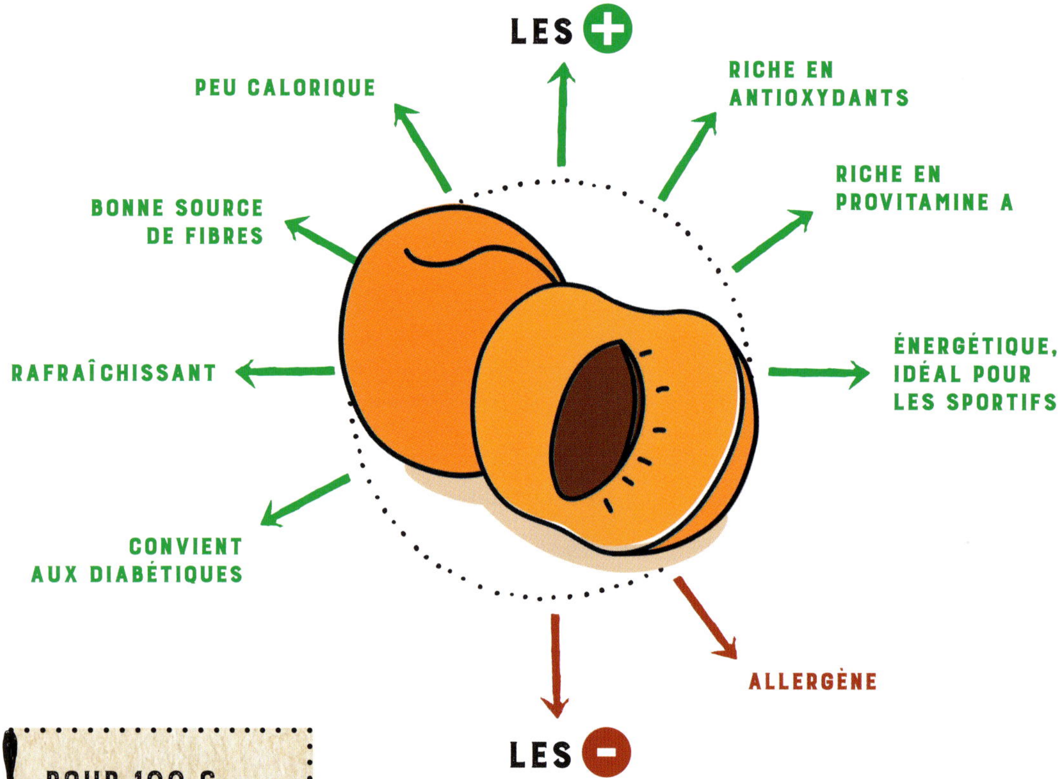

POUR 100 G D'ABRICOT

- 49 kcal
- 0,9 g de protéines
- 0,2 g de lipides
- 9 g de glucides
- 1,7 g de fibres

Pour bien le choisir, veillez à ce qu'il soit souple au toucher, parfumé, qu'il ait une peau lisse et sans meurtrissures. Si vous le prenez très ferme, il ne sera pas juteux, mais se conservera plus longtemps.

LES ATOUTS SANTÉ

• C'est **l'un des fruits les plus riches en provitamine A** dont les propriétés antioxydantes sont reconnues. Sa teneur en est d'autant plus importante quand il est mûr et coloré. Deux abricots bien mûrs (120 g net environ) apportent en moyenne la moitié de l'apport quotidien conseillé en bêta-carotène (qui donne au fruit sa jolie couleur et à notre peau un teint plus éclatant !). Pensez à l'abricot, surtout quand vos besoins nutritionnels augmentent, notamment pendant la grossesse, si vous allaitez, si vous prenez une pilule contraceptive ou si vous fumez. **Les abricots séchés sont plus riches en antioxydants** que les abricots frais, mais ils sont également plus sucrés. L'abricot contient aussi de la vitamine C et un peu de vitamines du groupe B. C'est aussi le petit plus vitalité en cas de fatigue physique et intellectuelle ou encore d'insomnie nerveuse.

• C'est un **fruit peu calorique** : comptez 17 kcal pour un abricot frais.

• Ce fruit convient aux diabétiques, en raison de sa **faible charge glycémique**.

• L'abricot se digère bien grâce à ses **fibres douces** (notamment ses pectines), environ 1,7 g pour 100 g, et est bien toléré par les personnes aux intestins sensibles. C'est pourquoi vous pouvez le donner sans crainte aux enfants en bas âge, cru, écrasé à la fourchette ou en compote. Il contribue au bon équilibre du transit intestinal et est donc indiqué en cas de constipation.

• Durant la pratique d'un sport, la déshydratation doit être compensée par l'apport énergétique. L'abricot est alors idéal, car en plus d'être composé de **86 % d'eau**, il est bien pourvu en **minéraux** (surtout du potassium, à raison de 237 mg pour 100 g) et en oligoéléments (fer, cuivre, zinc, manganèse), l'abricot sec apportera en plus des calories. Avant de faire de l'exercice physique, consommez deux ou trois abricots frais ou une poignée d'abricots séchés.

À ÉVITER SI

• Vous êtes **allergique à certains conservateurs** comme les sulfites (E 220, E 221) souvent présents dans les abricots, notamment séchés.

IDÉE REÇUE

Il faut acheter des abricots bien colorés, ce sont les meilleurs.

FAUX. Les abricots les plus rouges ne sont pas forcément les plus mûrs ni les plus savoureux. Leur couleur rouge est due à la variété et peut apparaître bien avant la maturité. Néanmoins, la couleur de fond de l'épiderme évolue en général vers l'orangé lorsque l'abricot mûrit. Des études ont mis en évidence la corrélation entre cette couleur et certains paramètres de qualité gustative (taux de sucre, d'acidité…). Depuis 1994, un colorimètre de dix-neuf teintes, mis en place par le CTIFL (Centre technique interprofessionnel des fruits et légumes) et l'AFCOFEL (Association française des comités économiques agricoles de fruits et légumes), permet de voir le stade de maturité commerciale de chaque variété d'abricots.

L'AGNEAU

Les morceaux savoureux et fondants de la viande d'agneau peuvent se cuisiner de diverses manières. Souvent réservée pour des occasions exceptionnelles (repas de famille, période de Pâques), pensez à intégrer la viande d'agneau dans vos menus. Tendre, non filandreuse et au goût inégalable, elle fait partie des recettes du monde entier et se marie bien avec des épices.

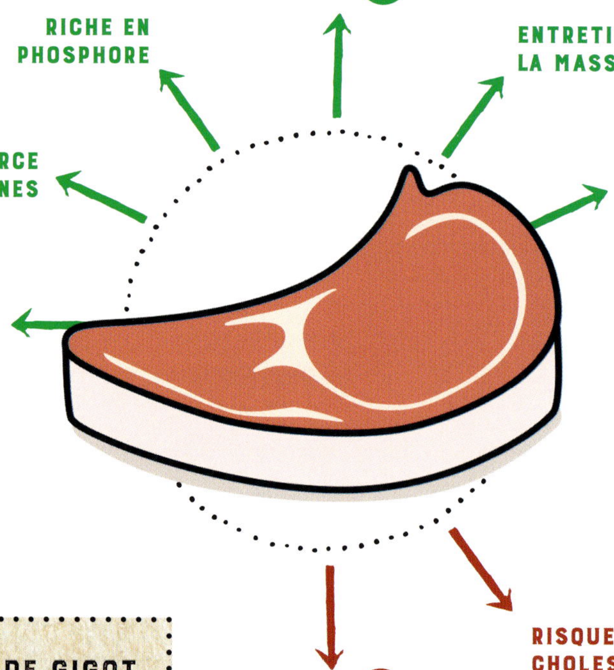

POUR 100 G DE GIGOT D'AGNEAU RÔTI

- 193 kcal
- 23,8 g de protéines
- 10,9 g de lipides
- traces de glucides

POUR 100 G DE CÔTELETTE D'AGNEAU GRILLÉE

- 234 kcal
- 25,7 g de protéines
- 14,6 g de lipides
- traces de glucides

LES ATOUTS SANTÉ

• La viande d'agneau est riche en minéraux, surtout en **phosphore** (qui joue un rôle essentiel pour la santé des os et des dents), mais aussi en sodium, en magnésium et en calcium. C'est aussi une bonne source d'oligoéléments (zinc, sélénium, cuivre, manganèse, fer) et de vitamines du groupe B (B3, B12, B5, B6, B1). Sa teneur en **zinc** est intéressante. Cet oligoélément est utile pour renforcer les défenses immunitaires. L'agneau, notamment le gigot, renferme du **fer** et de la **vitamine B12**, tous deux nécessaires à la formation des globules rouges (cellules sanguines).

• Cette viande possède une teneur assez élevée en acides gras saturés, mais heureusement, surtout de l'acide stéarique, un acide gras moins néfaste pour la santé, car il n'aurait pratiquement aucun impact sur le taux du mauvais cholestérol (LDL). L'agneau est moins gras et présente un goût plus doux que le mouton.

• Il apporte des **protéines** bénéfiques pour la croissance et l'entretien de la masse musculaire.

Pour bien la choisir, vérifiez que la viande d'agneau est rose vif et brillante. Vous pouvez la conserver de deux à quatre jours dans la partie la plus froide du réfrigérateur. Si vous la congelez, vous pouvez la garder entre six et neuf mois. Pensez à mettre chaque morceau dans un sac spécial congélation fermé hermétiquement.

À ÉVITER SI

• Vous avez déjà eu des soucis **cardiovasculaires**, car la consommation des acides gras saturés contenus dans l'agneau est un facteur de risque de ces maladies. Pour le cuisiner, préférez un peu d'huile d'olive (qui apporte des acides gras mono-insaturés) au beurre, car ce dernier augmente la proportion d'acides gras saturés.

LE SAVIEZ-VOUS ?

Tout est bon à manger dans l'agneau : le gigot, le baron, l'épaule, le filet, les noisettes, le collier, les rognons, les côtes, le carré, la selle. Selon la recette et le temps dont vous disposez, choisissez les morceaux adéquats, à cuisson plus ou moins rapide. Sachez que la forme peut jouer sur le temps de cuisson. Un exemple avec le gigot : plus il sera allongé, plus il sera cuit rapidement, plus il sera gros et rond, plus longue sera la cuisson. Que la viande soit rôtie, sautée ou grillée, préférez-la rosée ou à point. Mais ne la faites pas trop cuire, car elle risquerait de se dessécher et de perdre de sa finesse.

L'AIL

Ses propriétés médicinales et ses qualités culinaires sont réputées depuis des siècles. Les grands médecins de l'Antiquité recommandaient déjà l'ail comme aliment remède pour traiter divers problèmes de santé. Avec l'huile d'olive, c'est l'un des aliments phare du fameux régime méditerranéen. Les variétés d'aulx sont classées en fonction de leur période de plantation. Consommé cru, il dope l'organisme.

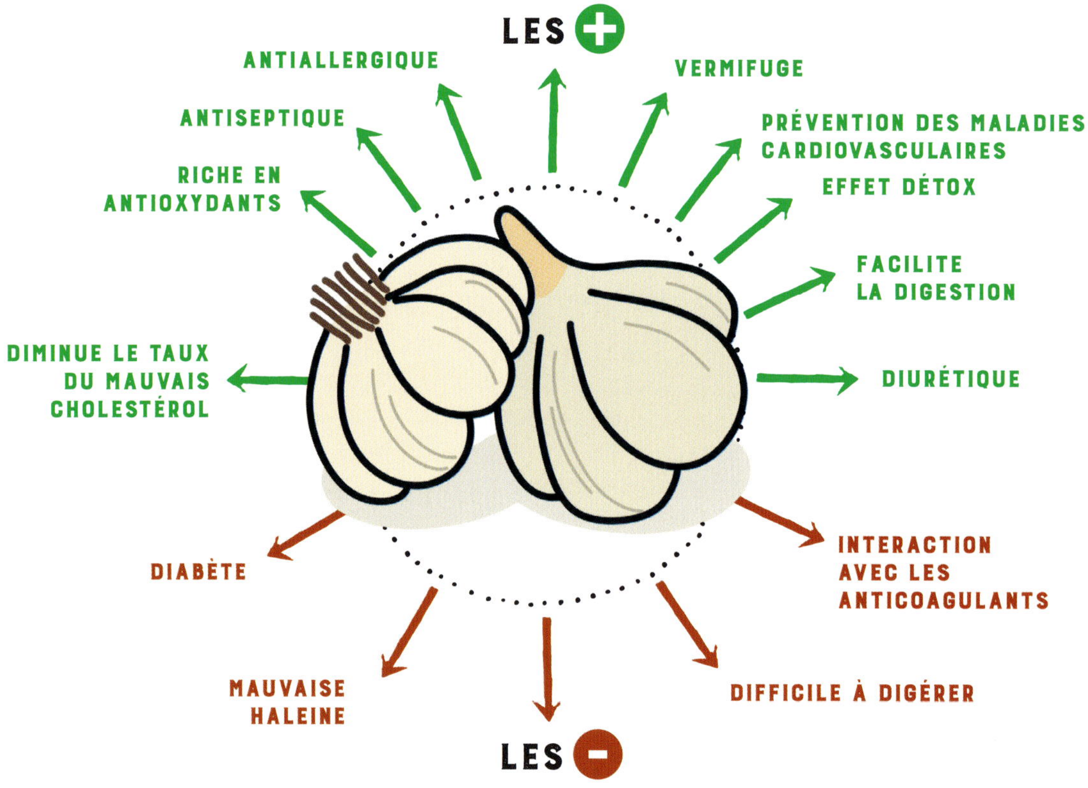

POUR 100 G D'AIL

- 131 kcal
- 7,9 g de protéines
- 0,47 g de lipides
- 21,5 g de glucides
- 4,7 g de fibres

Pour bien le choisir, optez pour un bulbe dodu et ferme, sans taches ni moisissure ; si des germes verts dépassent ou si des taches brunes apparaissent, c'est que l'ail n'est plus frais. Il se conserve un an dans un endroit sec, aéré, à l'abri de la lumière, de la chaleur et de l'humidité.

LES ATOUTS SANTÉ

• **Il protège le cœur**. Consommer une gousse d'ail par jour a des effets positifs sur la prévention des maladies cardiovasculaires grâce à son apport en antioxydants. L'ail contient en effet divers composés **antioxydants** tels que des flavonoïdes et des tocophérols en plus des composés sulfurés (allicine) qui contribuent à protéger l'organisme des dommages causés par les radicaux libres.

• **Dépuratif et diurétique**, l'ail agit sur l'élimination de l'eau, aide à chasser les toxines de l'organisme et favorise la bonne digestion. Antiseptique, il agit aussi contre les flatulences.

• L'ail **diminue le taux du mauvais cholestérol**. Une gousse d'ail cru par jour réduirait de 20 % le taux de cholestérol sanguin et le mauvais cholestérol (LDL). C'est un composé sulfuré (allicine) qui serait en cause.

• L'**activité antibactérienne de l'allicine** justifie l'usage prophylactique de l'ail dans diverses infections : diphtérie, dysenterie…

RECONNU PAR LA SCIENCE

Des études montrent son action contre les cancers digestifs, à condition de consommer au moins six gousses d'ail par semaine, plutôt crues que cuites (source : *American Journal of Clinical Nutrition*, octobre 2000). Pasteur avait déjà prouvé les propriétés antimicrobiennes et antibactériennes de l'ail résultant de l'action de l'allicine et de ses dérivés. Ces dernières années, des études soulignent l'intérêt de l'ail en prévention d'un rhume ou d'une infection des voies respiratoires.

• C'est une **excellente source de nutriments** : minéraux (potassium, magnésium, calcium, phosphore, sodium), oligoéléments (fer, surtout du sélénium aux propriétés antioxydantes) et vitamines (C, B6, B9).

• Ses acides phénoliques agissent comme **antiseptique des systèmes digestif et respiratoire.**

• L'ail est employé pour **renforcer les défenses de l'organisme contre certains allergènes**. Il donne de bons résultats dans le traitement d'allergies et de l'asthme.

• **Vermifuge**, l'ail permet de lutter contre les vers comme les oxyures ou autres ascaris.

• Enfin, **l'ail est peu calorique**, compte tenu qu'une gousse de 3 g environ apporte 4 kcal !

À ÉVITER SI

• Vous prenez un traitement avec des **anticoagulants**, car l'ail contient de la vitamine K (ayant un rôle essentiel dans la coagulation sanguine).

• Une consommation élevée d'ail peut modifier le taux de glucose sanguin. Les personnes **diabétiques** doivent y prêter attention.

• Certaines personnes ont **du mal à le digérer**. Pour améliorer la digestibilité de l'ail, préférez-le cuit ou cru finement haché. Retirez toujours le petit germe vert au centre, peu digeste. Évitez de consommer de l'ail cru si vous avez l'estomac vide.

• Comme l'ail **donne mauvaise haleine**, croquez un grain de café ou mâchez une feuille fraîche de menthe, du persil ou du cerfeuil après en avoir mangé.

LES ALGUES D'EAU DE MER

Véritables concentrés de minéraux et d'oligoéléments, les algues sont aussi riches en fibres, en protéines et en antioxydants (flavonoïdes, vitamines C et E, caroténoïdes). Ingrédient phare de la cuisine asiatique, elles commencent à arriver dans nos assiettes, surtout comme condiment ou dans les sushis.

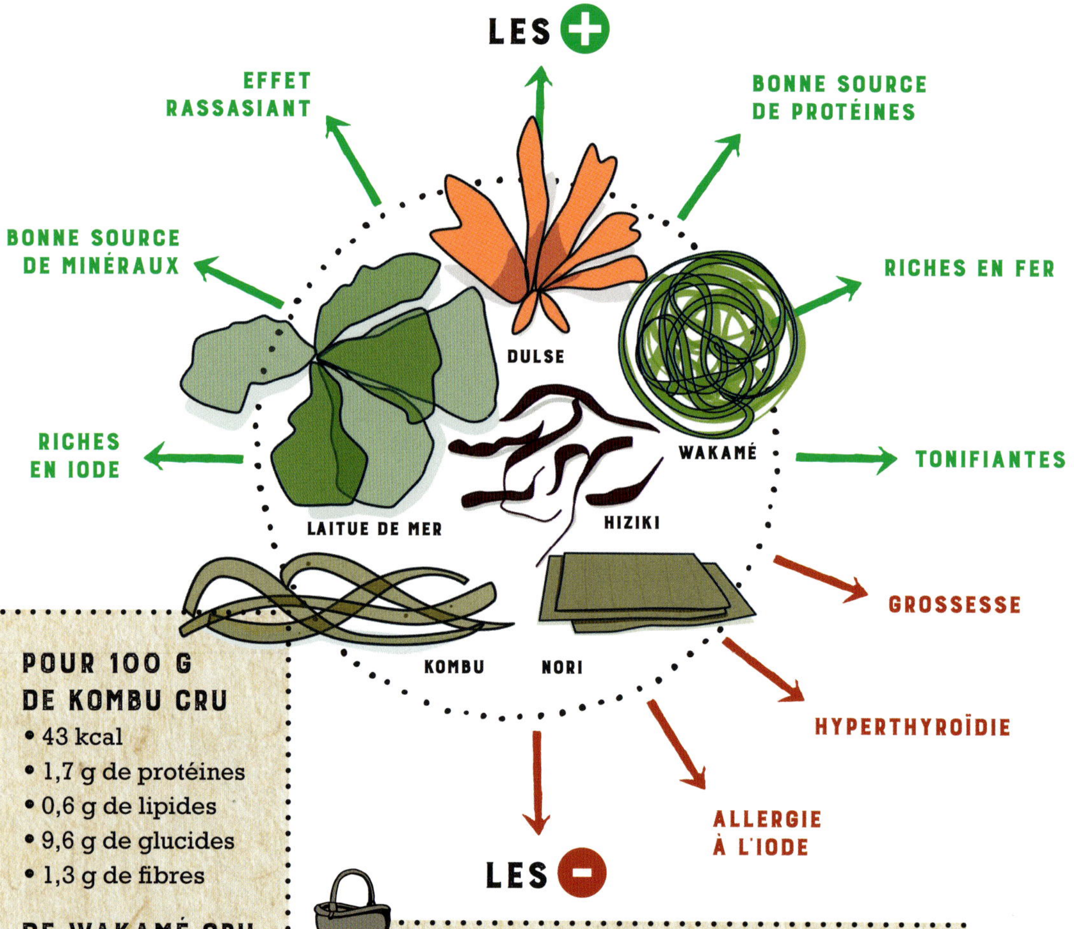

POUR 100 G DE KOMBU CRU

- 43 kcal
- 1,7 g de protéines
- 0,6 g de lipides
- 9,6 g de glucides
- 1,3 g de fibres

DE WAKAMÉ CRU

- 45 kcal
- 3 g de protéines
- 0,6 g de lipides
- 9,1 g de glucides
- 0,5 g de fibres

Pour bien les choisir, prenez-les fraîches ou sèches en magasin bio ou dans certaines boutiques asiatiques. Conservez-les dans un bocal hermétique à l'abri de la chaleur et de la lumière. Il suffira de les réhydrater pour vous en servir en cuisine.

LES ATOUTS SANTÉ

• Les principales espèces d'algues d'eau de mer consommées sont les algues brunes (hiziki, kombu, wakamé), rouges (dulse, nori) ou vertes (laitue de mer). Elles sont **riches en protéines**. C'est une excellente source de minéraux (magnésium, calcium, potassium, phosphore), d'oligoéléments (iode, fer) et de vitamines. Elles apportent peu de matières grasses et de sucres simples, mais donnent du **tonus** et ont une bonne teneur en fibres qui, en plus d'avoir un **effet rassasiant**, régulent le transit intestinal.

• **La dulse :** cette algue rouge est riche en vitamines (provitamine A, C, B2), en minéraux et en oligoéléments dont le manganèse. Elle apporte plus de protéines que les œufs et plus de magnésium que le chocolat noir ! C'est vraiment une algue pour vous donner du tonus, à consommer crue ou en accompagnement de fruits de mer ou de poisson.

• **L'hiziki :** cette algue brune *(Hizikia fusiformis)*, particulièrement riche en minéraux, a des propriétés hypocholestérolémiantes (diminue le taux de cholestérol sanguin).

• **Le kombu :** cette algue brune, une laminaire, particulièrement iodée, est indiquée pour lutter contre l'arthrite. Réputée au Japon, vous pouvez la prendre en apéritif ou pour accompagner un poisson. On s'en sert comme accélérateur de cuisson pour les légumineuses.

• **La laitue de mer :** cette algue verte *(Ulva lactuca)* vit sur les rochers des rivages marins de l'étage médio-littoral. Elle contient peu d'iode, mais est riche en fer et en vitamine C : de huit à dix fois plus que dans une orange. Vous pouvez la consommer crue en salade, en légume d'accompagnement ou l'incorporer dans une soupe.

RECONNU PAR LA SCIENCE

Des travaux ont montré que la consommation de wakamé permet une meilleure absorption intestinale du calcium.

Des études indiquent que la fucoïdane, un polysaccharide contenu dans certaines algues brunes (comme le wakamé), a des propriétés anticoagulantes et renforce également le système immunitaire.

• **La nori :** cette algue rouge est riche en provitamine A et en vitamines B2, B9, C ; en minéraux (phosphore, potassium, calcium) et en oligoéléments (cuivre, manganèse). Comme le wakamé, elle contient des phytostérols qui pourraient réduire le mauvais cholestérol (LDL) dans le sang. Elle est indiquée contre l'anémie.

• **Le wakamé :** c'est une algue brune populaire au Japon et en Corée. Peu connue chez nous, elle est pourtant cultivée en Bretagne. Elle est riche en minéraux (surtout du calcium), en oligoéléments (manganèse, fer, cuivre) et en vitamines (C, K, B5, B2, B9). Elle est réputée pour son action sur la peau, les cheveux et les ongles.

À ÉVITER SI

• Vous faites une allergie à l'**iode,** car leur teneur est assez élevée dans la majorité des algues d'eau de mer.

• Un surdosage peut entraîner un **dysfonctionnement de la thyroïde**.

• Vous êtes **enceinte**, car il est important de maîtriser les apports d'iode pour le fœtus.

LES ALGUES D'EAU DOUCE

Deux algues sont particulièrement intéressantes pour leur haute teneur en protéines. Il s'agit de la chlorella (une algue verte microscopique unicellulaire de la classe des Chlorophycées) et la spiruline (une algue bleue microscopique de la classe des Cyanophycées, qui doit son nom à sa forme en spirale).

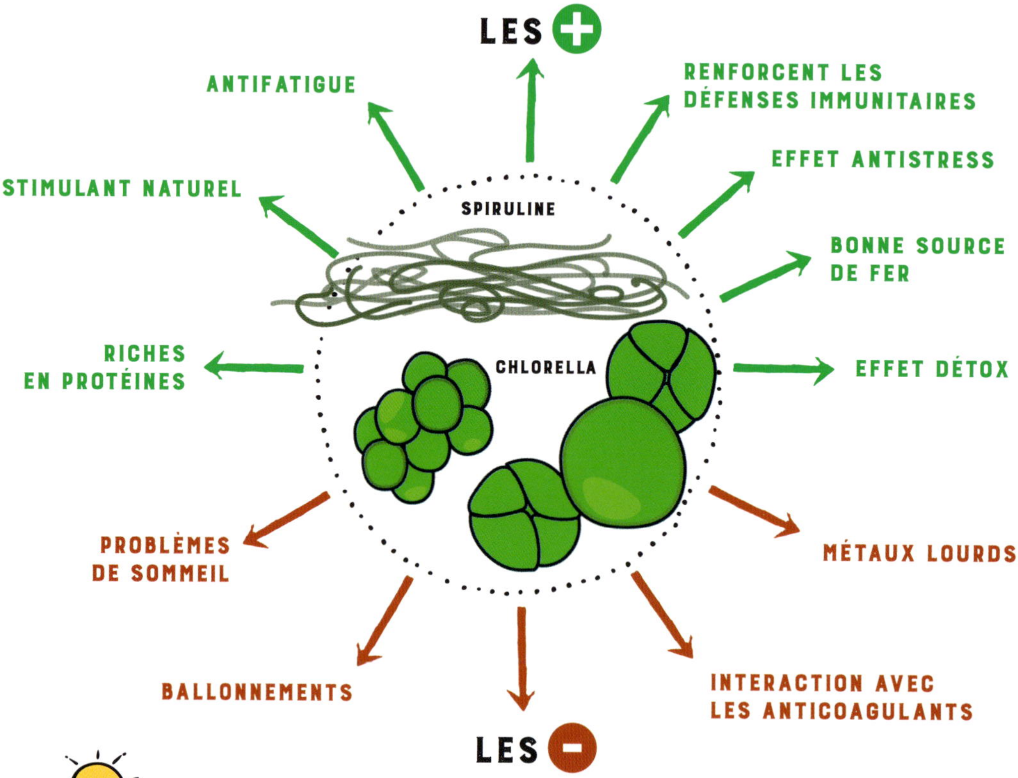

LE SAVIEZ-VOUS ?

Privilégiant les eaux saumâtres et chaudes, la spiruline vit à l'état naturel dans certains lacs aux eaux alcalines riches en bicarbonate de sodium. Les deux principales espèces sont *Spirulina platensis* et *Spirulina maxima*. Cette dernière, que l'on trouve dans le lac de Texcoco au Mexique, fut très utilisée par les Aztèques sous forme de préparation appelée *tecuitlati*. *Spirulina platensis* est surtout employé en Afrique, autour du lac Tchad, où elle abonde. Elle fait partie de l'alimentation traditionnelle et entre dans la composition du *dihé*, vendu en pavés de couleur vert bleuâtre.

LES ATOUTS SANTÉ

• **La chlorella** : cette algue est intéressante pour sa teneur en protéines (50 % environ du poids sec). Elle est riche en bêta-carotène (un puissant antioxydant), en acides gras polyinsaturés, en acides aminés, en vitamines (B12), en minéraux (calcium) et en oligoéléments (zinc, fer). Elle est indiquée en cas de fatigue ou de stress pour stimuler les défenses immunitaires et pour détoxifier l'organisme. Pour une cure détox, mettez 1 cuillerée à café de poudre de chlorella dans un bouillon à boire en début de repas.

• **La spiruline** : comestible, très nutritive et facilement digestible, cette algue est aussi une excellente source de protéines : elles représentent de 60 à 70 % de son poids et contiennent les acides aminés essentiels. La spiruline est deux fois plus riche en protéines que la levure de bière et trois fois plus que le poisson ou la viande maigre. Elle est aussi riche en fer (à poids égal, le taux est dix fois plus important que dans les épinards et cinq fois plus que dans le persil). Elle apporte des minéraux (calcium, magnésium) et des vitamines (B12, E, provitamine A). Son taux de glucides est à 18 % (au lieu de 60 % pour les algues marines) et son taux de lipides à 8 % avec 6,5 % d'acides gras essentiels insaturés. La spiruline est indiquée pour garder la forme et éviter les coups de fatigue. Surcharge de travail, stress, repas non équilibrés conduisent très souvent à des carences en nutriments qui peuvent entraîner une perte d'énergie et de moral. Riche en éléments nutritifs, cette algue peut donc aider à **combler les déficits en vitamines et minéraux, et à rééquilibrer l'organisme**. De plus, certains acides aminés présents dans la spiruline ont la propriété **d'augmenter les performances physiques** tout en diminuant le temps de récupération après l'effort. C'est pourquoi de nombreux sportifs de haut niveau l'ont intégrée à leur alimentation. La spiruline n'est pas un produit dopant, mais un stimulant naturel.

RECONNU PAR LA SCIENCE

Des études sur la chlorella montrent ses actions bénéfiques sur l'anémie, le système immunitaire et sanguin. Les extraits sont étudiés au niveau de leurs effets antibactériens ou immunostimulants.
Des essais indiquent que la spiruline agit sur la rhinite allergique, en jouant un rôle positif sur les muqueuses des voies nasales.

À ÉVITER SI

• Comme la spiruline peut avoir un **effet stimulant** chez certaines personnes, évitez d'en prendre le soir.

• Les algues accumulent les **métaux lourds** (plomb, arsenic, cadmium) quand leur environnement de culture est pollué. Optez pour celles dont les méthodes de culture sont rigoureusement contrôlées.

• Les personnes souffrant de phénylcétonurie (maladie caractérisée par une accumulation dans l'organisme d'acide aminé, la phénylalanine et ses dérivés) doivent éviter la spiruline, car elle contient de la phénylalanine.

• Vous pouvez ressentir des **ballonnements**, car la chlorella stimule l'activité intestinale.

• Si vous êtes sous **traitement anticoagulant**, la chlorella, qui contient de la vitamine K nécessaire à la coagulation sanguine, peut vous être déconseillée.

L'AMANDE

Son apport énergétique élevé, sa forte teneur en lipides et en micronutriments font de ce fruit oléagineux un véritable allié santé. À l'apéritif, dans les pâtisseries, les dragées ou le sirop d'orgeat, l'amande s'adapte à tous les moments de la journée.

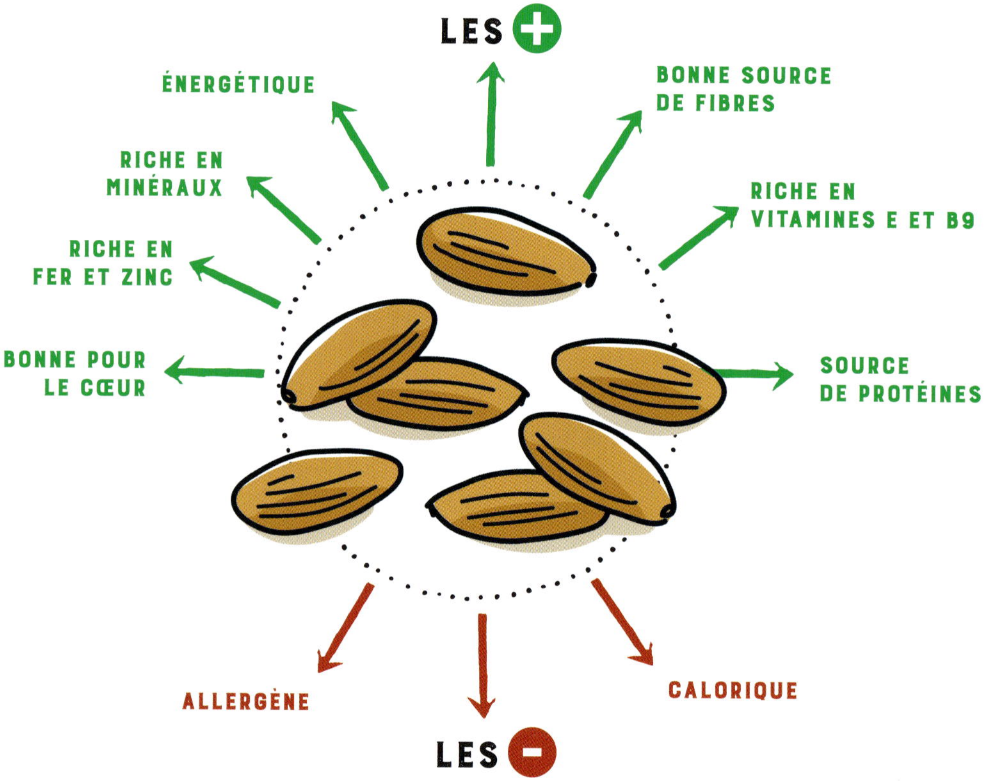

POUR 100 G D'AMANDES SÉCHÉES (AVEC PEAU)

- 634 kcal
- 25,4 g de protéines
- 53,4 g de lipides
- 1,5 g de glucides
- 12,6 g de fibres

LES ATOUTS SANTÉ

• L'amande est riche en vitamines E et B9 (et, dans une moindre proportion, dans les autres vitamines du groupe B). Elle est bien pourvue en minéraux aux **vertus tonifiantes et défatigantes**. Ainsi, en cas d'asthénie ou de convalescence, manger quelques amandes redonnera de la force. C'est une **source de magnésium** (232 mg pour 100 g), qui participe à l'équilibre du système nerveux et intervient dans la réponse musculaire. D'où son intérêt pour les personnes sujettes à la spasmophilie. Elle est **particulièrement riche en phosphore** (416 mg pour 100 g), **en potassium** (668 mg pour 100 g) et **en calcium** (248 mg pour 100 g). C'est enfin une **bonne source d'oligoéléments** (**fer**, **zinc**, mais aussi cuivre, manganèse, sélénium).

• Les **fibres** sont très abondantes, en majorité des fibres insolubles, utiles pour régulariser le transit intestinal.

• Elle est dotée d'un bon profil lipidique, avec une **majorité d'acides gras mono-insaturés**, réputés bénéfiques pour le cœur, en particulier l'acide oléique que l'on retrouve aussi dans l'huile d'olive.

Pour bien la choisir, la coque de l'amande fraîche doit être ferme et d'un vert tendre franc, elle sèche très vite. Les amandes sèches doivent être dures et légèrement parfumées. Dans un endroit aéré, frais, à l'abri de la lumière, elles se conservent des mois. Vous trouverez des amandes fraîches en septembre et octobre. Les amandes sèches sont disponibles toute l'année.

RECONNU PAR LA SCIENCE

Des études présentées au Congrès européen de nutrition en 2007 ont montré le lien entre la consommation d'acides gras mono-insaturés (contenus notamment dans les amandes) et la diminution des risques de maladies cardiovasculaires.

D'autres études ont vérifié le lien positif entre l'apport en vitamine E (dont l'amande possède une forte teneur) et la réduction du risque de maladies cardiaques et de certains cancers.

Une étude a montré que la prise de 2 g par jour de phytostérols (dont l'amande est bien pourvue) réduirait de 10 % le taux du mauvais cholestérol (LDL). Quand il se retrouve en excès, le cholestérol LDL se dépose dans les parois des vaisseaux pour former des plaques d'athérome, constituant ainsi un risque cardiovasculaire.

À ÉVITER SI

• En cas de régime, mangez-en avec modération : pas plus de 15 par jour ! Car elles sont riches **en lipides et très caloriques**. Mais quelques amandes, grâce à leur teneur en fibres, diminuent la sensation de faim.

• Les amandes sèches sont **difficiles à digérer** pour certains.

• À haute dose, les amandes peuvent **interférer avec certains médicaments**, car le manganèse qu'elles contiennent, peut réduire leur efficacité.

L'ANANAS

Modérément énergétique, ce fruit tropical parfumé et rafraîchissant contient de la bromélaïne, une enzyme aux propriétés intéressantes pour la digestion, les maladies cardiovasculaires et la circulation sanguine.

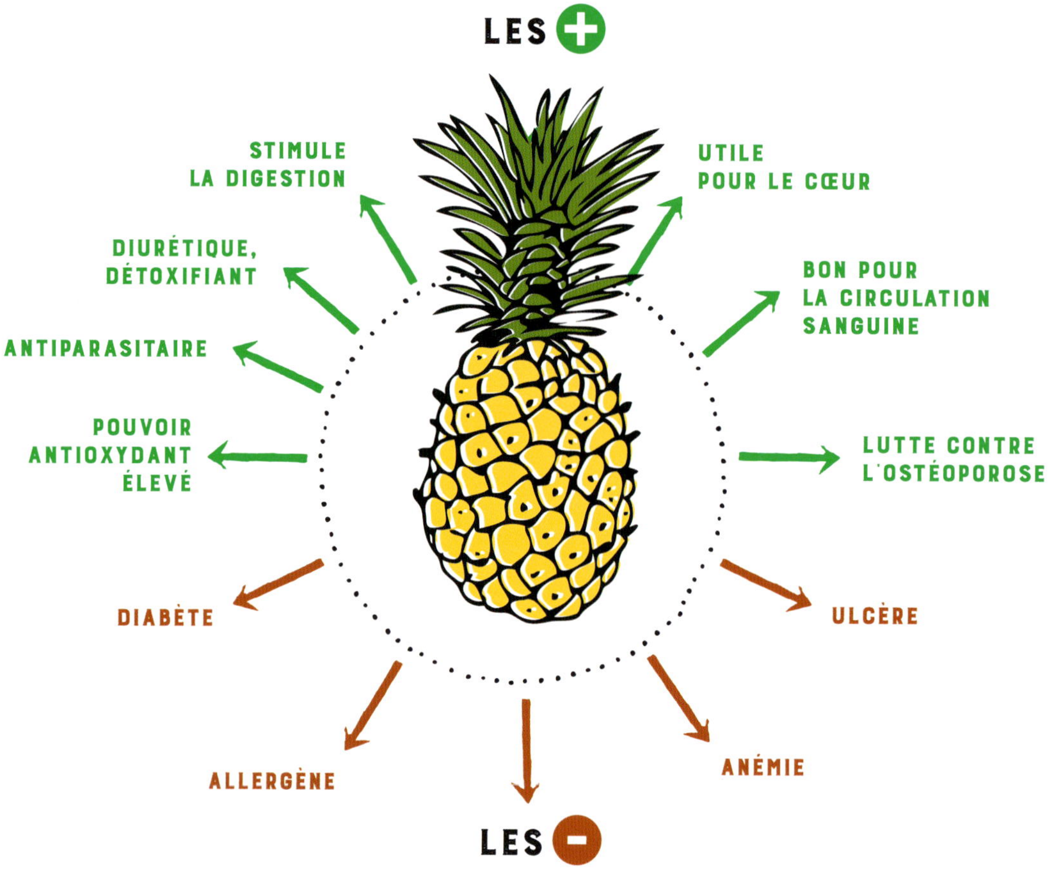

POUR 100 G D'ANANAS FRAIS

- 52,6 kcal
- 0,4 g de protéines
- 0,2 g de lipides
- 11 g de glucides
- 1,52 g de fibres

LES ATOUTS SANTÉ

• Contrairement à ce que l'on pourrait penser, le meilleur se trouve dans le cœur de l'ananas que l'on trouve souvent dur et acide. Il contient une enzyme, la **bromélaïne** (ou broméline) qui, au cours de la digestion, découpe les protéines en acides aminés. Elle est aussi indiquée pour ses propriétés anti-œdémateuses, pour réduire les inflammations et fluidifier le sang.

• **Stomachique et digestif**, l'ananas est indiqué en cas de douleurs digestives. Bien mûr, il aide à diminuer les flatulences, à apaiser les sensations d'inconfort digestif et à limiter l'acidité gastrique.

• Grâce à sa teneur en vitamine C et à ses composés phénoliques, l'ananas renforce le système immunitaire et possède des propriétés antioxydantes.

• C'est aussi une **excellente source de manganèse**. Cet oligoélément participe à la prévention des dommages causés par les radicaux libres et aide à réduire la perte de la densité osseuse, responsable de l'ostéoporose.

• L'ananas **soulage aussi les douleurs** liées à l'arthrose, les rhumatismes et aide à traiter les affections inflammatoires touchant les articulations.

Pour bien le choisir, soupesez-le et sentez-le : il doit être lourd et le plus parfumé possible, sans taches ni meurtrissures, avec une belle couronne de feuilles vertes bien fraîches. Sa couleur n'influe pas sur sa qualité.

RECONNU PAR LA SCIENCE

Des études basées sur des animaux ou des cultures cellulaires montrent que la broméline exercerait de multiples actions (contre l'hypertension, les maladies cardiovasculaires) et pourrait avoir un effet préventif sur certaines cellules cancéreuses, avec notamment un effet dans la régulation des systèmes immunitaire, inflammatoire et hémostatique (en favorisant la coagulation du sang).

• L'ananas est un bon **vermifuge**, surtout contre les ascaris (des vers ronds à l'origine d'une parasitose pouvant provoquer des troubles digestifs ou nerveux).

À ÉVITER SI

• Comme pour la fraise, la consommation d'ananas provoque la libération d'histamine dans l'organisme, ce qui peut provoquer de l'**urticaire** chez certaines personnes. De rares réactions allergiques croisées peuvent aussi intervenir avec le pollen et le latex.

• Vous avez du **diabète**, car l'ananas contient beaucoup de sucre.

• Vous souffrez d'**ulcères** ou pour les personnes sujettes à des **saignements** prolongés.

• N'en consommez pas en cas d'**anémie**, car il contient du manganèse qui limite l'absorption du fer.

L'ARTICHAUT

Apprécié pour son cœur et ses feuilles, on consomme en fait la partie charnue de la fleur. En France, les variétés sont de types blancs (comme le Camus de Bretagne) ou violets (comme le Violet de Provence). Ami du foie, c'est aussi le roi de la lutte contre le vieillissement cellulaire.

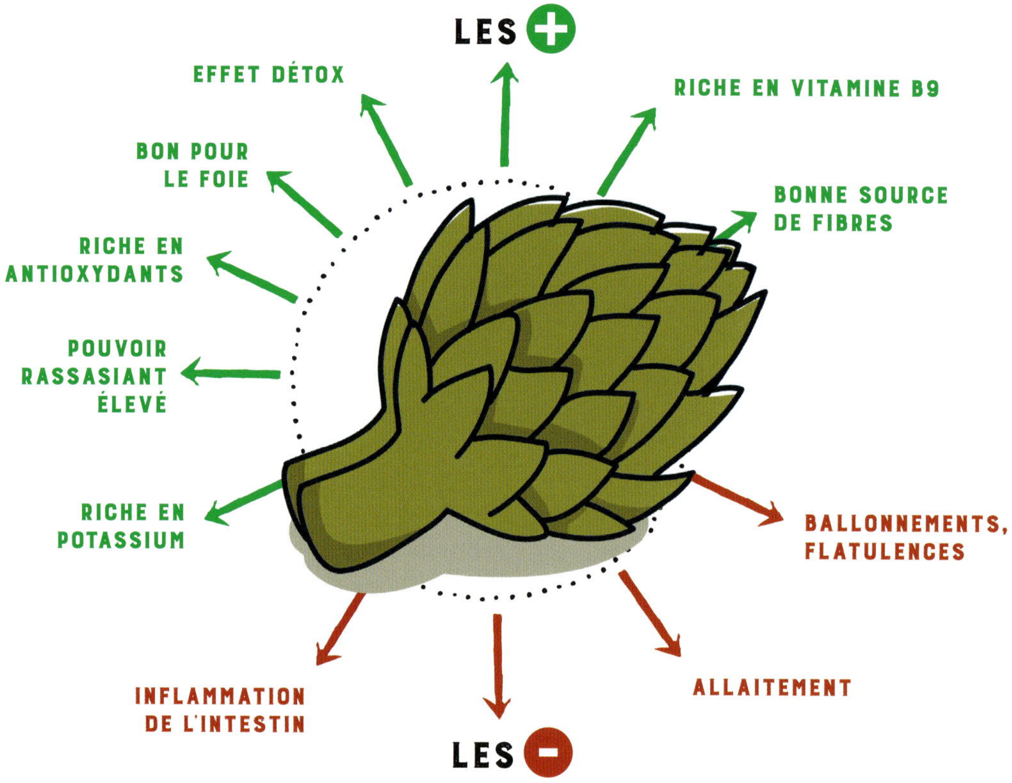

POUR 100 G D'ARTICHAUT CRU

- 44,4 kcal
- 2,8 g de protéines
- 0,2 g de lipides
- 4,92 g de glucides
- 5,43 g de fibres

Pour bien le choisir, prenez-le ferme et lourd, les feuilles bien serrées les unes contre les autres et facilement cassantes, sans tache noire à la pointe. Ne coupez pas la tige pour mieux le conserver. Astuce : pour limiter la perte des ses nutriments, préparez-le à la vapeur (10 min), plutôt qu'à l'eau bouillante (25 min).

LES ATOUTS SANTÉ

• L'artichaut est bien pourvu en **minéraux** : surtout du **potassium**, mais aussi du **phosphore**, du **magnésium**, du **calcium** et du **sodium**. Il renferme aussi des **oligoéléments** (fer, cuivre, manganèse, zinc).

• **Riche en vitamine B9**, il est conseillé aux femmes enceintes, car cette vitamine permet de diminuer les risques d'anomalie chez le fœtus. 100 g d'artichaut cuit couvrent un tiers de l'apport quotidien conseillé en vitamine B9. Il contient aussi de la vitamine C et, en moindre quantité, de la vitamine E et de la provitamine A.

• **L'artichaut stimule le foie. C'est un bon régulateur des sécrétions biliaires :** il est à la fois cholérétique (augmente la sécrétion de la bile) et cholagogue (facilite son évacuation), grâce notamment à la cynarine surtout concentrée dans la tige et les feuilles. C'est un aliment intéressant pour nettoyer le foie après un repas copieux ou un excès d'alcool. Pensez à l'eau de cuisson pour faire un potage.

• **Riche en fibres** (solubles et insolubles), l'artichaut facilite le bon fonctionnement du transit intestinal et aide à lutter contre la constipation. Il renferme de l'**inuline** (un sucre appartenant à la classe des fructanes) qui favoriserait le développement de bactéries bénéfiques à l'intestin comme les bifidobactéries, ce qui contribue à l'équilibre de la flore intestinale. L'inuline est qualifiée de « prébiotique », car elle n'est pas digérée ni absorbée par l'intestin grêle, mais fermentée par la flore bactérienne du côlon.

RECONNU PAR LA SCIENCE

Des études ont montré un effet bénéfique de l'inuline sur la régulation des lipides sanguins auprès de personnes hyperlipidémiques. D'autres travaux indiquent que l'inuline pourrait jouer un rôle dans le contrôle de la glycémie. Mais il existe beaucoup d'études contradictoires dans ce domaine. D'autres études encore montrent que l'inuline jouerait aussi un rôle préventif dans le cancer du côlon.

• Il est légèrement **laxatif et diurétique** grâce à sa teneur en potassium (380 mg pour 100 g d'artichaut cru) et à son inuline. Il facilite surtout l'élimination urinaire. De plus, il donne une sensation de satiété, ce qui en fait un bon coupe-faim.

• C'est un légume particulièrement riche en polyphénols (cynarine, lutéoline), ce qui le met dans le peloton de tête des aliments riches en **antioxydants**.

À ÉVITER SI

• Ce légume est contre-indiqué si vous avez une **maladie inflammatoire de l'intestin**.

• À consommer avec modération, sinon vous pourriez être sujet à des **ballonnements** et des **flatulences** (en raison de la présence d'inuline).

• Évitez d'en consommer si vous allaitez, car **l'artichaut peut agir sur le lait maternel**. Quand vous mangez un artichaut, le lait sécrété quelques heures plus tard en prend le goût.

L'ASPERGE

En France, on trouve des asperge blanches, violettes ou vertes. Synonyme des beaux jours, elles sont attendues, car leur saison (de mars à fin juin) est courte. Délicates, manipulez-les avec soin et conservez-les en botte au maximum trois jours dans le bac à légumes. Délicieuses en cuisine, elles présentent aussi des bienfaits pour notre santé.

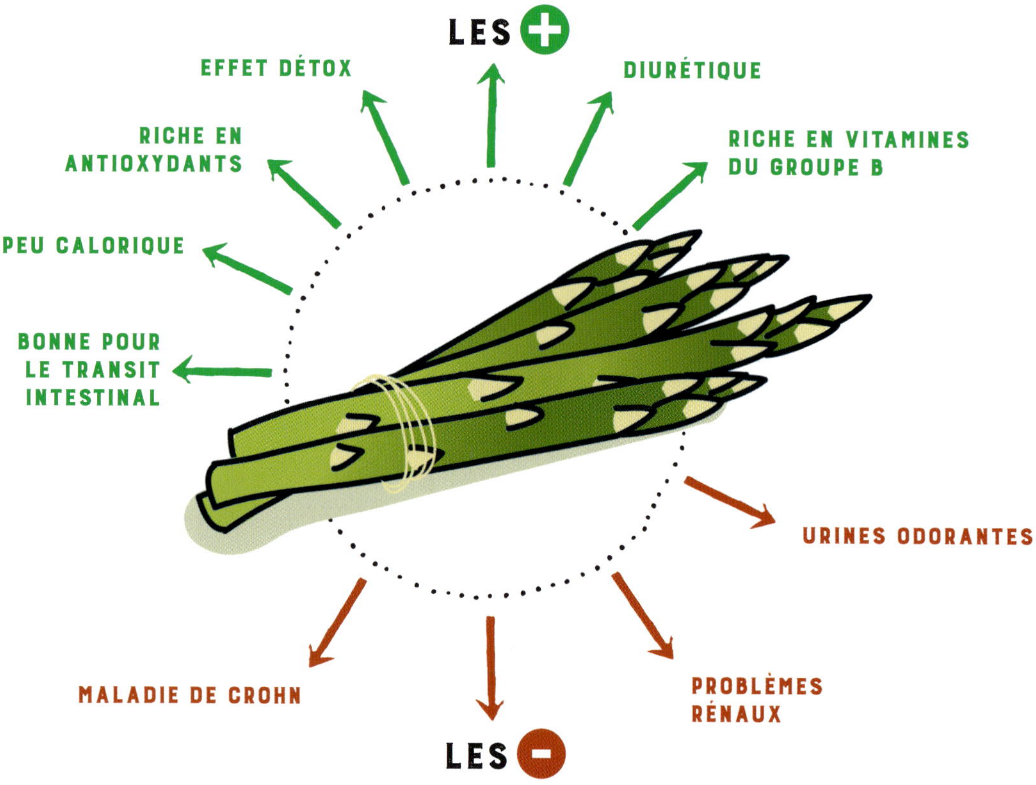

POUR 100 G D'ASPERGES CUITES

- 29,7 kcal
- 2,68 g de protéines
- 0,32 g de lipides
- 3,18 g de glucides
- 1,7 g de fibres

LES ATOUTS SANTÉ

• **Faible en calories**, pauvre en sucre et en graisse, vous pouvez l'intégrer dans un programme minceur, à condition de ne pas la noyer sous de la sauce hollandaise ou de la mayonnaise ! Son pouvoir rassasiant élevé en fait un bon allié minceur.

• Pauvre en sodium et riche en potassium (198 mg pour 100 g), l'asperge est reconnue pour **ses vertus diurétique et dépurative**. Elle est conseillée pour les personnes souffrant d'hypertension.

• Les fibres qu'elle contient sont tendres et n'irritent pas les intestins. Il y a plus de pectine dans les pointes, et on trouve dans les tiges plus de cellulose et d'hémicellulose utiles pour régulariser le transit intestinal. Ainsi, l'asperge **stimule en douceur les fonctions d'élimination**, est idéale pour combattre la rétention d'eau et aide à soulager les brûlures d'estomac et la constipation.

IDÉES REÇUES

Les asperges vertes et blanches sont deux asperges différentes.
FAUX. En fait, c'est la même variété d'asperge, mais sa coloration dépend de sa durée d'exposition à la lumière. L'asperge blanche est récoltée sitôt qu'elle montre le bout de sa pointe ; la violette, une fois sortie de quelques centimètres ; la verte n'est cueillie que lorsqu'elle mesure environ 15 cm.
On doit éplucher les asperges.
FAUX. Pour les asperges vertes, il suffit de couper leur base et de bien les laver.

Pour bien la choisir, sa tige doit être bien droite, lisse, brillante et cassante, avec une pointe bien compacte et la base pas sèche. Si les trois quarts de l'asperge sont verts, c'est qu'elle est fraîche. Astuce : plutôt que de les faire bouillir, faites-les cuire à la vapeur pour préserver le maximum de leurs bienfaits.

• C'est une bonne **source de vitamines du groupe B** (surtout B9), utiles au bon fonctionnement nerveux et musculaire, ainsi que de vitamines K1, C et de provitamine A.

• L'asperge est un **puissant antioxydant**. Grâce à la présence de plusieurs composés phénoliques, dont les principaux sont des flavonoïdes (surtout de la rutine) et des acides phénoliques. Ces divers antioxydants, qui permettent de réduire les dommages causés par les radicaux libres, ont un effet protecteur sur le cœur et sont indiqués en prévention de certaines maladies liées au vieillissement.

À ÉVITER SI

• Consommer des asperges donne une **odeur caractéristique aux urines**, qui serait due à ses composants soufrés.

• Évitez d'en consommer en cas de cystite ou de problèmes rénaux à cause de son action diurétique. De plus, **l'acide oxalique** qu'elle contient peut s'avérer responsable de calculs.

• Elle est déconseillée aux personnes atteintes de la **maladie de Crohn**, car c'est un aliment trop fibreux.

L'AUBERGINE

Légume emblématique de la cuisine méditerranéenne, l'aubergine est un véritable concentré en vitamines et en minéraux. Sa taille, sa forme, sa couleur ou encore son poids varient en fonction de la variété. Pour préserver ses qualités nutritionnelles, évitez de la peler et préférez la cuisson à la vapeur ou à l'étuvée. C'est l'été dans votre assiette !

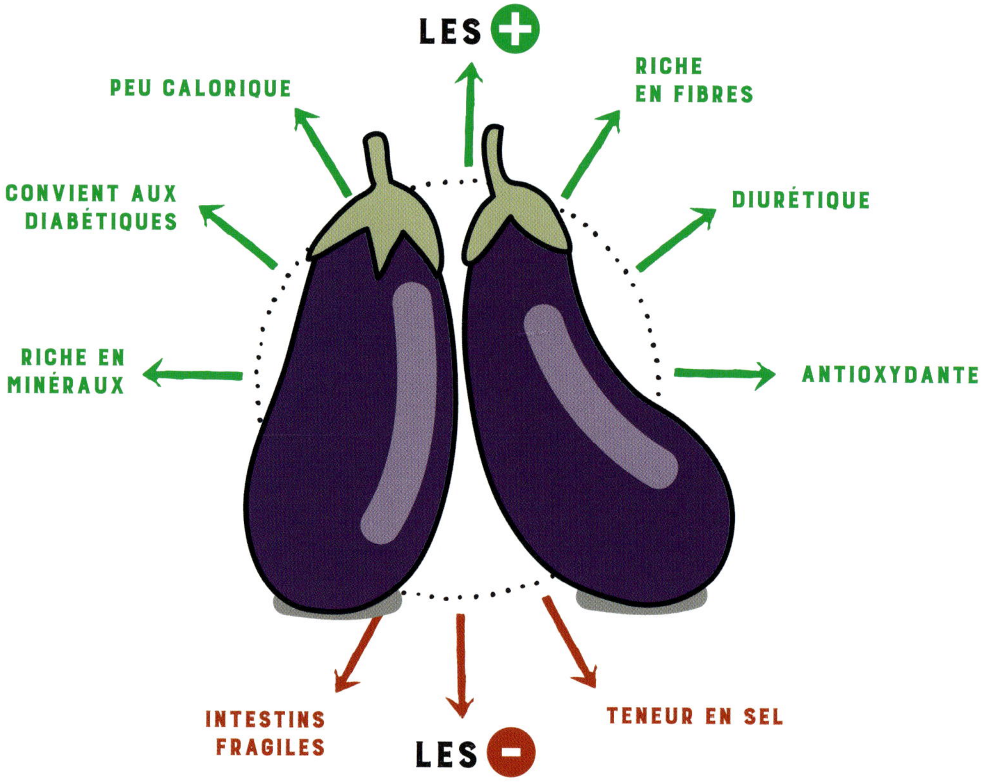

POUR 100 G D'AUBERGINE CUITE

- 35,2 kcal
- 0,83 g de protéines
- 0,2 g de lipides
- 6,26 g de glucides
- 2,5 g de fibres

Pour bien la choisir, prenez-la bien ferme au toucher, avec une peau lisse et bien brillante, de couleur uniforme, sans taches, en évitant les pédoncules desséchés. Si, après avoir exercé une pression du doigt sur sa peau, votre empreinte reste visible, c'est que l'aubergine est mûre.

LES ATOUTS SANTÉ

• L'aubergine est très **concentrée en minéraux** (potassium, sodium, calcium, phosphore, magnésium). Elle contient aussi des **oligo-éléments** (iode, fer, zinc, manganèse) et des **vitamines** (C, B9).

• C'est **l'un des légumes les moins caloriques** : 35 kcal pour 100 g, avec un pouvoir rassasiant élevé.

• Grâce à ses **fibres**, l'aubergine régule en douceur le transit intestinal. C'est l'un des légumes les plus riches en pectine, une fibre soluble qui réduit l'assimilation des graisses. Elle piège les graisses à condition d'être cuisinée plutôt à la vapeur ou à l'étuvée.

• **Riche en potassium** (123 mg pour 100 g d'aubergine cuite), l'aubergine est diurétique et facilite l'élimination des toxines.

RECONNU PAR LA SCIENCE

Le pouvoir antioxydant de l'aubergine est fort et se trouve notamment dans la peau. Des scientifiques américains ont découvert que la variété Black Magic contenait presque trois fois plus d'anthocyanes que d'autres variétés analysées. L'un des principaux pigments de la pelure d'aubergine est la nasunine qui a démontré, *in vitro*, une capacité de protection contre le stress oxydatif.

À ÉVITER SI

• Vous devez suivre un **régime sans sel** (en cas d'hypertension ou de surpoids) en raison de sa teneur en sodium (158 mg pour 100 g).

• Évitez d'en consommer en cas de **diverticulose**, car cela peut provoquer une inflammation dans les diverticules.

LE SAVIEZ-VOUS ?

L'aubergine est très différente selon les variétés. La plus courante sur les étals est l'aubergine violette, à la chair blanche et moelleuse. Vous en trouverez des demi-longues cultivées sous serre (Télar), des longues ou demi-longues cultivées sous tunnel ou en pleine terre (Lucina, Antares, Flavine…). D'autres sont plus ovoïdes comme la Bonica.

Petit test : faites revenir à la poêle dans un peu d'huile d'olive quelques morceaux d'aubergine. Observez votre aubergine : elle absorbe l'huile d'olive comme une éponge ! Cela donne comme résultat qu'elle peut s'avérer difficile à digérer chez certains. Astuce : passez les tranches dans du blanc d'œuf cru avant de les cuire ou faites-les cuire à la vapeur.

L'AVOCAT

Sa peau, lisse ou rugueuse selon les variétés, cache une chair onctueuse entourant un gros noyau. Essentiellement consommé cru, ce fruit est très nutritif, facile à digérer et présent sur les étals toute l'année. Gorgé de vitamines, c'est aussi une excellente source d'acides gras insaturés, bénéfiques pour la santé cardiovasculaire.

LES +

- PRÉVENTION DES MALADIES CARDIOVASCULAIRES
- POUVOIR RASSASIANT
- RICHE EN POTASSIUM ET EN ZINC
- RICHE EN PROVITAMINE A ET EN VITAMINE E
- BONNE SOURCE D'ANTIOXYDANTS
- BONNE SOURCE DE FIBRES

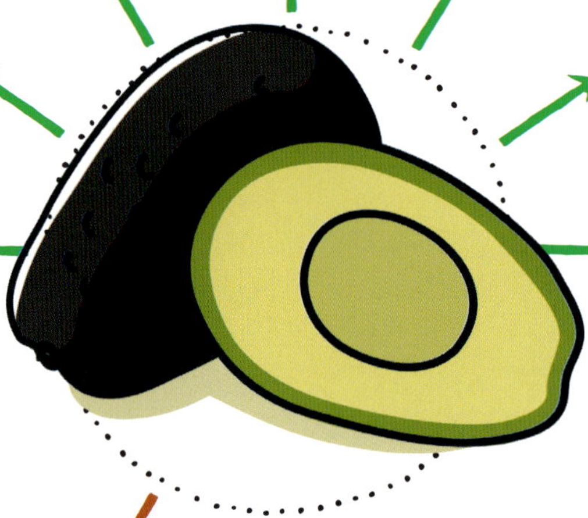

- CALORIQUE

LES −

POUR 100 G D'AVOCAT

- 169 kcal
- 1,8 g de protéines
- 16 g de lipides
- 3 g de glucides
- 5,18 g de fibres

LES ATOUTS SANTÉ

• L'avocat est bien pourvu en minéraux (**surtout du potassium**, à raison de 412 mg pour 100 g, mais aussi du phosphore, du sodium, du magnésium et du calcium) et en oligoéléments (fer, cuivre, zinc, manganèse). C'est une bonne source de **zinc** (qui participe notamment aux réactions immunitaires) et de fer (essentiel à la formation des globules rouges dans le sang).

• Il offre un bon éventail vitaminique où **bêta-carotène et vitamine E prédominent**. Ce fruit couvre 15 % des besoins journaliers en vitamine E, aux effets protecteurs vis-à-vis du vieillissement cellulaire prématuré. C'est aussi une bonne source de vitamines B5, B9, B6, K1, C. La vitamine B5 contribue notamment au bon entretien de la peau et des cheveux.

• L'avocat est **particulièrement riche en lipides**, surtout des acides gras mono-insaturés jouant un rôle positif dans la **prévention des maladies cardiovasculaires**.

• C'est une **bonne source de fibres**, ce qui permet d'assurer le bon fonctionnement du transit intestinal. C'est aussi un excellent **coupe-faim**. Un demi-avocat peut aider à satisfaire l'appétit et apporter rapidement un sentiment de satiété.

RECONNU PAR LA SCIENCE

L'avocat renferme des phytostérols (plus de 80 mg pour 100 g). Des études montrent que ces substances s'avèrent bénéfiques pour la santé cardiovasculaire et qu'elles contribuent à réduire le taux du mauvais cholestérol (LDL). L'avocat fournit aussi de l'acide oléique dont on connaît aujourd'hui le rôle favorable dans l'obtention d'un taux optimal de cholestérol dans le sang.

Une étude montre que le fait d'ajouter de l'avocat à un plat augmente l'absorption des caroténoïdes (bêta-carotène, lycopène) qui s'y trouvent.

À ÉVITER SI

• Évitez de consommer de l'avocat dans le cadre d'un **régime pauvre en lipides, car sa teneur est assez importante** et il est donc assez calorique.

Pour bien le choisir et le consommer mûr, sa chair doit être souple vers le pédoncule. Pour la variété Hass, la peau fine et granuleuse devient noire à maturité. Pelé, il est sensible à l'oxydation. Pour l'empêcher de noircir, arrosez-le de jus de citron. Ferme, vous pouvez le garder cinq jours à l'air ambiant.

LA BANANE

La banane est le deuxième fruit le plus consommé en France. Très équilibrée, elle est riche en glucides, en fibres et en vitamines. Une banane apporte une bonne dose d'énergie pour la journée, bien appréciée par les sportifs et les personnes désirant plus de tonus.

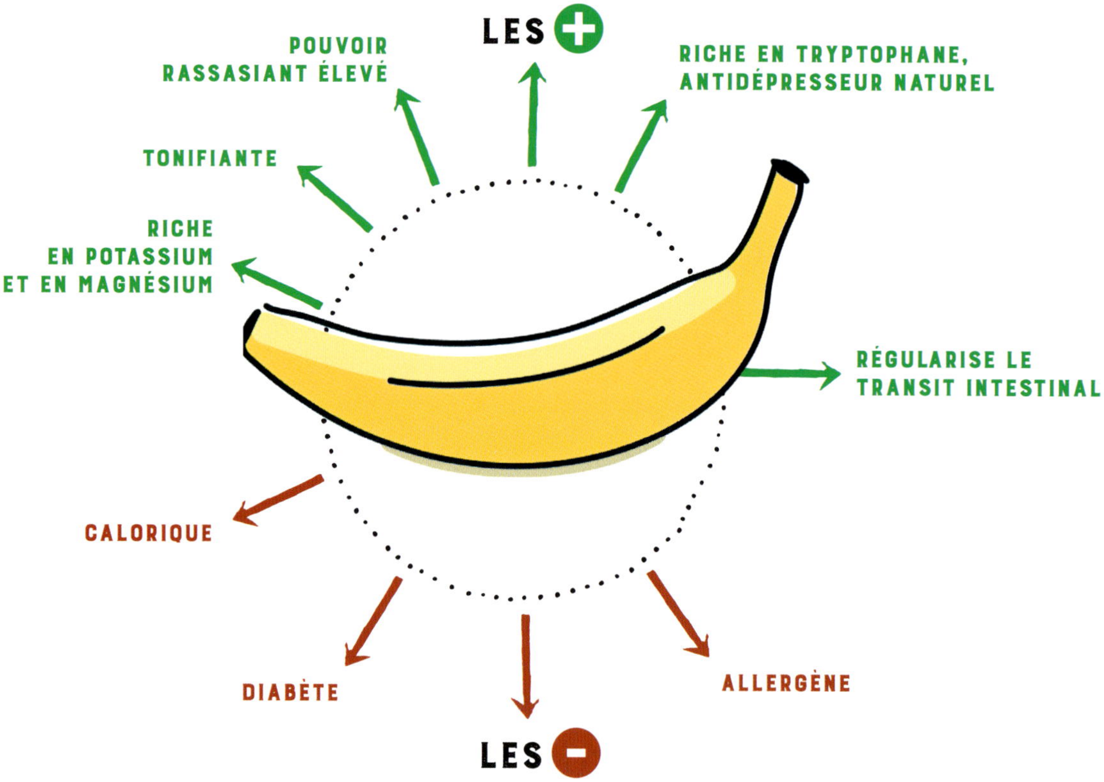

POUR 100 G DE BANANE

- 93,6 kcal
- 1,2 g de protéines
- 0,2 g de lipides
- 20,5 g de glucides
- < 3 g de fibres

Pour bien la choisir, prenez-la sans taches brun clair. Vous pouvez l'acheter verte, elle finira de mûrir chez vous. Ne la mettez pas au réfrigérateur, car elle ne supporte pas une température inférieure à 12 °C.

LES ATOUTS SANTÉ

• La banane est riche en minéraux, **surtout du potassium** (411 mg pour 100 g), mais aussi du **magnésium** (33 mg pour 100 g), du phosphore et du calcium, en oligoéléments (fer, cuivre, zinc, manganèse, sélénium) et en vitamines (C, B9, B6 et provitamine A).

• Ce fruit tropical très énergétique, riche en glucides surtout quand il est mûr, est particulièrement recommandé en cas de fatigue **pour donner du tonus** ou **pour les sportifs** avant une activité physique intensive ou pratiquant un sport d'endurance. Ce fruit est nourrissant et son pouvoir de satiété est élevé.

• Gorgée de fibres **utiles pour régulariser le transit intestinal**, la banane a une texture moelleuse et dense qui ne gêne pas sa digestion. Elle est digérée plus rapidement qu'une pomme de terre, par exemple. Une banane qui n'est pas encore mûre est indiquée pour soulager des diarrhées, car ses sucres lents stimulent indirectement la réabsorption de l'eau par le côlon. Manger une banane peut aussi soulager des **brûlures d'estomac.** Vous pouvez même en donner aux enfants en bas âge, écrasée avec un peu de sucre et le jus d'un demi-citron.

• N'hésitez pas en prendre en cas de coup de blues ! La banane permet de **réguler l'humeur et d'améliorer le moral** grâce à sa teneur en magnésium (qui apporte de l'énergie à l'organisme), en vitamine B6 (qui stimule la production de certains neurotransmetteurs du système nerveux central) et en tryptophane (un acide aminé essentiel précurseur métabolique de la sérotonine, antidépresseur naturel). D'ailleurs, une étude a montré qu'une alimentation riche en tryptophane, associée à un apport suffisant en vitamine B6, favoriserait la production de sérotonine et diminuerait les symptômes de la dépression.

À ÉVITER SI

• Très énergétique et riche en glucides, elle est déconseillée en cas de **régime** ou de **diabète**. Pour limiter l'apport de glucides, il faut la consommer bien ferme.

• La banane peut être responsable d'**allergie** alimentaire, notamment chez les personnes allergiques au latex.

LE SAVIEZ-VOUS ?

La banane plantain est une banane exotique (espèce hybride), au goût légèrement sucré. Elle a un bon apport glucidique, mais elle est plus riche en amidon que les autres. Ferme, avec une bonne tenue à la cuisson, elle sert surtout de légume pour accompagner du porc, du poisson ou du boudin, mais elle est aussi savoureuse crue. Quant à la **frécinette**, c'est une banane de petite taille, très sucrée, appréciée crue, en sorbet ou flambée au rhum.

LA BETTE À CARDE

Consommée depuis l'Antiquité, la bette à carde (encore nommée « blette » ou « poirée ») est sur les étals toute l'année, surtout de mars à octobre, où elle revient en force ! Peu calorique, vous pouvez la consommer crue, mais elle sera meilleure cuite, car ses feuilles et ses côtes auront une texture plus fondante.

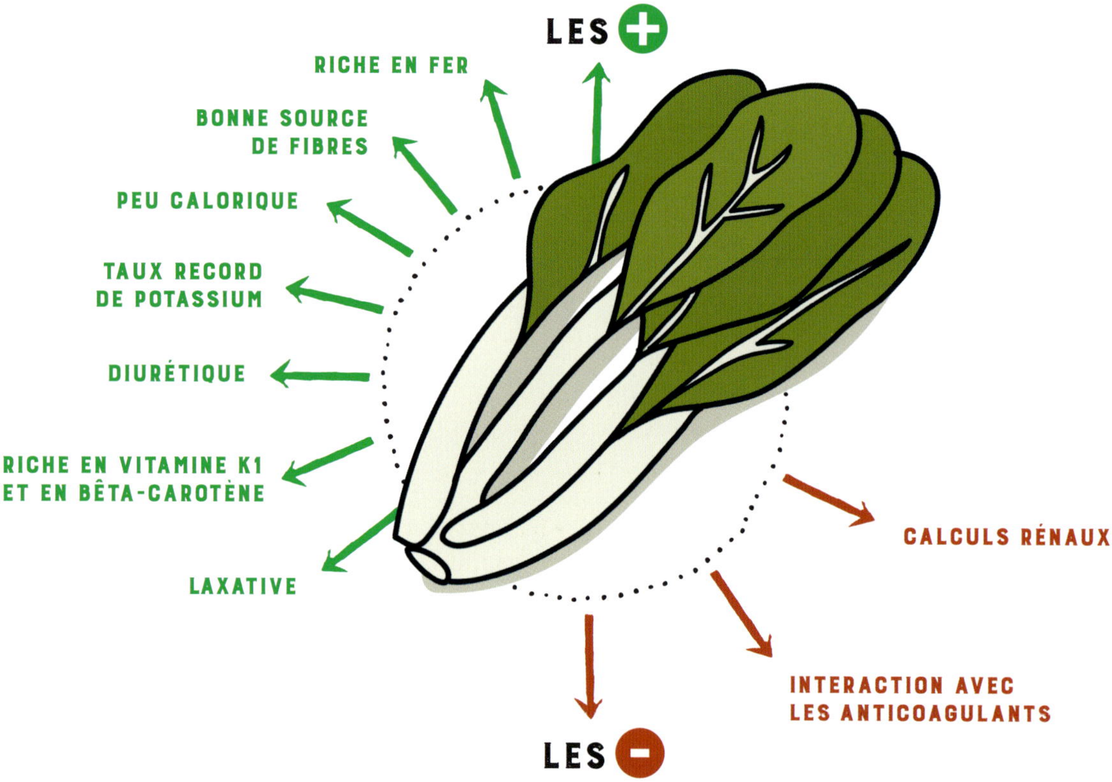

POUR 100 G DE BETTE CUITE

- 20,6 kcal
- 1,88 mg de protéines
- 0,08 mg de lipides
- 2,03 mg de glucides
- 2,1 mg de fibres

LES ATOUTS SANTÉ

• La bette est bien pourvue en minéraux avec un **taux record de potassium** (549 mg pour 100 g), mais aussi en sodium, en calcium, en phosphore et en magnésium. Elle contient aussi des oligoéléments, particulièrement du **fer**, intéressant notamment pour les femmes qui en manquent souvent, du zinc, du sélénium, du cuivre et du manganèse, ainsi que des vitamines (C, provitamine A, K1 et un peu du groupe B). Le plus : l'absorption du fer d'origine végétale est améliorée par la présence de vitamine C (18 mg pour 100 g de bettes cuites).

• **Très peu calorique et peu sucré**, ce légume feuillu convient à un régime à condition de ne pas lui ajouter une sauce ou du beurre.

• Riches en **fibres**, la bette favorise le transit intestinal et aide à **lutter contre la paresse intestinale et la constipation** (les feuilles en particulier ont un effet laxatif et diurétique).

Pour bien la choisir, prenez-la bien croquante, avec des côtes bien blanches et fermes, et des feuilles non déchirées, brillantes, d'un beau vert uniforme. Blanchissez-la à l'eau bouillante salée avant de la cuire. C'est un légume assez fade. Préférez-le cuit en gratin ou dans une soupe.

RECONNU PAR LA SCIENCE

Selon une étude *in vitro*, la bette à carde renferme des composés phénoliques (acides phénoliques, flavonoïdes) responsables en grande partie de ses propriétés antioxydantes, d'où son intérêt dans la prévention de certains cancers et des maladies cardiovasculaires.

Une autre étude *in vitro* a montré qu'un extrait de bette à carde pourrait prévenir l'apparition de la maladie d'Alzheimer et de Parkinson.

À ÉVITER SI

• Évitez d'en consommer si vous êtes **sous anticoagulant**, car la bette est riche en vitamine K1 (nécessaire entre autres à la coagulation du sang) qui peut interagir avec ces médicaments.

• Les **calculs urinaires** se forment par l'agglomération de cristaux dans les voies urinaires. D'où l'importance de diminuer la consommation d'aliments contenant une forte teneur en acide oxalique comme les bettes crues (en grande partie détruit par la cuisson).

LA BETTERAVE ROUGE

Aplatie, arrondie ou allongée selon la variété, la betterave rouge (ou betterave potagère), d'une belle couleur, est appréciée pour son goût très doux et sucré. Facile à préparer, elle permet de varier les menus tout en apportant des micronutriments bénéfiques à notre santé.

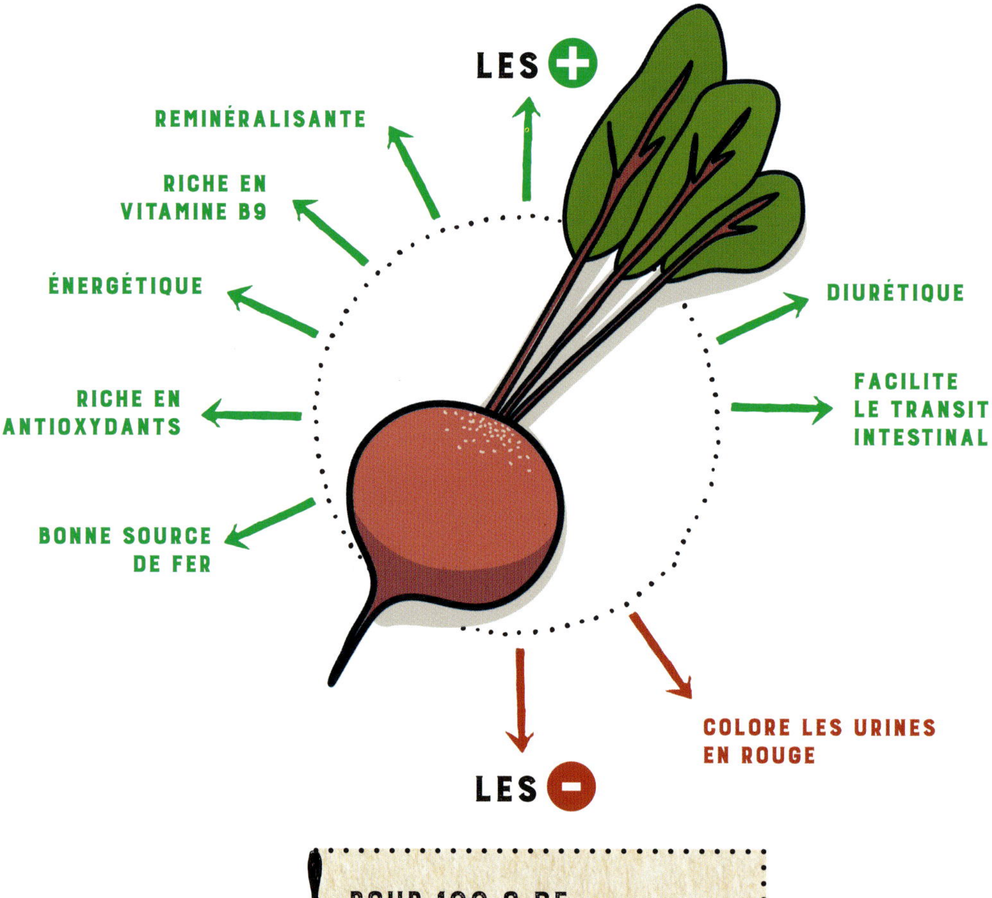

POUR 100 G DE BETTERAVE ROUGE CUITE

- 43,4 kcal
- 2,3 g de protéines
- 0,1 g de lipides
- 7,17 g de glucides
- 2,3 g de fibres

LES ATOUTS SANTÉ

• **Reminéralisante et modérément calorique**, la betterave rouge est bien pourvue en minéraux (surtout du potassium, à raison de 266 mg pour 100 g de betterave cuite, du sodium, du phosphore, du magnésium, du calcium), en oligoéléments (**fer**, zinc, manganèse) et en vitamines (surtout B9 et C). Elle procure immédiatement de l'énergie et revitalise l'organisme. Pour mieux assimiler le **fer végétal** (5 mg pour 100 g) contenu dans la betterave rouge, ajoutez le jus d'un citron. Elle est vraiment une alliée pour lutter contre l'anémie.

• Elle est **riche en antioxydants** (flavonoïdes, vitamine C...), ce qui permet de protéger nos cellules du vieillissement prématuré engendré par le stress oxydatif. Elle serait indiquée en prévention de certaines maladies chroniques et de maladies cardiovasculaires. Sachez que la peau de la betterave contient trois fois plus d'antioxydants que la chair. Ses feuilles en sont également très riches.

• Bien pourvue en **fibres** (surtout insolubles), elle aide à faciliter le transit et à lutter contre la constipation.

• Ses feuilles sont aussi comestibles. Elles sont riches en **vitamine B9**, en **bêta-carotène**, en **fer** et en **calcium**.

RECONNU PAR LA SCIENCE

Des études montrent que la betterave rouge contient des bétalaïnes, des pigments végétaux qui ont des propriétés anti-inflammatoires.

Des recherches indiquent qu'un apport régulier de lutéine et de zéaxanthine, des caroténoïdes contenus dans les feuilles, est associé à un risque plus faible de dégénérescence maculaire et de cataracte.

À ÉVITER SI

• La consommation de betterave peut provoquer la **coloration des urines en rose-rouge**, notamment si la digestion s'est faite trop rapidement ou chez les personnes souffrant d'acidité gastrique. C'est un pigment, la bétalaïne, qui en est responsable. Mastiquez bien les morceaux afin qu'ils soient bien assimilés par le système digestif.

Pour bien la choisir, si elle est crue, elle doit avoir une peau à peine desséchée ; si elle est cuite, elle doit être lisse. Les betteraves fraîches, que l'on trouve de mai à octobre, se consomment crues et râpées. Les betteraves sont plus souvent consommées cuites, présentées en vrac ou, de plus en plus fréquemment, sous vide après pasteurisation ; elles peuvent alors se conserver plusieurs mois. **Astuce :** vous pouvez réaliser des coulis avec des betteraves cuites mixées.

Seules les betteraves potagères sont consommées. Les betteraves fourragères sont données aux ruminants. Les betteraves sucrières sont exclusivement destinées à la fabrication du sucre.

LE BEURRE

Pour obtenir la dénomination de beurre, la réglementation impose qu'il soit composé de 16 % au maximum d'eau et d'un minimum de 82 % de matières grasses d'origine laitière. Le beurre est très calorique et riche en acides gras saturés, c'est pourquoi il n'a pas toujours bonne réputation. Mais pas question de s'en priver ! Surtout quand on sait que c'est une mine de vitamines.

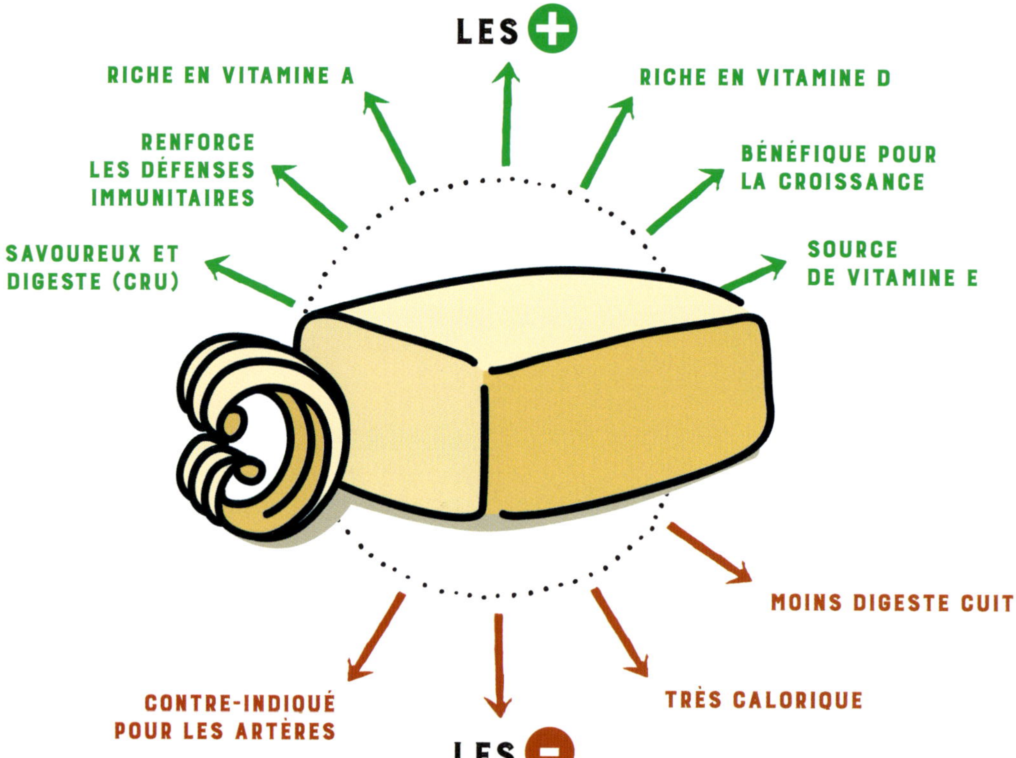

POUR 100 G DE BEURRE DOUX

- 745 kcal
- 0,7 g de protéines
- 82,2 g de lipides
- < 1 g de glucides

Pour bien le choisir, sachez qu'il existe différents beurres. Le beurre cru est obtenu à partir de crème non pasteurisée, il a plus de goût, mais se conserve moins longtemps. Le beurre extrafin est fabriqué avec une crème pasteurisée n'ayant pas été congelée, ni surgelée, ni désacidifiée. Le beurre fin est un beurre pasteurisé obtenu d'un mélange de crème pasteurisée et de crème congelée ou surgelée. On distingue le beurre doux (fabriqué sans sel ajouté), le beurre demi-sel (contient de 0,5 à 3 % de sel), le beurre salé (contient plus de 3 % de sel).

LES ATOUTS SANTÉ

• Le beurre se distingue surtout par sa **teneur élevée en vitamine A**, essentielle à la vision et qui contribue à la résistance aux infections. Le beurre est la seule matière grasse qui en contient naturellement.

• C'est aussi une **excellente source de vitamine D**, particulièrement utile pour fixer le calcium sur les os pour réguler le métabolisme musculaire. Elle joue également un rôle dans le cycle cellulaire et l'immunité.

• Notons aussi la présence de vitamine E, une vitamine **antioxydante** qui permet de lutter contre le vieillissement des cellules.

• Le beurre contient aussi des **minéraux** (sodium, phosphore, calcium, potassium, magnésium) et des **oligoéléments** (fer, cuivre, zinc, sélénium).

À ÉVITER SI

• Limitez le beurre si vous faites un régime, car il est **très calorique** (74,5 kcal pour 10 g), mais moins que l'huile (100 % de lipides et 90 kcal pour 10 g).

• À haute dose, le beurre, surtout s'il est salé, est **contre-indiqué pour les artères**, car il contient des acides gras saturés comme de l'acide palmitique. L'excès d'acide palmitique augmente les risques d'accidents cardiovasculaires.

• Le beurre **supporte mal la cuisson** : outre le fait que la chaleur détruit les vitamines, il devient moins digeste ; consommez-le donc cru !

LE SAVIEZ-VOUS ?

- **La margarine** a été créée en 1869, à la suite d'un concours ouvert par Napoléon III. C'est une émulsion constituée de matières grasses (80 % au minimum) et d'une phase aqueuse à base d'eau ou de lait (20 % environ). Attention ! Certaines margarines anticholestérol se vantent de pouvoir nous soigner d'un excès de cholestérol. Leurs effets sur la santé à long terme ne sont pas encore évalués et rien ne prouve que cela fasse baisser les maladies cardiovasculaires !
- **Le beurre à tartiner** est fabriqué mécaniquement de façon à ce qu'il demeure plus souple au froid et se tartine alors plus facilement qu'un beurre standard. De plus, sa teneur en matières grasses d'origine laitière doit être comprise entre 20 et 41 %.
- **Le beurre allégé** doit avoir une teneur en matières grasses d'origine laitière comprise entre 41 et 63 % (contre 82 % de matières grasses pour un beurre normal). Bien qu'ayant presque 50 % de moins de lipides qu'un beurre classique, il est quasiment aussi calorique : 60 kcal pour 10 g de beurre allégé contre 74,5 kcal pour 10 g de beurre classique. Le beurre allégé est plus riche en matières grasses que le beurre à tartiner.

LE BŒUF

La France offre un large choix de viandes bovines (charolais, limousine...). Rôti, grillé, poêlé, braisé ou mijoté : il est important d'associer à chaque morceau de bœuf le mode de cuisson qui le mettra le mieux en valeur. Souvent accusée d'être mauvaise pour la santé, la viande rouge, si elle est consommée sans excès, a pourtant bien des atouts : elle fournit notamment à l'organisme les protéines nécessaires pour entretenir la masse musculaire et lui apporte le fer dont il a besoin.

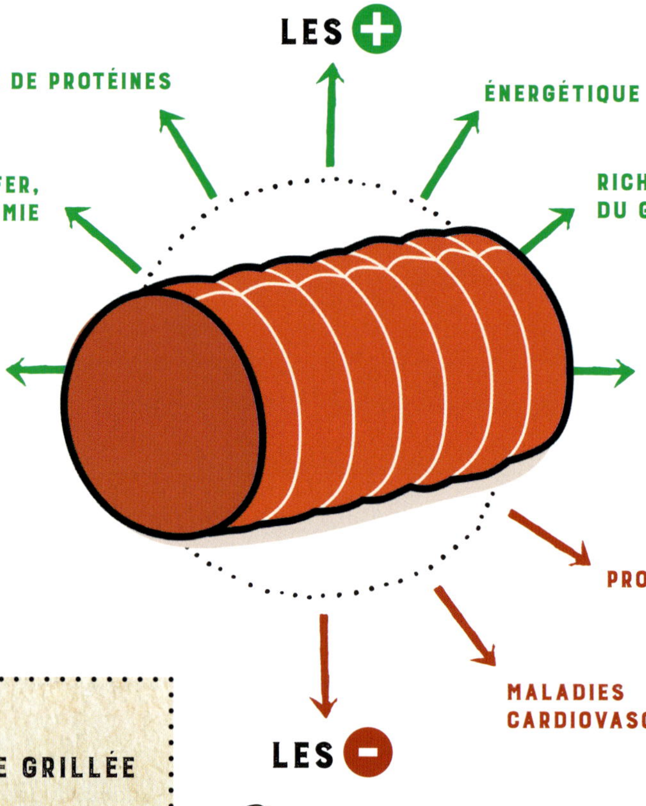

POUR 100 G D'ENTRECÔTE GRILLÉE

- 192 kcal
- 22 g de protéines
- 11,5 g de lipides
- traces de glucides

Pour bien la choisir, la viande de bœuf doit avoir une belle couleur rouge et brillante, surtout pas terne, ni sèche. À part le steak haché qui doit être consommé dans les 12 heures qui suivent son achat, la viande peut se conserver 48 heures au réfrigérateur. Pour avoir une viande tendre, ne faites jamais cuire un morceau sortant directement du réfrigérateur.

LES ATOUTS SANTÉ

• La viande de bœuf est **riche en fer** (100 g d'entrecôte grillée apportent 2,6 mg de fer), qui permet à l'hémoglobine des globules rouges de transporter l'oxygène dans le corps humain. Une carence en fer peut entraîner une anémie. Ce fer d'origine animale, dit « héminique », est beaucoup mieux assimilé que celui de source végétale (soit un taux d'absorption de 25 % pour le fer d'origine animale contre 5 % pour le fer d'origine végétale). La viande de bœuf contient aussi d'autres oligoéléments (zinc et sélénium). Elle est aussi **riche en phosphore** (200 mg pour 100 g d'entrecôte grillée).

• C'est une bonne **source de vitamines** (B3, B12, E, B6). Sa teneur en vitamine B12 est importante : 50 % des apports journaliers recommandés sont couverts par 100 g de bœuf. Elle contribue entre autres au renouvellement des globules rouges.

• La viande rouge regorge de **protéines d'excellente qualité particulièrement bien assimilées** par l'organisme. Elles contiennent des acides aminés essentiels que le corps ne synthétise pas naturellement.

RECONNU PAR LA SCIENCE

À l'issue de l'étude Su.Vi.Max 2, on a pu voir qu'une consommation de viande rouge est significativement associée à une meilleure audition chez des femmes âgées de 45 à 60 ans.

• Certains morceaux (macreuse, jarret, rumsteck…) **n'excèdent pas 5 % de lipides**, ce qui dément l'affirmation selon laquelle « le plus gras des poissons est plus maigre que la plus maigre des viandes » !

À ÉVITER SI

• Les autorités sanitaires conseillent de ne pas dépasser de 300 à 500 g de viande rouge par semaine. Certaines études lient la consommation excessive de viande au risque accru de **maladies cardiovasculaires** et de certains cancers.

• La viande contient des déchets, comme l'urée ou la créatine, qui, à haute dose, **fragilisent les reins.**

LE SAVIEZ-VOUS ?

Le bœuf se découpe en 33 morceaux : le collier, les basses côtes, la côte, l'entrecôte, le faux-filet, le filet, le rumsteck, la queue, le rond de gîte, la tende de tranche, la poire, le merlan, la gîte à la noix, l'araignée, le plat de tranche, le rond de tranche, le mouvant, le gîte, l'aiguillette baronne, l'onglet, la hampe, la bavette d'aloyau, la bavette de flanchet, le flanchet, le plat de côtes, le tendron, le milieu de poitrine, le gros bout de poitrine, la macreuse à bifteck, le paleron, la macreuse à pot-au-feu, le jumeau à bifteck et le jumeau à pot-au-feu.

LE BROCOLI

Appartenant à la même famille que le chou-fleur (famille des Brassicacées), le brocoli se caractérise par sa longue tige et ses bouquets verts. Savoureux et délicat, c'est un aliment très peu calorique et gorgé de vitamines. Les nutritionnistes recommandent de le mettre deux ou trois fois par mois au menu, car c'est un véritable bouquet de santé !

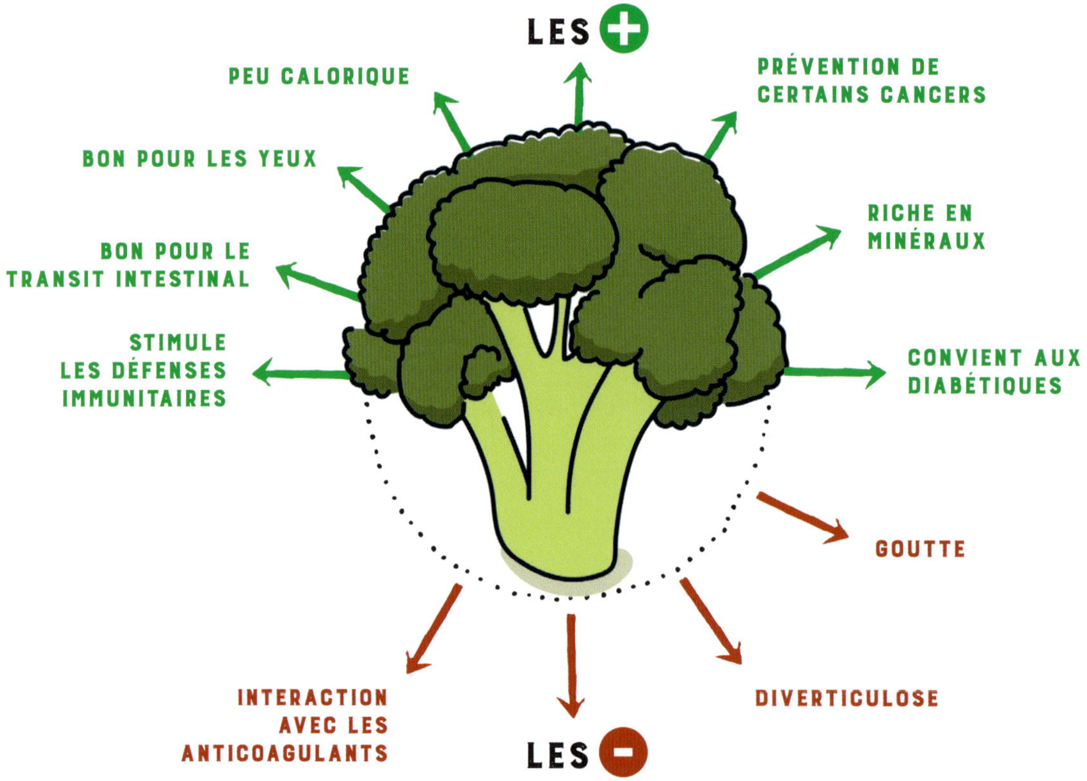

POUR 100 G DE BROCOLI CUIT

- 28,7 kcal
- 2,1 g de protéines
- 0,51 g de lipides
- 2,82 g de glucides
- 2,23 g de fibres

LES ATOUTS SANTÉ

• Avec **92 % d'eau**, le brocoli est bien pourvu en minéraux (calcium, magnésium, potassium, sodium, phosphore), en oligoéléments (soufre, sélénium, zinc, manganèse, fer). Il contient cinq fois plus de calcium que le chou-fleur. Très peu calorique et pauvre en glucides, il s'intègre parfaitement à un régime et convient aux diabétiques.

• Il présente une **densité vitaminique élevée** (vitamines C, B9, E, K). Il y a deux fois plus de vitamine C dans le brocoli que dans une orange ! **Tonifiant**, il est conseillé aux enfants en croissance, aux convalescents, aux personnes âgées. Il renforce entre autres les **défenses immunitaires**.

• Riche en fibres, il permet de **réguler le transit intestinal** et lutte contre la constipation. Il est plus digeste que le chou-fleur ou autres choux.

• **Riche en antioxydants** (glucosinolates, vitamine C…), il intervient dans la prévention des maladies cardiovasculaires et de certains cancers. Il contient notamment de l'acide alpha-lipoïque qui lui permet non seulement d'intervenir dans la lutte contre les radicaux libres, mais également d'aider à éliminer les toxines et à brûler le sucre plutôt que le stocker.

RECONNU PAR LA SCIENCE

Des études montrent que la consommation régulière de brocoli peut prévenir certains cancers (du poumon, de la prostate…).

Grâce à sa teneur en deux caroténoïdes antioxydants (lutéine et zéaxanthine), le brocoli (surtout cuit) est bénéfique pour la santé des yeux, avec un risque plus faible de dégénérescence maculaire et de cataracte.

À ÉVITER SI

• En raison de sa teneur en **acide urique**, le brocoli est contre-indiqué chez les personnes souffrant de goutte.

• Consommez avec modération du brocoli riche en **vitamine K1** (nécessaire à la coagulation du sang) si vous prenez des médicaments anticoagulants. Il pourrait aussi diminuer l'effet de certains analgésiques, en raison de certains de ses composés (indoles).

• Évitez d'en consommer en cas de **diverticulose**, car cela peut provoquer une inflammation des diverticules.

Pour bien le choisir, ses bouquets doivent être bien serrés, de couleur vert sombre et surtout pas jaunes. La tige doit être ferme et exempte de taches. Observez sa base : si elle n'est pas sèche, c'est un gage de fraîcheur. Attention, c'est un légume fragile. Consommez-le rapidement après son achat. Limitez le temps de cuisson pour conserver tout son croquant : 5 minutes à la vapeur, de 7 à 10 minutes à l'eau bouillante pour une texture plus fondante. Préférez la cuisson à la vapeur pour préserver le maximum de sa teneur en vitamine C.

LE CABILLAUD

Excellente source de protéines et d'iode, le cabillaud est l'un des poissons les plus maigres avec moins de 1 g de lipides pour 100 g ! Sa chair ferme et blanche se prête à de nombreuses préparations culinaires. Mais attention à la cuisson, c'est un poisson délicat.

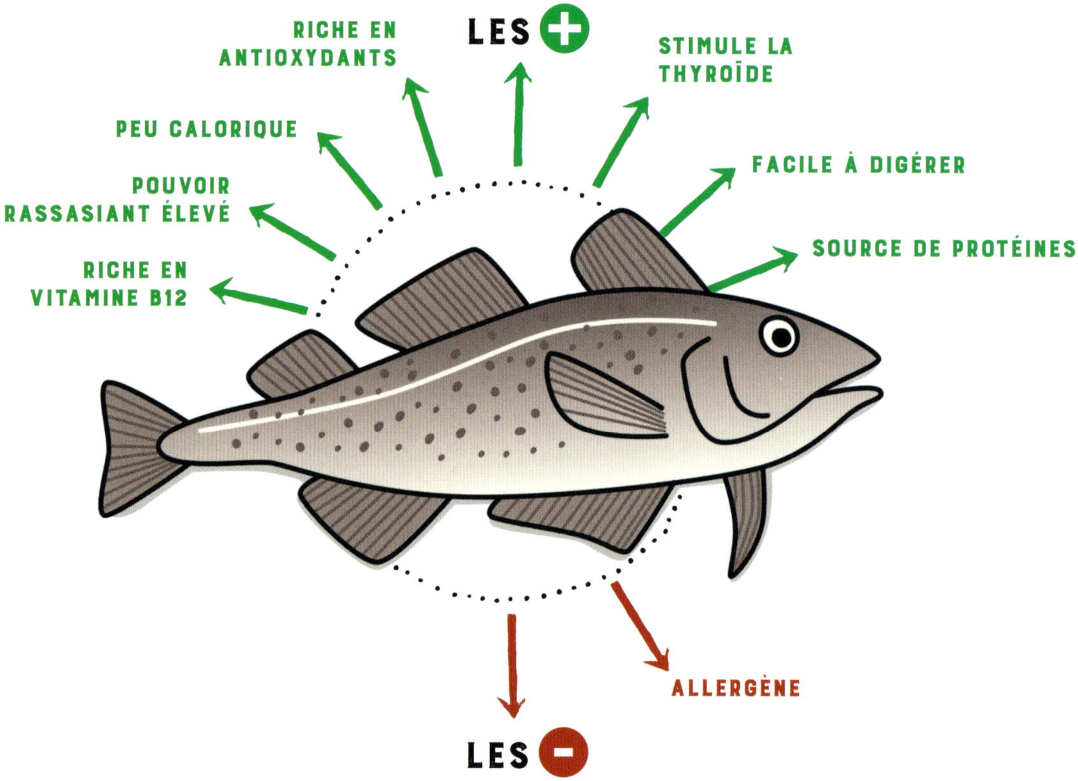

POUR 100 G DE CABILLAUD CUIT À LA VAPEUR

- 82,7 kcal
- 18,6 g de protéines
- 0,9 g de lipides
- traces de glucides

LES ATOUTS SANTÉ

• Le cabillaud est riche en **iode**, oligoélément stimulant la glande thyroïde (permettant la synthèse des hormones thyroïdiennes importantes à tous les stades de la vie), ainsi qu'en fer et en sélénium, essentiel dans la lutte contre les radicaux libres responsables du vieillissement cellulaire. Il apporte d'autres éléments nutritifs indispensables : des minéraux, surtout du phosphore (240 mg pour 100 g de cabillaud cuit à la vapeur), mais aussi du sodium (65 mg pour 100 g) et du magnésium (21 mg pour 100 g). **Sa teneur en vitamines** est intéressante, surtout en **B12** (100 g couvrent 80 % des besoins quotidiens recommandés), ainsi qu'en B3 et B6.

• Avec sa **teneur importante en protéines** (18,6 g pour 100 g), ce poisson répond aux besoins de l'organisme et **calme bien l'appétit**, en donnant une impression de satiété (ce qui n'est pas toujours le cas avec d'autres poissons). Ses protéines favorisent la combustion du sucre. Vous pouvez en consommer deux fois par semaine et l'intégrer sans crainte dans un régime hypocalorique.

• **Le nombre de calories varie selon son mode de cuisson**. Comptez près de 83 kcal pour 100 g de cabillaud cuit à la vapeur et 94 kcal s'il est cuit au four. L'idéal est de le consommer grillé sans matières grasses et de l'arroser juste d'un jus de citron.

LE SAVIEZ-VOUS ?

En France, le cabillaud est le poisson le plus consommé. La morue est le nom qu'il prend une fois séché et salé. Le cabillaud pêché est aussitôt salé, ensuite rincé, puis resalé. Vous pouvez faire votre propre morue en salant votre cabillaud frais, en le rinçant plusieurs fois et en le faisant sécher.

• Le cabillaud est **pauvre en graisses**, mais il contient toutefois des acides gras polyinsaturés, surtout des oméga-3, bien connus pour leur rôle dans la prévention cardiovasculaire.

• C'est un poisson **facile à digérer**, en raison de la tendreté de sa chair et de son faible taux de tissu conjonctif.

• Il est aussi **dépourvu de glucides** (sa valeur glycémique est zéro). Il aide à brûler les graisses et évite de stocker les calories.

À ÉVITER SI

• Certaines personnes sont **allergiques** aux poissons, dont le cabillaud.

Pour bien le choisir, il doit être de couleur brun doré brillant et avoir l'œil vif : deux signes de fraîcheur. Si vous l'achetez en filets, vérifiez qu'ils sont fermes, d'aspect brillant et nacré. S'ils changent de couleur en cours de cuisson, cela indique qu'ils ne sont pas frais.

LE CAFÉ

Le café est l'une des boissons les plus consommées dans le monde. Grâce à la caféine qu'il contient, il est réputé pour donner un coup de fouet, retarder l'apparition de la fatigue et accroître la vigilance. Encore faut-il ne pas en abuser !

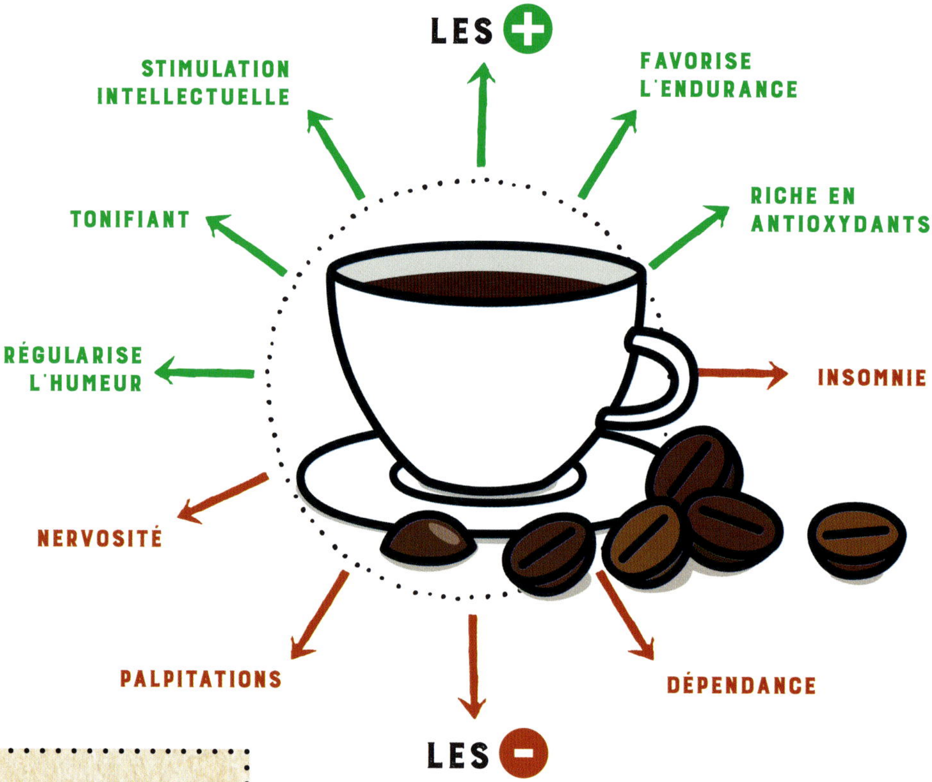

POUR 100 G DE CAFÉ EXPRESSO NON SUCRÉ

- 1,85 kcal
- 0,26 g de protéines
- 0,09 g de lipides
- traces de glucides

LE SAVIEZ-VOUS ?

La teneur en caféine du café consommé dépend de la nature du café ou du mélange de cafés : ainsi, le café Robusta contient deux fois plus de caféine que l'Arabica. En moyenne, 150 ml de café contiennent 90 mg de caféine pour un café torréfié et moulu, 63 mg pour un instantané soluble et 3 mg pour un décaféiné. Par comparaison, les mêmes quantités de thé ou de cola en contiennent respectivement 42 mg et 16 mg.

LES ATOUTS SANTÉ

• Le café contient de la caféine, connue pour ses **effets stimulants**.

• Il renferme aussi des minéraux (potassium, magnésium, phosphore, sodium, calcium), des oligoéléments (fer, zinc, cuivre, manganèse) et des vitamines (B3, B9). C'est aussi une bonne source d'**antioxydants** (polyphénols, cafestol…).

• Une consommation normale de café augmente la **durée de période de vigilance**, retarde l'apparition de la sensation de fatigue lors de tâches répétitives physiques ou intellectuelles et **améliorerait l'humeur**. Comme elle réduit les sensations de fatigue, elle augmenterait la durée durant laquelle les connaissances peuvent être acquises. Bref, on ne devient pas plus intelligent, mais on pense plus vite.

• Pour obtenir un café décaféiné, on extrait la caféine. Mais il est illusoire de penser qu'il n'en contient plus du tout. Une tasse de café décaféiné ne contient plus que **3 mg de caféine en moyenne** (une tasse de café normal en contient environ 90 mg).

À ÉVITER SI

• Pris en fin d'après-midi ou le soir, il peut **retarder l'endormissement**, augmenter la durée du sommeil léger au dépend du sommeil profond et provoquer des **réveils nocturnes**.

• À forte dose, les **effets psychostimulants** du café ont un revers de la médaille : ils rendent nerveux, irritable, tendu surtout si vous êtes particulièrement sensible à la méthylxanthine, l'un des composants du café qui agit directement sur les nerfs. Ne dépassez pas 400 mg de caféine par jour (soit 4 ou 5 tasses de café), d'autant plus si vous êtes anxieux et sensible au stress. Il peut aussi provoquer des **palpitations**.

• Il peut engendrer une certaine **dépendance**.

RECONNU PAR LA SCIENCE

Des études montrent que, si la caféine n'améliore pas les performances, elle prolonge l'efficacité intellectuelle sur des tests de longue durée. Elle ne décuple pas la mémoire, mais favorise la capacité à enregistrer les informations, facilite la rapidité des réponses aux questions qui y font appel et permet une meilleure association des idées.

Des travaux menés par des chercheurs de la faculté de médecine de Harvard ont montré que le fait de consommer de 4 à 6 tasses de café par jour a diminué le risque de rechute pour les cancers de la prostate.

Une étude menée par des chercheurs de l'Inserm de l'université de Lille 2 et du CHRU de Lille indique que la caféine a un effet protecteur sur certaines pathologies cérébrales, dont la maladie d'Alzheimer. Ainsi, chez la souris, une consommation régulière de caféine prévient des déficits de la mémoire et des modifications de la protéine Tau (dont l'accumulation anormale dans les cellules nerveuses serait responsable des altérations cognitives observées chez les patients atteints d'Alzheimer).

LE CANARD

Pour changer du poulet, pensez au canard à la chair bien goûteuse. Cette viande présente en effet de nombreux avantages : c'est une bonne source de fer, de protéines avec des acides gras essentiels et surtout d'acides gras mono-insaturés, considérés comme du « bon gras » !

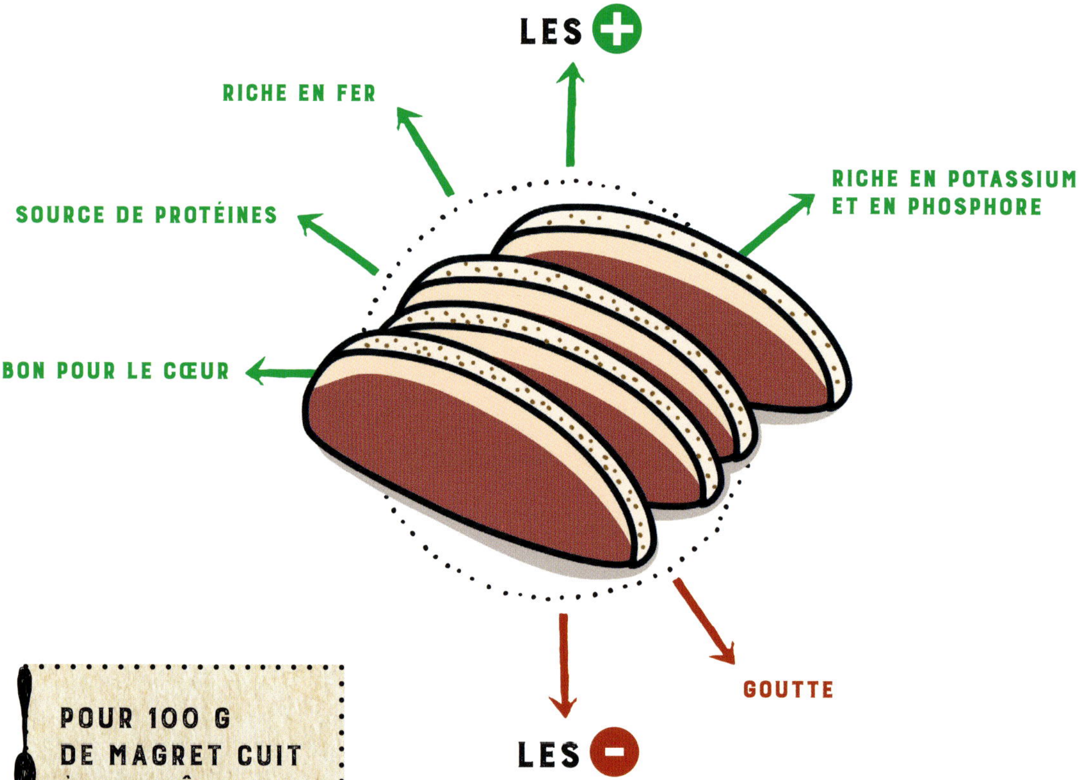

POUR 100 G DE MAGRET CUIT À LA POÊLE
- 205 kcal
- 26,7 g de protéines
- 10,9 g de lipides
- traces de glucides

POUR 100 G DE CANARD RÔTI
- 194 kcal
- 23,3 g de protéines
- 11,2 g de lipides
- traces de glucides

LES ATOUTS SANTÉ

• Le canard est bien pourvu en minéraux, **surtout du potassium** (392 mg pour 100 g de canard rôti). C'est aussi une **excellente source de phosphore** (202 mg pour 100 g de canard rôti). On y trouve aussi du sodium, du magnésium et du calcium.

• C'est une viande qui renferme également des oligoéléments, **principalement du fer**, bien assimilé par l'organisme (3,36 mg pour 100 g), mais aussi du sélénium, du zinc, du cuivre, du manganèse et des vitamines (K1, B3, B9, B12, B5).

• Sa chair est bien pourvue en **acides gras mono-insaturés** qui jouent un rôle dans la prévention des troubles cardiovasculaires. À noter : la graisse de canard contient deux fois moins de graisses saturées nocives pour la santé que le beurre. Par ailleurs, environ 50 % des calories de la viande de canard rôtie sans la peau proviennent des **lipides**, beaucoup plus présents que dans la dinde ou le poulet.

• La viande de canard est aussi riche en **protéines**.

LE SAVIEZ-VOUS ?

Le foie gras est obtenu par gavage des canards (ou des oies). Cette pratique a pour effet de multiplier par dix la grosseur du foie de la volaille. À quantité égale, le foie gras est dix fois plus riche en lipides que le foie ordinaire, mais il contient environ dix fois moins de protéines et beaucoup moins d'eau.

À ÉVITER SI

• À consommez avec modération en cas de **crise de goutte** (due à un excès d'acide urique qui tend à se cristalliser dans les articulations), car c'est un aliment riche en purines (l'acide urique est le produit final de la dégradation des purines).

Pour bien le choisir, si vous l'achetez découpé, sachez que le magret désigne « les blancs » d'un canard gras (engraissé en vue de produire du foie gras), tandis que le filet désigne « les blancs » d'un canard simple non engraissé. Préférez les magrets d'un rouge sombre, avec une graisse plutôt jaune que grisâtre. Pour la cuisson, sa chair doit être légèrement rosée.

Un conseil : pour préserver au mieux ses qualités nutritionnelles, privilégiez la cuisson au four, à la vapeur ou à la poêle.

LA CANNEBERGE

Originaire de l'est de l'Amérique du Nord et du Canada, la canneberge fait partie d'une grande famille (celle des Éricacées) qui comprend notamment la myrtille, l'arbousier et la bruyère. Elle est particulièrement réputée pour ses effets bénéfiques dans la prévention des cystites.

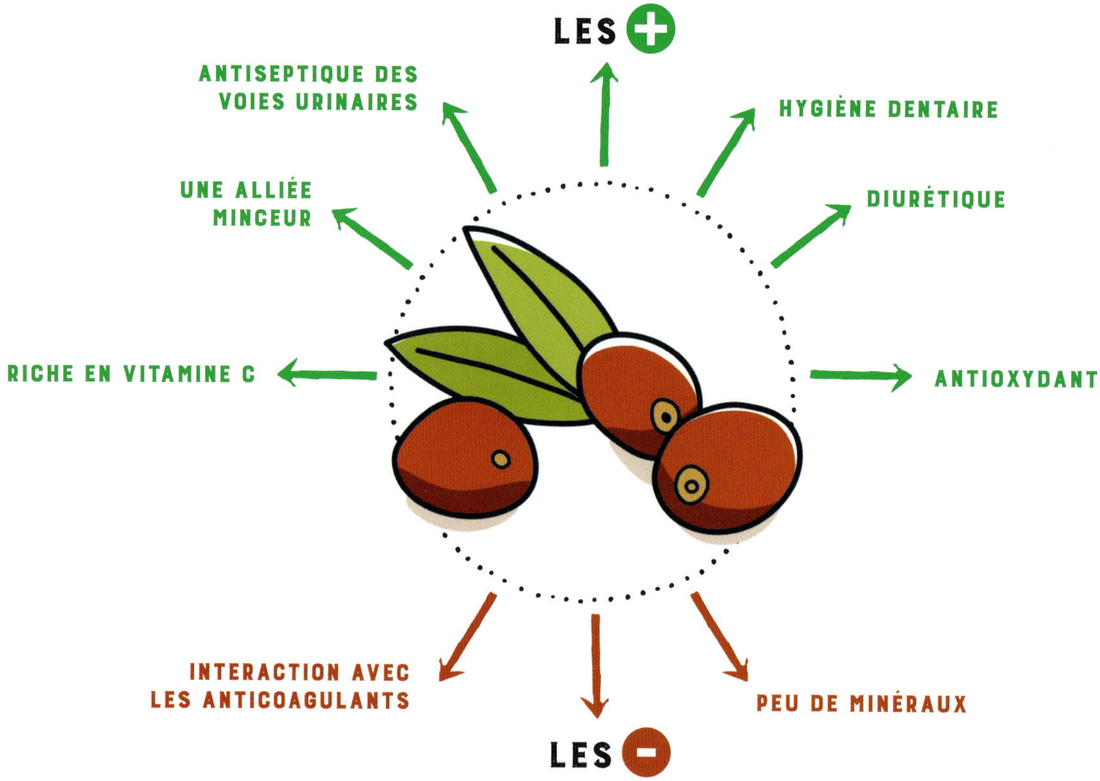

POUR 100 G DE CANNEBERGES

- 25 kcal
- 0,2 g de protéines
- 0,4 g de lipides
- 5 g de glucides
- 4 g de fibres

LES ATOUTS SANTÉ

• La canneberge est **riche en vitamine C** (15 mg pour 100 g) et contient aussi des **fibres** et **divers flavonoïdes**, de puissants antioxydants permettant de neutraliser les radicaux libres et de prévenir ainsi l'apparition de diverses maladies liées au vieillissement.

• Bien connue des Indiens, bien avant l'installation des colons européens, les baies et le jus de la canneberge sont appréciés depuis longtemps pour leur **action sur les infections urinaires** récidivantes et pour traiter des symptômes variés (douleurs stomacales...). Aujourd'hui, la canneberge est conseillée pour se protéger des gênes urinaires récidivantes.

• **Dépurative et diurétique**, la canneberge est aussi utile dans le cadre d'un régime. Elle cumule une exceptionnelle richesse en pectine et en vitamine C, ce qui permet une double action simultanée : une **action minceur** indéniable et une **action tonique** évitant les coups de fatigue inhérents aux régimes. De plus, les tanins de la canneberge induisent un effet retard fort précieux dans le métabolisme des aliments ingérés en même temps.

• La consommation de canneberges a une action sur l'**hygiène dentaire** (caries).

RECONNU PAR LA SCIENCE

En France, l'Afssa (Agence française de sécurité sanitaire des aliments) a accordé une allégation santé à certaines préparations à base de canneberge, confirmant son intérêt dans la prévention des problèmes urinaires chroniques. Au niveau des voies urinaires, un certain nombre de bactéries sécrètent des adhésines qui leur permettent de s'accrocher aux parois de la vessie ; l'effet antimicrobien de la canneberge reposerait sur une inhibition de cette adhérence.

Des études ont montré qu'une consommation quotidienne de jus de canneberge réduit d'environ 40 % le risque d'infections urinaires. D'autres travaux montrent que le jus offre une protection contre les bactéries résistantes aux antibiotiques.

À ÉVITER SI

• Le jus de canneberge pourrait augmenter l'effet de certains anticoagulants, car il contient de la **vitamine K** (ayant un rôle essentiel dans la coagulation sanguine).

LE SAVIEZ- VOUS ?

Le genre doit son nom *Vaccinium* au latin *vacca*, du fait que les vaches apprécient ces plantes, alors que le nom de l'espèce *oxycoccus* rappelle la saveur acidulée des fruits. Au Canada, on nomme souvent ce fruit « atoca », mot d'origine amérindienne. Le terme anglais de *cranberry* est très utilisé en France, notamment pour les yaourts (d'un point de vue marketing, cranberry tente plus que canneberge ou *atoca*...). De fait, le mot « canneberge » est peu connu du grand public.

LA CANNELLE

Cette épice de renommée mondiale, originaire de l'Inde, occupe une place importante dans l'alimentation et la parfumerie, sans oublier son usage médicinal connu depuis l'Antiquité. La cannelle est surtout utilisée en cuisine comme condiment et substance aromatique, mais c'est un super antioxydant !

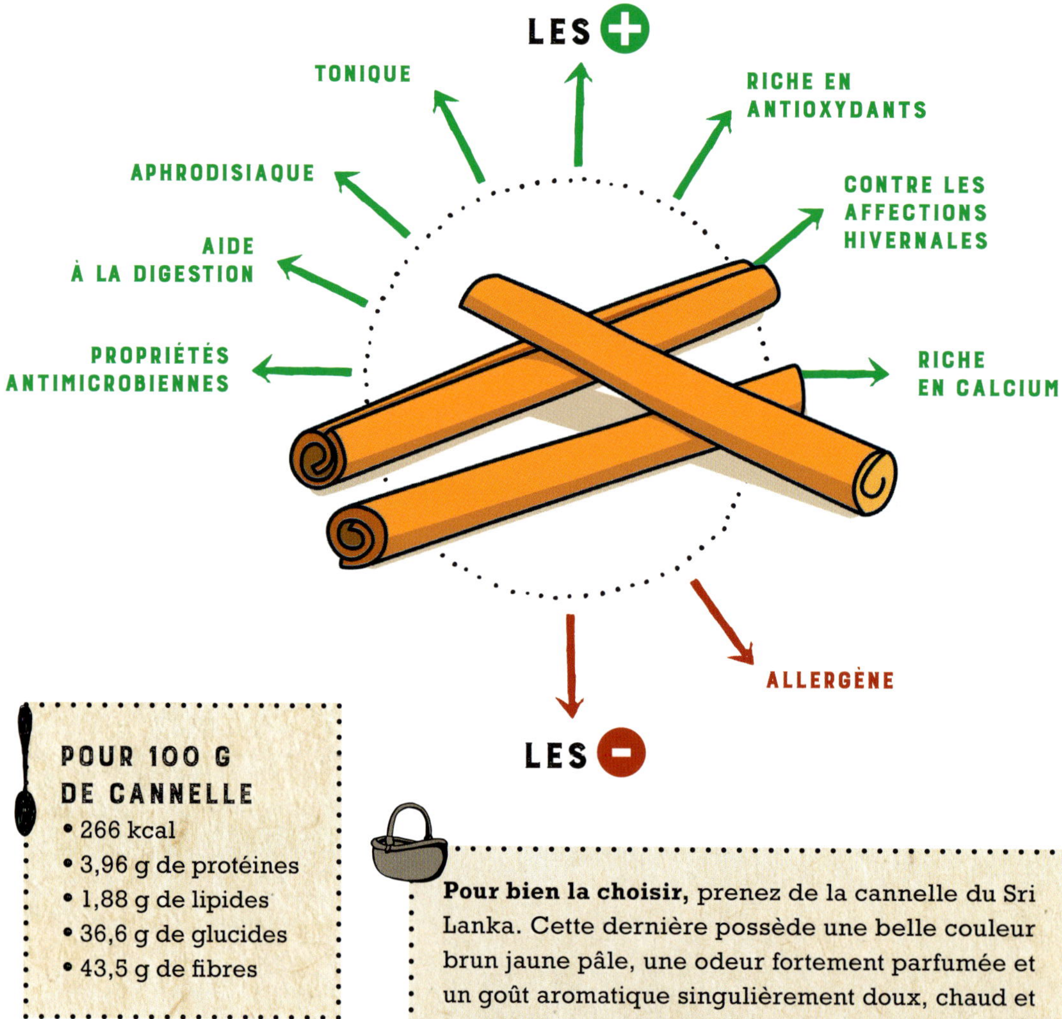

POUR 100 G DE CANNELLE

- 266 kcal
- 3,96 g de protéines
- 1,88 g de lipides
- 36,6 g de glucides
- 43,5 g de fibres

Pour bien la choisir, prenez de la cannelle du Sri Lanka. Cette dernière possède une belle couleur brun jaune pâle, une odeur fortement parfumée et un goût aromatique singulièrement doux, chaud et agréable. Conservez la cannelle en poudre ou en bâtons dans une boîte hermétique et stockez-la dans un endroit frais et sec à l'abri de la lumière.

LES ATOUTS SANTÉ

• La cannelle renferme des **minéraux** (surtout du calcium, à raison de 1 080 mg pour 100 g, du potassium, du magnésium, du phosphore), des **oligoéléments** (avec de bonnes teneurs en manganèse et en fer, mais aussi du zinc et du cuivre) et des **vitamines** (provitamine A, K1, E, C, B9, B3).

• C'est une très bonne source d'**antioxydants**, bénéfiques pour protéger les cellules des dommages causés par les radicaux libres. Ils sont indiqués en prévention de certaines maladies liées au vieillissement et pour les maladies cardiovasculaires.

• La cannelle est très riche en aldéhyde cinnamique, qui ferait notamment partie des composés lui procurant des **propriétés antimicrobiennes**.

• Elle est utilisée pour « réchauffer » l'organisme **en cas de refroidissement** (souvent associée au gingembre), d'où son intérêt dans les boissons d'hiver pour éviter les affections fébriles. **Anti-infectieux** reconnu, la cannelle contribue à nous protéger contre les surinfections lors des affections respiratoires hivernales banales : rhumes, rhinites, rhinopharyngites.

• Elle est aussi utilisée traditionnellement dans le **traitement des troubles digestifs** (ballonnement épigastrique, lenteur à la digestion, éructations, flatulences) et dans les asthénies fonctionnelles.

• On la considère également comme un **tonique général et sexuel**. Elle a la réputation d'être aphrodisiaque. Très connu dans le sud de la France, le vin artisanal obtenu par macération de 50 g de cannelle dans 1 l de Frontignan avec un peu de vanille est encore renommé en Provence pour ses effets émoustillants…

À ÉVITER SI

• Vous avez **un terrain allergique**. Avec la vanille, la cannelle est en effet l'une des principales épices responsables d'allergies. Éruptions cutanées, troubles digestifs et respiratoires, maux de tête… en sont les principaux symptômes. Une réaction allergique peut intervenir par ingestion, par respiration ou par contact avec l'épice.

RECONNU PAR LA SCIENCE

Plusieurs études *in vitro* et chez l'animal montrent que la cannelle possède des composés aux propriétés apparentées à l'insuline, et est donc potentiellement bénéfique pour lutter contre le diabète.

Selon une étude publiée dans le *Journal of Alzheimer's Disease*, la cannelle pourrait ralentir l'apparition de la maladie d'Alzheimer, grâce à deux substances : l'aldéhyde cinnamique et l'épicatéchine, qui protégeraient les protéines Tau du stress oxydatif et inhiberaient leur agrégation.

LA CAROTTE

De la famille des Apiacées, la carotte vient d'Afghanistan où elle poussait à l'état sauvage depuis plus de 2 000 ans. La plupart des variétés actuelles sont des hybrides de variétés anciennes. Elles sont aujourd'hui plus tendres et plus savoureuses. C'est un aliment record en provitamine A, mais qui est aussi bien pourvu en fibres. Ses multiples possibilités culinaires facilitent la consommation de ce légume très bénéfique pour notre santé.

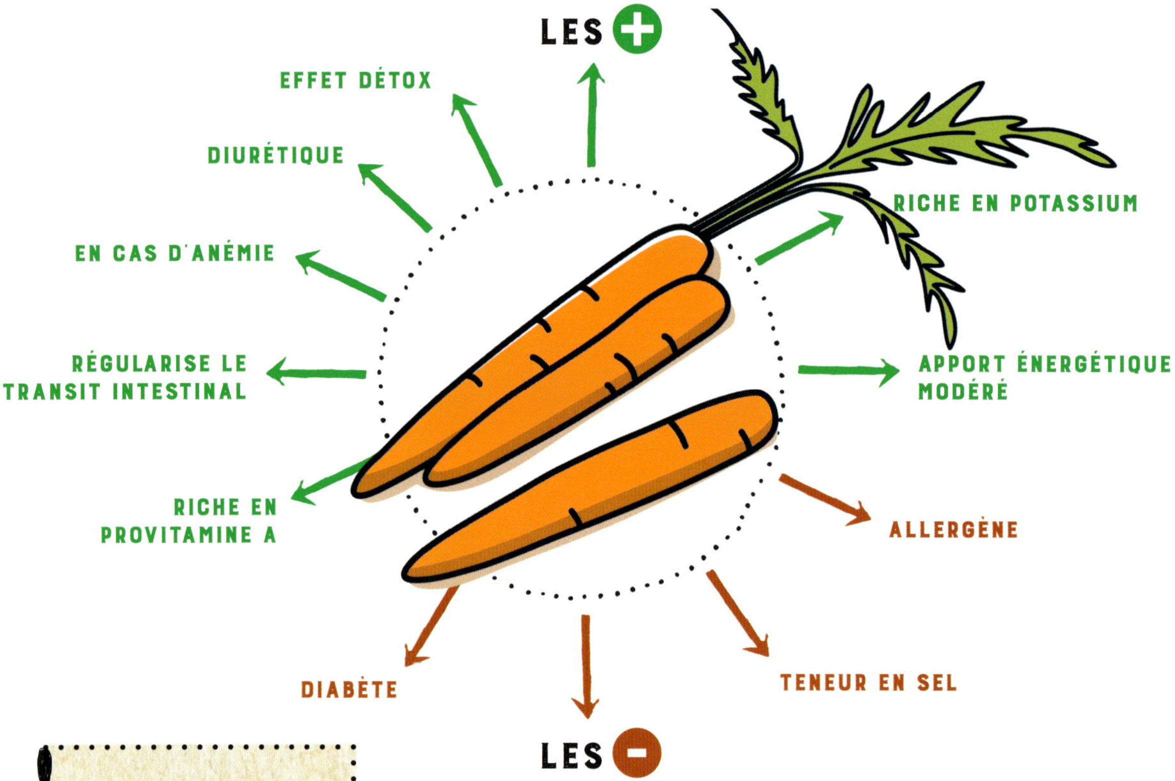

POUR 100 G DE CAROTTE CRUE

- 36,3 kcal
- 0,8 g de protéines
- 0,26 g de lipides
- 6,6 g de glucides
- 2,17 g de fibres

RECONNU PAR LA SCIENCE

Des études ont montré que la consommation d'aliments riches en caroténoïdes (lutéine, zéaxanthine) pourrait aider à prévenir la cataracte et à ralentir la dégénérescence maculaire.

LES ATOUTS SANTÉ

• La carotte est bien pourvue en **caroténoïdes** (lutéine et zéaxanthine) et en **provitamine A.** Ces substances ont des propriétés antioxydantes réputées en prévention de certaines maladies liées au vieillissement, de maladies cardiovasculaires et de certains cancers, mais jouent aussi un rôle dans la vision. Une portion de 100 g de carottes râpées couvre 200 % de nos besoins quotidiens en bêta-carotène. Elle renferme aussi d'autres vitamines : E, C, K1 et du groupe B. Le jus de carotte contient surtout des vitamines B1, B6 et B2.

• C'est aussi une bonne source de **minéraux** (surtout de potassium, à raison de 243 mg pour 100 g, mais aussi de sodium, de calcium, de phosphore et de magnésium) et d'oligoéléments (manganèse, fer, cuivre, zinc, sélénium).

• Bien sucrée, grâce à ses 7 % de glucides, c'est un légume **modérément énergétique** : près de deux fois plus que le chou, mais deux fois moins que la pomme de terre.

• Ce légume-racine est riche en fibres douces et bien tolérées, aux **propriétés régulatrices du transit intestinal**. C'est aussi un excellent **coupe-faim**. La carotte apporte une aide appréciable aussi bien en cas de constipation que de diarrhées. Cette double action s'explique par le fort pouvoir de rétention d'eau de ses fibres qui améliore la consistance des selles.

• Légèrement **diurétique**, la carotte aide l'organisme à éliminer un excès d'eau. Certains nutritionnistes l'indiquent en cas de rétention d'eau durant les règles. Elle aide aussi à éliminer les acides uriques, c'est pourquoi elle est recommandée pour soulager les rhumatismes et l'arthrite. Le jus de carotte possède des vertus **dépuratives et minéralisantes.**

• Le jus de carotte est **stimulant et reminéralisant**. Il aiderait à la production des globules rouges grâce à sa teneur en fer et autres nutriments. Alors, en cas d'anémie, ne vous en privez pas et pensez à en inclure dans vos menus !

Pour bien la choisir, prenez-la colorée, ferme, à peau brillante, non ridée, avec des feuilles bien vertes pour les primeurs. Les carottes nouvelles sont récoltées avant leur pleine maturité. Elles sont vendues en bottes avec leurs fanes d'avril à juillet. Viennent ensuite les carottes de saison, puis les carottes de garde. Conservez les carottes au frais.

À ÉVITER SI

• Certaines personnes font une **allergie** aux carottes.

• Préférez les carottes crues aux cuites si vous êtes **diabétique**, car la carotte cuite a un index glycémique élevé, le sucre pénétrant rapidement dans le sang et élevant massivement la glycémie. Pour réduire sa vitesse de pénétration, consommez la carotte avec une viande blanche ou du poisson.

• À limiter si vous faites un **régime sans sel** strict, car sa teneur en sodium est importante.

LE CASSIS

Avec ses 77 % d'eau, le cassis (ou groseille noire) est un fruit juteux. Très parfumée, cette baie, au goût acidulé et légèrement âcre, possède des vertus nutritionnelles et médicinales qui en font un facteur de longévité et de lutte contre le vieillissement. Sa saison (de juin à août) est très courte, ne passez pas à côté !

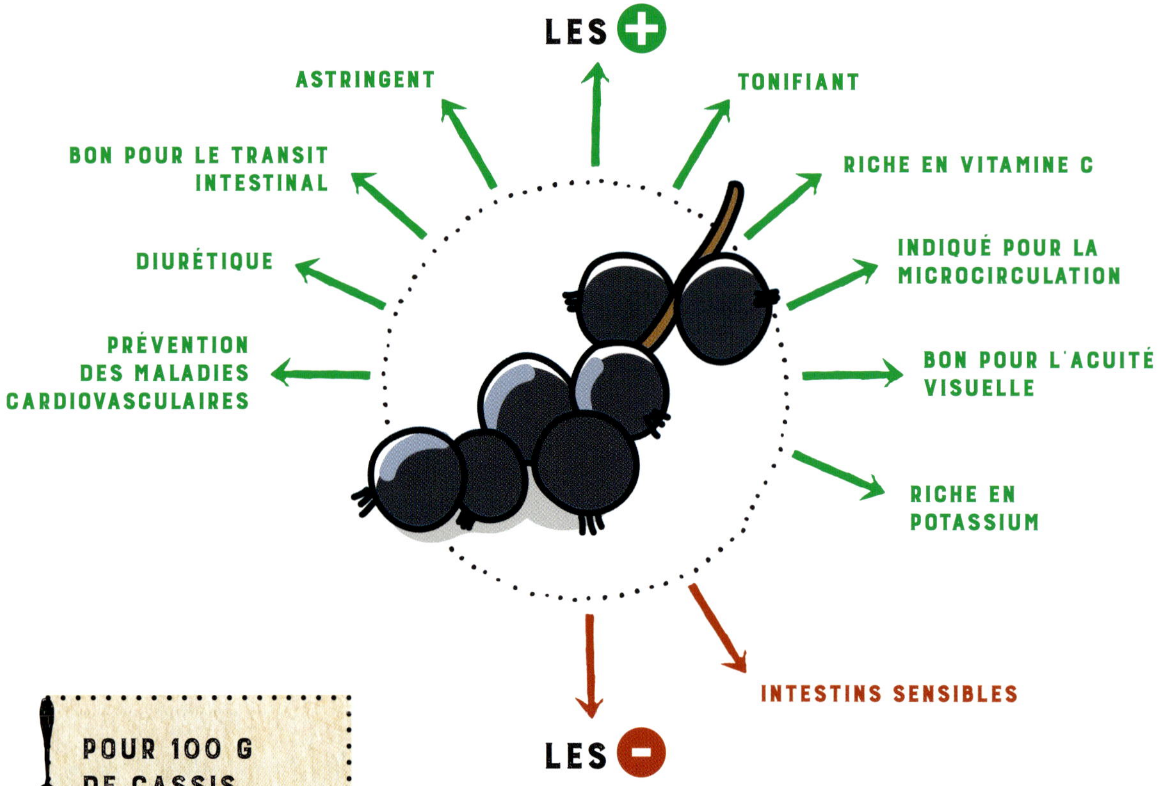

POUR 100 G DE CASSIS

- 73,2 kcal
- 0,9 g de protéines
- 0,5 g de lipides
- 10,4 g de glucides
- 7,8 g de fibres

Pour bien le choisir, veillez à ce que les grains soient noirs, brillants, fermes, ni flétris, ni écrasés. Prenez-les assez mûrs pour qu'ils ne soient pas trop acides. Vérifiez qu'il n'y a pas de moisissure au fond de la barquette. Si vous les faites pousser, cueillez-les bien noirs, à complète maturité.

LES ATOUTS SANTÉ

• Le cassis apporte **tonus et vitalité** grâce à sa **teneur en vitamine C** : 200 mg pour 100 g, 55 g de cassis suffisent donc à couvrir l'apport journalier recommandé en vitamine C pour un adulte. À poids égal, le cassis contient **quatre fois plus de vitamine C qu'une orange !** De plus, cette vitamine C favorise la bonne assimilation du fer présent dans le cassis, ce qui permet d'aider à renforcer les défenses naturelles. La synergie entre la vitamine C et divers composés (vitamine E, à raison de 1 mg pour 100 g, quercétine, anthocyanes) lui donne un fort pouvoir antioxydant utile pour lutter contre les radicaux libres.

• C'est aussi une **excellente source de minéraux**, surtout de **potassium** (370 mg pour 100 g), mais aussi de calcium, de phosphore, de magnésium, sans oublier les oligoéléments (fer, zinc, manganèse). Ces micronutriments protecteurs agissent en prévention contre les maladies cardiovasculaires, certains cancers et maladies de dégénérescence.

• Grâce au manganèse qu'il contient, réputé pour renforcer les muqueuses respiratoires et diminuer la sensibilité aux allergies, le cassis prévient certaines allergies saisonnières.

LE SAVIEZ-VOUS ?

Déjà, en 1712, l'abbé Bailly de Montaran faisait du cassis une **véritable panacée** avec la parution de son traité sur *Les Propriétés admirables du cassis*. Plus tard, l'abbé Sébastien Kneipp (1821-1897) mentionnait les qualités du cassis, **notamment pour traiter les maladies de la vessie**.

RECONNU PAR LA SCIENCE

Des études sont en cours dans le domaine de la santé oculaire, notamment pour montrer les bienfaits des anthocyanes (puissants antioxydants) du cassis dans la prévention de certaines maladies de l'œil et pour réduire la tension oculaire chez des patients atteints d'un glaucome.

Une étude néo-zélandaise montre que la consommation de jus de cassis (grâce notamment aux anthocyanes) améliore les fonctions cognitives et pourrait ainsi stimuler le cerveau.

• Il permet de **régulariser le transit intestinal** grâce à ses fibres, dont des fibres solubles (pectine) et une majorité de fibres insolubles. Il aide à l'élimination.

• Il renferme des **caroténoïdes, anthocyanes, flavonoïdes**. Son astringence est due aux tanins, ou « vitamine P », qui protègent les petits capillaires sanguins et optimisent l'action de la vitamine C. Reconnu pour améliorer la microcirculation grâce à sa teneur en flavonoïdes, le cassis est aussi indiqué pour améliorer l'acuité visuelle (comme la myrtille).

• Quant au jus de cassis, il a un **effet tonique et stimulant**. Il est indiqué en cas de fatigue passagère et pour soigner les maux de gorge, car il est adapté au traitement des muqueuses digestives irritées.

À ÉVITER SI

• Pour les **intestins sensibles**, sauf si vous enlevez les pépins.

LE CÉLERI BRANCHE

Aussi délicieux cru que cuit, le céleri branche est réputé pour son faible apport énergétique, sa teneur en fibres et en minéraux, en particulier du sodium. Parfumé et à la texture croquante, il est en rayon du printemps à l'automne. Faites le plein de vitalité avec ce légume riche en vitamine C, indispensable à votre tonus !

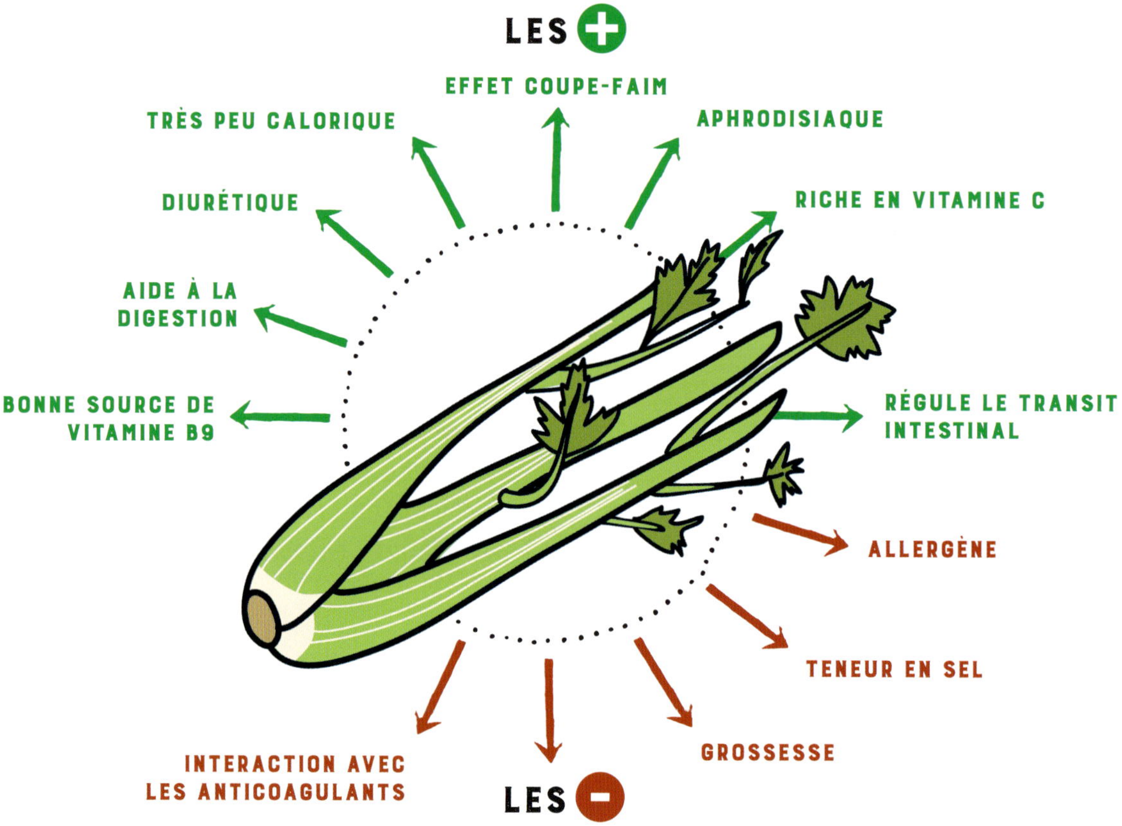

POUR 100 G DE CÉLERI BRANCHE CRU

- 15,8 kcal
- 1,2 g de protéines
- 0,2 g de lipides
- 1,16 g de glucides
- 2,28 g de fibres

LES ATOUTS SANTÉ

• Composé à 94 % d'eau, le céleri branche comprend **peu de glucides**. Il est bien pourvu en **minéraux** (sodium, mais aussi potassium, calcium, phosphore) et en oligoéléments (fer, zinc, manganèse).

• Il contient des **vitamines C et B9**, deux vitamines permettant la synthèse de noradrénaline, un neurotransmetteur utile pour limiter la mise en réserve de graisses et éviter qu'elles ne s'installent dans les capitons. Le plus : la vitamine C qu'il contient favorise l'assimilation du calcium.

• Il est **riche en fibres**, utiles pour accélérer le transit intestinal et lutter contre la constipation. Constituées surtout de celluloses et d'hémicelluloses, ses fibres confèrent aux branches leur texture ferme et croquante.

• Le céleri branche a des **propriétés diurétiques, digestives et laxatives**. Il stimule la production d'urine et aide à l'évacuation des toxines avec les urines. C'est pourquoi il est recommandé aux personnes souffrant de calculs ou de rétention d'eau. Eupeptique et stomachique, il améliore aussi la digestion.

Pour bien le choisir, regardez les côtes : charnues, épaisses et rigides, elles doivent casser facilement et être croquantes. Les feuilles doivent être d'un beau vert, non flétries, sans taches ni meurtrissures. Quant au cœur, il doit être blanc avec un toupet de petites feuilles tendres d'un vert-jaune éclatant.

RECONNU PAR LA SCIENCE

Des études scientifiques menées à Chicago ont montré que du céleri administré à des animaux faisait baisser la pression artérielle, en raison d'une substance complexe qu'il contient (3-n-butylphthalide). Les chercheurs ont aussi constaté que cette substance abaissait les taux sanguins de catécholamines, des composés organiques (synthétisés à partir de la tyrosine) reliés au stress. Car on sait que l'état de stress fait monter le taux de catécholamines dans le sang et contribue à augmenter la pression sanguine.

• Croqué tel quel, il cale un petit creux, favorise l'effet de **satiété et apporte du tonus**. Mais certaines personnes ont du mal à le digérer cru.

• C'est un **aphrodisiaque**. N'hésitez plus à croquer de temps en temps quelques tiges ou d'en intégrer dans une soupe pour booster votre libido !

À ÉVITER SI

• Certaines personnes font une **allergie** au céleri-branche.

• Consommez-en avec modération si vous faites un **régime sans sel strict**, car il est riche en sodium (109 mg pour 100 g crus).

• Évitez d'en prendre si vous êtes enceinte, car il pourrait **stimuler les contractions de l'utérus**.

• En raison de sa teneur en vitamine K, consommez-le **avec modération si vous êtes sous anticoagulant**.

LE CÉLERI-RAVE

Aussi appelé « céleri blanc » ou « tubéreux », le céleri-rave est un légume-racine. Connue depuis l'Antiquité et cultivée dès le XVIe siècle, sa racine charnue est appréciée crue pour sa chair craquante ou cuite pour sa texture fondante. Surtout commercialisé en automne et en hiver, on peut en trouver des « primeurs » dès fin juin, avec un collet de feuilles.

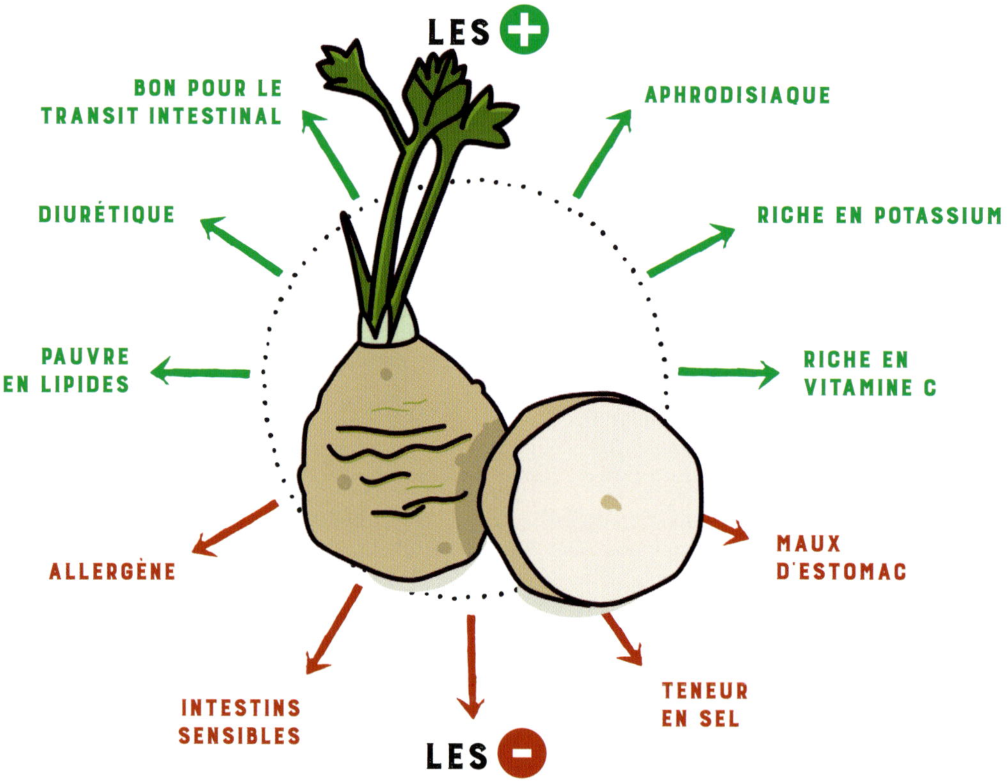

POUR 100 G DE CÉLERI-RAVE CRU

- 36,6 kcal
- 1,2 g de protéines
- 0,3 g de lipides
- 5,68 g de glucides
- 3,2 g de fibres

LES ATOUTS SANTÉ

• Le céleri-rave contient des **minéraux** (surtout du potassium et du sodium, mais aussi du phosphore, du magnésium et du calcium), des oligoéléments (fer, manganèse, zinc) et des vitamines (B9, C). **Sa teneur en vitamine C est intéressante** : 8 mg pour 100 g. N'hésitez pas en prendre en cas de coup de pompe !

• C'est une **bonne source de potassium** (348 mg pour 100 g), un minéral important quand on pratique un sport. Pensez-y comme entrée ou plat principal, pour remplacer par exemple une purée de pommes de terre ! Mais ne rajoutez pas de sel, car le céleri-rave est déjà naturellement riche en sodium.

• Bien que **peu calorique**, il l'est tout de même davantage que le céleri branche et reste plus riche en glucides.

• Comme il contient beaucoup de fibres, le céleri-rave est efficace pour accélérer le **transit intestinal** et lutter contre la constipation. Les fibres sont mieux tolérées quand le céleri-rave est consommé cru finement râpé ou cuit.

• Riche en eau (88 %), le céleri-rave possède des **propriétés dépuratives et diurétiques**.

• Il est intéressant pour sa **faible teneur en lipides** : 0,3 g pour 100 g de céleri-rave cru ou 0,86 mg pour 100 g cuit. Encore faut-il ne pas le manger en rémoulade !

Pour bien le choisir, prenez une boule bien lourde, ferme, qui ne sonne pas creux, mais pas trop volumineuse. L'épiderme doit être de couleur uniformément pâle, sans taches jaunes ou brunes.

• Certains auteurs lui prêtent des **vertus aphrodisiaques**. Deux dictons le confirment : « Si les femmes savaient ce que le céleri vaut aux hommes, elles iraient en chercher jusqu'à Rome » et « Le céleri rend les forces aux vieux maris. »

À ÉVITER SI

• Le céleri est **déconseillé aux dyspeptiques**, c'est-à-dire aux personnes souffrant de **troubles digestifs de l'estomac**, ainsi qu'à celles ayant les **intestins sensibles**.

• Évitez d'en prendre si vous faites un régime sans sel, car le céleri-rave est **l'un des légumes les plus riches en sodium** (269 mg pour 100 g crus).

• Certains y sont **allergiques**, notamment les personnes déjà allergiques à certains pollens (bouleau, armoise).

RECONNU PAR LA SCIENCE

Une étude menée en 2003 (sur des rongeurs) a montré que la prise de céleri-rave, séché et réduit en poudre, limite la perte de masse osseuse naturelle avec l'âge et prévient ainsi le risque de fractures.

LES CÉRÉALES

On compte neuf principales céréales cultivées en France : le blé ou froment, le riz, le seigle, le sarrasin, le maïs, l'avoine, l'orge, le millet et l'épeautre. Les céréales font partie de notre alimentation depuis des millénaires. On peut les consommer sous forme de grains (blé dur précuit, riz, maïs) ou transformées en d'autres produits. Les céréales ont une bonne densité nutritionnelle et contribuent au bon équilibre alimentaire si on n'en abuse pas.

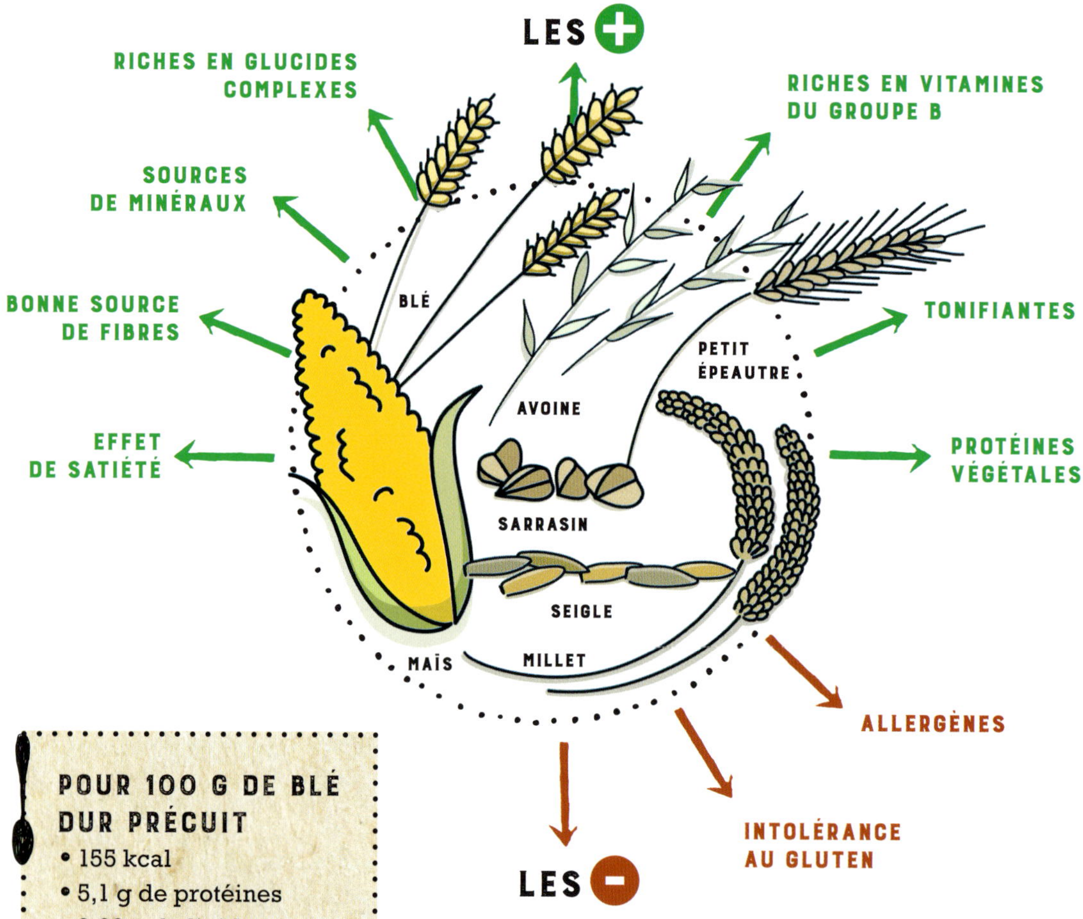

POUR 100 G DE BLÉ DUR PRÉCUIT

- 155 kcal
- 5,1 g de protéines
- 0,66 g de lipides
- 30,4 g de glucides
- 2,58 g de fibres

LES ATOUTS SANTÉ

• Ce sont de bonnes **sources de minéraux** (potassium, phosphore, magnésium), d'oligo-éléments (fer, zinc, manganèse, cuivre) et de vitamines (E, mais surtout du groupe B). Les vitamines du groupe B facilitent la bonne assimilation des macronutriments (lipides, glucides, protéines) et contribuent notamment à l'équilibre nerveux.

• Les céréales sont riches en **protéines végétales** (de 7 à 14 %), ce qui peut permettre de limiter la consommation de protéines d'origine animale. Deux acides aminés font cependant défaut aux céréales : la lysine et l'isoleucine. Pour pallier ce déficit, complétez les céréales avec un laitage ou associez-les à des légumineuses (pois, lentilles...).

• La teneur des céréales en lipides est faible, de l'ordre de 1 à 5 %.

• Les céréales sont riches en **glucides complexes** : ce sont des sucres lents qui donnent de l'énergie à nos muscles et à notre cerveau de façon progressive. On en compte de 65 à 75 % dans la farine, les pâtes, la semoule, le riz ou les biscottes, et de 45 à 55 % dans le pain, les céréales du petit déjeuner et les biscuits. L'amidon représente environ 70 % de ces glucides complexes. **Source d'énergie** durable, l'amidon est absorbé lentement par l'organisme. Il permet d'éviter la sensation de faim, contrairement aux glucides simples tels que le sucre. Il limiterait une mise en réserve sous forme de graisse.

• Les céréales sont **riches en fibres** (très abondantes dans les céréales complètes) qui favorisent le transit intestinal et facilitent la digestion.

RECONNU PAR LA SCIENCE

Des études indiquent, dans le cadre de régimes pauvres en graisses, une réduction significative des risques d'affections cardiaques grâce à la consommation de céréales complètes. Les fibres des céréales et leurs antioxydants diminuent les phénomènes de stress oxydatif qui sont en lien avec la santé cardiovasculaire. Très riche en fibres, l'avoine participe à la réduction du taux de cholestérol sanguin et est indiquée en prévention des maladies coronariennes. Elle aurait également un effet préventif sur certains cancers digestifs.

• Les céréales sont caloriques, mais de façon raisonnable : 150 g de riz ou de pâtes apportent 180 kcal, 60 g de pain (l'équivalent du quart d'une baguette) apportent 160 kcal et comptez 150 kcal pour 40 g de céréales pour le petit déjeuner. Les produits céréaliers satisfont l'appétit, car ils ont un **bon effet de satiété**.

À ÉVITER SI

• Vous avez une **intolérance au gluten** (cette substance se trouve essentiellement dans le blé, l'orge, l'avoine et le seigle).

• Certaines personnes font une **allergie** à telle ou telle céréale.

• Chez les personnes qui ont un **transit ralenti**, privilégier les céréales complètes qui contiennent plus de fibres que les céréales rafinées.

LA CERISE

Les cerises célèbrent l'arrivée des beaux jours. Rafraîchissantes et juteuses, douces ou acidulées, tendres ou fermes, il existe plusieurs centaines de variétés. La majorité appartient à la famille des cerises douces, les bigarreaux : la Burlat, la Summit, la Reverchon, la Hedelfingen... Pour des cerises plus acides, allez vers les griottes, les cerises anglaises ou les royales.

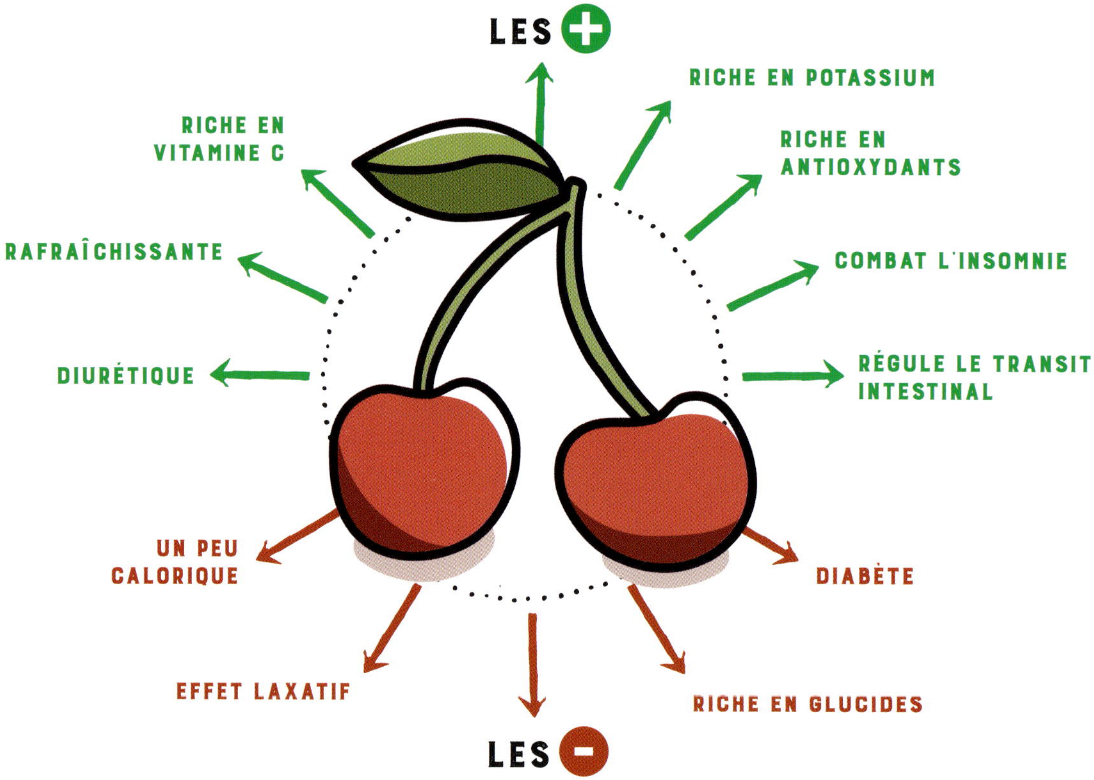

POUR 100 G DE CERISES

- 70,8 kcal
- 1,3 g de protéines
- 0,3 g de lipides
- 14,2 g de glucides
- 1,6 g de fibres

Pour bien la choisir, prenez-la colorée, charnue, lisse et brillante, sans taches ni traces de moisissure. Le pédoncule doit être bien vert et solidement attaché. Consommez-les rapidement, car les cerises pourrissent très vite. Elles se conservent trois jours au maximum à température ambiante.

LES ATOUTS SANTÉ

• La cerise a un apport énergétique plus important que d'autres fruits frais, mais il ne faut pas s'en priver pour autant, car elle contient de nombreux micronutriments bien diversifiés et est très riche en eau (81 %). Elle renferme **beaucoup de potassium** (217 mg pour 100 g), du phosphore, du magnésium, du calcium et du sodium. Elle apporte aussi des oligoéléments (fer, cuivre, zinc, manganèse).

• **Sa bonne teneur en vitamine C** (9,33 mg pour 100 g) et en **caroténoïdes** lui permet de lutter contre les radicaux libres. En cas de manque de tonus, une poignée de cerises, et ça repart ! Une portion de 125 g de cerises apporte jusqu'à 30 % des besoins journaliers en vitamine C et 25 % en provitamine A. Elle est aussi pourvue de vitamines du groupe B.

• La cerise est **riche en fibres** (cellulose, hémicellulose, pectines) qui favorisent le bon fonctionnement du transit intestinal. Légèrement laxative, elle lutte contre la constipation.

• La cerise est riche en anthocyanes, des **antioxydants aux vertus anti-inflammatoires**. Elle est indiquée en cas de crise d'arthrose ou de goutte.

À ÉVITER SI

• Vous faites un régime, car c'est un **fruit assez calorique**, l'un des fruits rouges les plus riches en sucres, et c'est surtout un fruit de grignotage. Vous pouvez en prendre quelques-unes, mais avec modération, en fin de repas en guise de dessert, par exemple.

• La cerise peut provoquer des ballonnements. Intestins sensibles, s'abstenir ! Les cerises peuvent donner mal au ventre et avoir un **effet laxatif** si vous en consommez de grandes quantités.

• Riche en sucres, la cerise est **déconseillée aux diabétiques**, surtout en dehors des repas.

RECONNU PAR LA SCIENCE

Une étude menée par des chercheurs américains (de l'université de l'État de Louisiane), présentée en 2014 lors d'un congrès de l'*American Society of Nutrition*, montre que les seniors dorment une heure en moyenne en plus en buvant deux fois par jour un verre de jus de cerise. En effet, la cerise est une source naturelle de mélatonine (hormone qui régule nos cycles de veille et de sommeil). Les chercheurs expliquent que « les proanthocyanidines, des composés flavonoïdes antioxydants qu'elles possèdent, pourraient jouer un rôle contre l'insomnie, car elles empêcheraient la dégradation du tryptophane, un précurseur de la sérotonine, qui aide à mieux dormir ». Vous pouvez donc en consommer si vous faites des insomnies ou réveils nocturnes.

LE CHAMPIGNON DE PARIS

Le champignon de Paris (Agaricus bisporus), ou champignon de couche, fait partie de la famille des Agaricacées. La France en est le premier producteur européen. D'un apport calorique modéré, c'est un aliment tendre et goûteux particulièrement apprécié dans les régimes. Vous en trouverez partout, durant toute l'année, et il est surtout moins cher que les autres champignons.

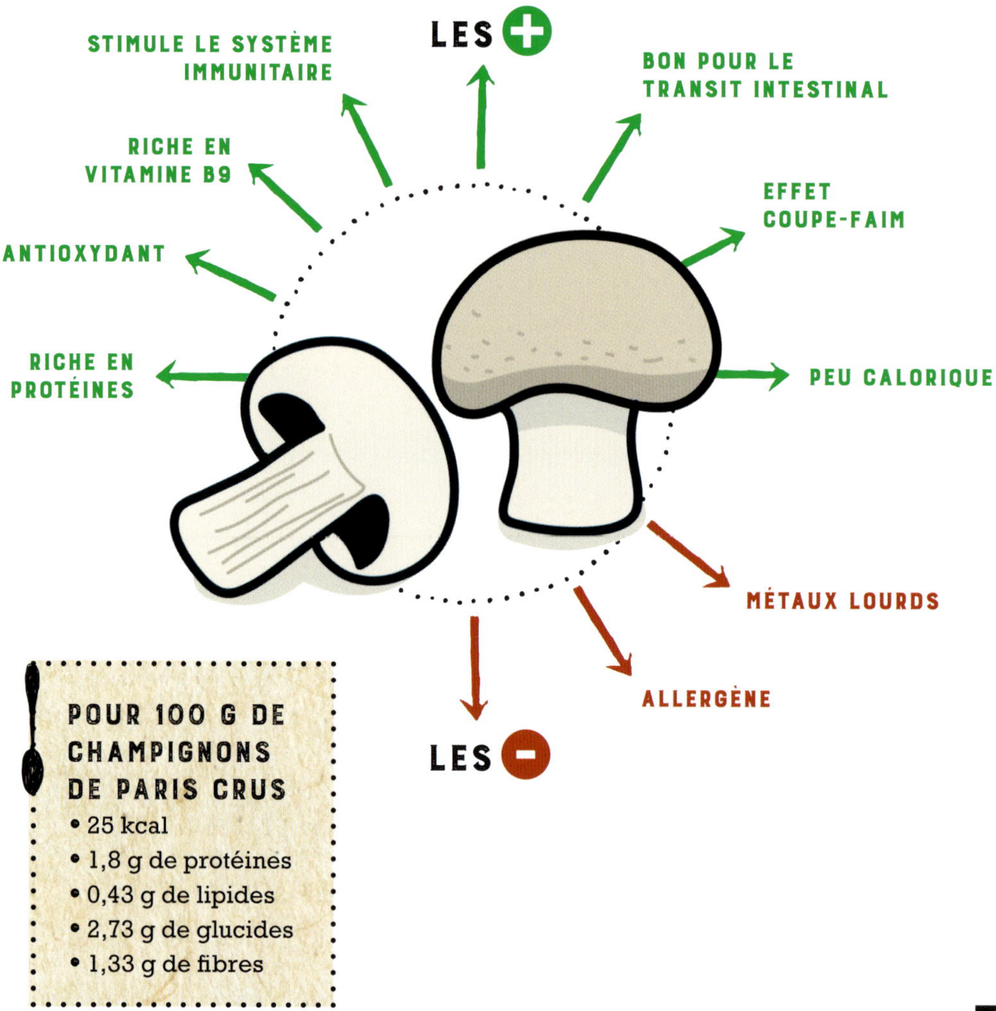

POUR 100 G DE CHAMPIGNONS DE PARIS CRUS

- 25 kcal
- 1,8 g de protéines
- 0,43 g de lipides
- 2,73 g de glucides
- 1,33 g de fibres

LES ATOUTS SANTÉ

• Le champignon de Paris est bien pourvu en **minéraux** (surtout du potassium, à raison de 326 mg pour 100 g, mais aussi du phosphore, du calcium, du sodium et du magnésium), en oligoéléments (sélénium, cuivre, zinc, fer, manganèse) et en **vitamines** (B2, B3, B5, B9, provitamine A). Une portion de 100 g couvre 15 % des apports journaliers recommandés en **vitamine B9**, particulièrement importante pour les femmes enceintes, car elle contribue au bon développement du fœtus. C'est aussi une bonne source de vitamine B5, essentielle à la production d'énergie dans les cellules et utile également au bon entretien de la peau et des cheveux.

• **Riche en eau** (93 %), il est très nutritif, mais **peu calorique.** Pauvre en glucides et en matières grasses, il a un taux intéressant de **protéines**. Il est indiqué dans le cadre d'un régime, car les protéines vont permettre d'augmenter la **sensation de satiété** tout en luttant contre la fonte musculaire. Il renferme également des fibres qui participent au bon fonctionnement du **transit intestinal**, agissent en prévention de la constipation et favorisent un **effet coupe-faim**.

• Comme la girolle ou la morille, le champignon de Paris renforcerait le **système immunitaire** grâce à sa teneur en polysaccharides, notamment du puissnt bêta-glucane.

LE SAVIEZ-VOUS ?

C'est sous le règne de Napoléon Ier que la culture des champignons s'est pratiquée à l'abri de la lumière. Au XIXe siècle, la plupart des grottes souterraines de Paris servaient à la culture des champignons de couche. La production s'est ensuite élargie dans toute l'Île-de-France, puis en province, surtout dans le Val de Loire, dans d'anciennes carrières dont la pierre avait été extraite pour construire les châteaux de la Loire.

• Les chercheurs de l'Inra (Institut national de la recherche agronomique) ont montré que le champignon de Paris était aussi **riche en antioxydants** que ses cousins asiatiques (comme le shiitaké).

À ÉVITER SI

• Certaines personnes peuvent faire des **allergies**.

• **Soyez vigilant.** Cultivés dans des champignonnières, les champignons de Paris peuvent concentrer dans leur chair des produits toxiques type métaux lourds.

Pour bien le choisir, prenez-le de couleur blanche ou blonde parfaitement uniforme, sans taches, avec un chapeau bien fermé autour du pied. Plus son chapeau est ouvert, plus il est concentré en goût. Pour éviter une déperdition de ces vitamines, ne laissez pas tremper les champignons, passez-les rapidement sous l'eau et ôtez leur pied sableux, et, pour la cuisson, mieux vaut les poêler que de les faire bouillir. Consommez-les rapidement après leur achat.

LE CHOCOLAT

Riche en graisses et en sucre, le chocolat a une valeur énergétique élevée. Cette valeur dépend du pourcentage de cacao entrant dans sa composition. Plus le pourcentage est élevé, moins le chocolat est sucré, mais il est plus gras, car la pâte de cacao est composée d'extrait sec de cacao et de beurre de cacao. Pas question de s'en priver, il est bon pour le tonus et le moral !

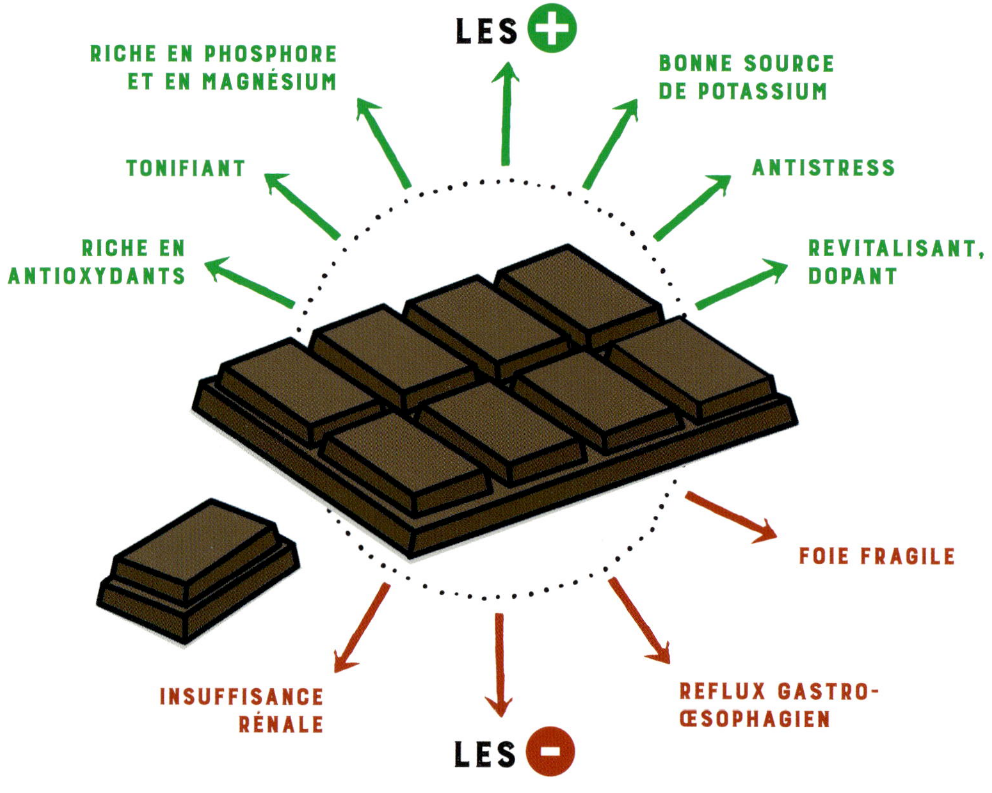

POUR 100 G DE CHOCOLAT NOIR À 70 % DE CACAO AU MINIMUM

- 572 kcal
- 9,25 g de protéines
- 41,9 g de lipides
- 33,3 g de glucides
- 12,6 g de fibres

IDÉE REÇUE

Le chocolat est réputé aphrodisiaque.
FAUX. Rien ne permet vraiment de lui attribuer un tel effet. Peut-être les vertus dynamisantes et euphorisantes du chocolat favorisant l'épanouissement et le bien-être sont-elles la cause indirecte de galipettes amoureuses !

LES ATOUTS SANTÉ

• Les apports en micronutriments varient en fonction de la teneur en cacao. Le chocolat noir, avec **70 % de cacao**, est très **riche en minéraux** : surtout du potassium (727 mg pour 100 g), du phosphore (248 mg pour 100 g) et du magnésium (206 mg pour 100 g), mais aussi du calcium et du sodium. En raison de sa forte teneur en magnésium et en potassium, un ou deux carrés de ce chocolat sont efficaces en cas de coup de pompe et ont un **effet antistress**. Le chocolat renferme aussi des alcaloïdes (théobromine, caféine, théophylline) qui sont réputés pour donner un **coup de fouet** à l'organisme et améliorer la concentration intellectuelle. D'où son intérêt comme tonifiant exceptionnel et pour son action antidépressive.

• C'est aussi une bonne source de **vitamines** (provitamine A, surtout du groupe B comme B9) et d'**oligoéléments** (fer, cuivre, zinc, manganèse, sélénium).

• Le cacao est riche en flavonoïdes, qui seraient responsables de certains **effets cardioprotecteurs**. La capacité antioxydante du cacao serait près de cinq fois plus élevée que celle du thé noir et deux fois plus élevée que celle du vin.

• En fonction de sa teneur en cacao, le chocolat noir contient entre 6 et 14 % de fibres, le chocolat au lait beaucoup moins et le chocolat blanc pas du tout. Ses fibres favorisent le **transit intestinal** et induisent un **effet de satiété.**

À ÉVITER SI

• Pour **le foie et les intestins fragiles**, optez pour des chocolats dits « de régime ».

• Évitez d'en prendre si vous souffrez d'**insuffisance rénale**. Les patients atteints de troubles rénaux éliminent plus difficilement le potassium (un taux élevé de potassium dans le sang peut induire des troubles du rythme cardiaque).

• Les personnes souffrant de brûlures d'estomac ou atteintes d'un ulcère gastroduodénal doivent, en raison de la présence de méthylxanthines, éviter d'en consommer à jeun ou juste avant le coucher.

RECONNU PAR LA SCIENCE

De nombreuses recherches sont axées sur la quantification et l'identification des antioxydants présents dans le chocolat, sur ses effets potentiellement bénéfiques sur le système cardiovasculaire et le système immunitaire, ainsi que sur la teneur en graisses du chocolat et leurs effets sur le cholestérol et l'activité plaquettaire.

Une étude australienne publiée dans le *British Medical Journal* montre que le chocolat noir peut contribuer à prévenir l'infarctus s'il contient au moins 70 % de cacao.

Une étude épidémiologique a montré qu'une consommation plus élevée de cacao est reliée à une pression artérielle plus basse.

Une étude publiée dans *Neuroregulation* montre que la consommation de chocolat noir peu sucré avec une teneur en cacao de 60 % peut stimuler les capacités cérébrales et augmenter l'attention.

LE CHOU-FLEUR

Le chou-fleur est un chou particulier dont on mange les inflorescences, c'est-à-dire les fleurs. Il se caractérise par sa grosse hampe fleurie hypertrophiée et disproportionnée qui lui a donné son nom. Cru ou cuit, il ne manque pas de qualités nutritionnelles. Hypervitaminé et très peu énergétique, il est bien pourvu en fibres et en minéraux. N'hésitez pas à l'inviter dans vos assiettes toute l'année.

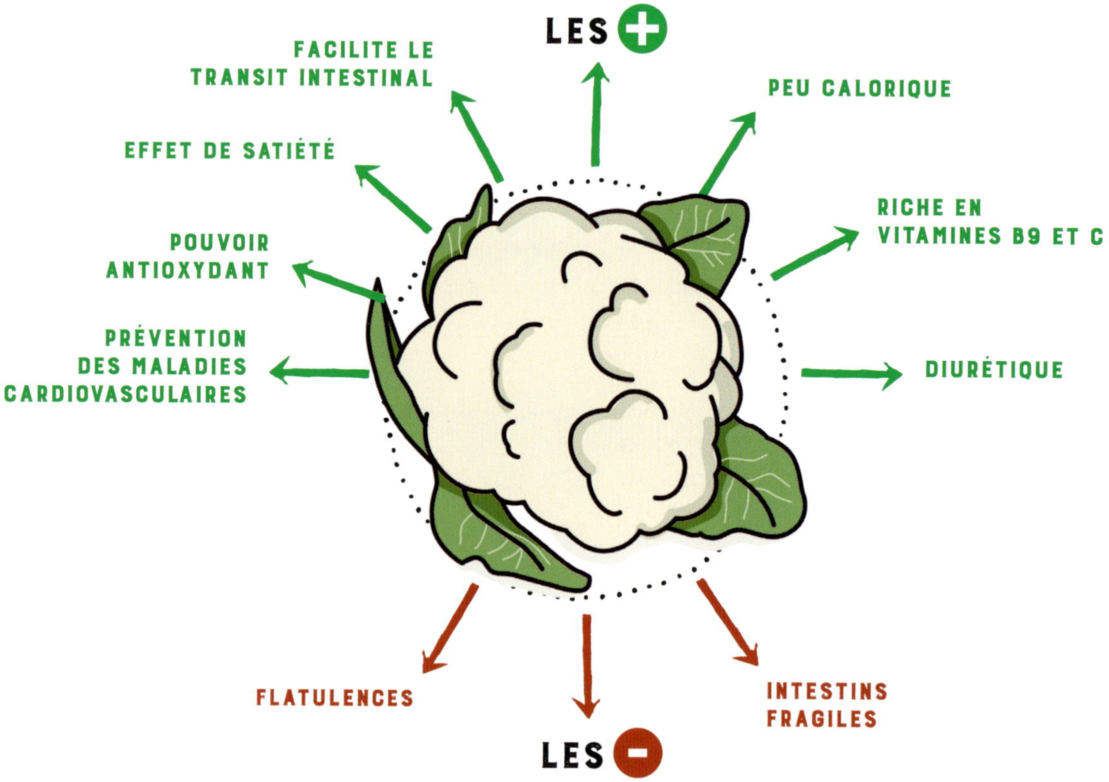

POUR 100 G DE CHOU-FLEUR CRU

- 25 kcal
- 1,9 g de protéines
- 0,31 g de lipides
- 5 g de glucides
- 2 g de fibres

Pour bien le choisir, soupesez-le, il doit être dense et lourd, avec des fleurettes bien régulières et fermées, blanches et sans taches. S'il est vendu avec ses feuilles, elles doivent être de couleur vert pâle et non flétries. Pour limiter le jaunissement des fleurettes pendant la cuisson à la vapeur, arrosez-les auparavant d'un jus de citron.

LES ATOUTS SANTÉ

• Peu calorique, le chou-fleur est d'une **excellente densité nutritionnelle** : riche en minéraux (potassium, calcium, phosphore, magnésium, sodium), en oligoéléments (fer, cuivre, manganèse, zinc, sélénium) et en vitamines (surtout de la vitamine C, à raison de 48 mg pour 100 g, de la vitamine B9, mais aussi K1, provitamine A, B3, B5 et E). Préférez le chou-fleur cru ou cuit *al dente* pour profiter du maximum de sa teneur en vitamine C. Les choux sont bons pour la femme enceinte en raison de leur teneur en vitamine B9.

• Sa richesse en composants réputés pour leurs vertus **antioxydantes** (zinc, vitamines C et E, flavonoïdes) et en substances protectrices (indoles) fait du chou-fleur un précieux allié pour notre santé, notamment en prévention des cancers.

• **Riche en fibres**, c'est l'un des légumes les plus actifs pour **lutter contre la constipation**. Contenant des fibres douces (pectines), il est mieux toléré que le chou pommé, et donc indiqué pour les enfants, personnes âgées ou personnes présentant une sensibilité digestive.

LE CHOU DE BRUXELLES

Peu calorique et bien pourvu en micronutriments protecteurs, le chou de Bruxelles s'inscrit parfaitement dans le cadre de la prévention des maladies cardiovasculaires et des cancers. Attention, ses substances soufrées sont parfois mal tolérées, car elles peuvent irriter la muqueuse digestive.

RECONNU PAR LA SCIENCE

Plusieurs travaux ont montré l'intérêt d'une consommation régulière de légumes de la famille des Brassicacées (chou-fleur, chou de Bruxelles, chou, brocoli…) en prévention de certains cancers.

Une étude indique que des aliments riches en lutéine et en zéaxanthine (brocoli, choux de Bruxelles…) contribuent à diminuer le risque de dégénérescence maculaire.

Une étude menée chez des femmes âgées a conclu que les choux ralentiraient le déclin cognitif. Des résultats prometteurs pour conserver plus longtemps sa mémoire !

• Diurétique et efficace sur les fonctions d'élimination, pensez-y **pour une cure détox**. Salez peu, voire pas du tout, afin d'augmenter l'effet sur la diurèse.

À ÉVITER SI

• Certaines personnes atteintes du syndrome de **l'intestin irritable** peuvent ressentir une intolérance au chou-fleur.

• Le chou-fleur renferme des composés soufrés pouvant être responsables de **flatulences**. Astuce pour mieux le tolérer : blanchissez-le en le plongeant trois minutes dans l'eau bouillante afin d'éliminer une bonne partie des dérivés soufrés les plus volatils. Cuisez-le ensuite dans une autre eau ou à la vapeur.

LE CHOU POMMÉ

Vert, blanc ou rouge, le chou pommé regroupe différentes variétés au feuillage lisse et dense comme le chou cabus ou cloqué ou frisé comme le chou de Milan. Sa richesse en vitamines et ses propriétés antioxydantes ont gommé l'image du légume indigeste pour la remplacer par celle du légume sain et équilibré. En salade, braisé ou farci, le chou est facile à préparer et surtout faible en calories !

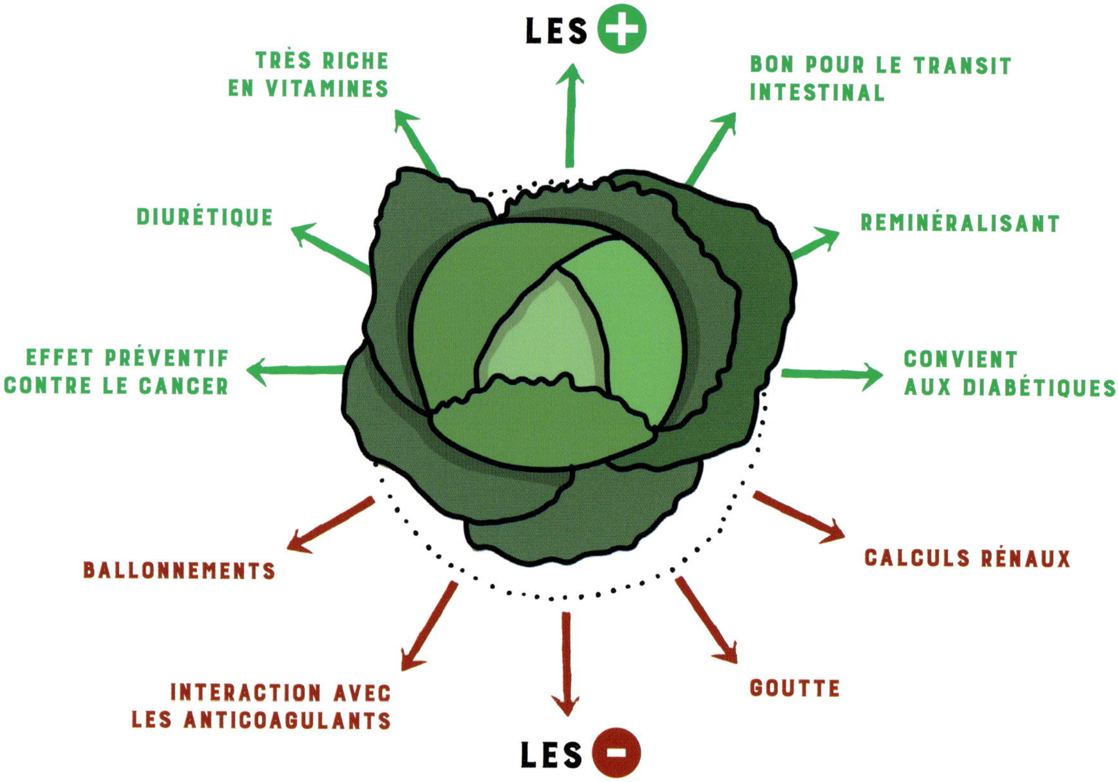

POUR 100 G DE CHOU VERT CUIT

- 20,3 kcal
- 1,36 g de protéines
- 0,45 g de lipides
- < 3 g de glucides
- 2,4 g de fibres

Pour bien le choisir, qu'il soit frisé ou lisse, veillez à qu'il soit lourd et dense, avec des feuilles craquantes et bien serrées, d'une couleur brillante. Pensez à éliminer les feuilles externes les plus coriaces et les côtes du chou vert trop dures et moins digestes.

LES ATOUTS SANTÉ

- Le chou pommé est riche en **minéraux** (sodium, potassium, calcium, phosphore, magnésium), en **oligoéléments** (zinc, manganèse, fer, cuivre, sélénium). Il contient diverses vitamines (K1, E, B9, B6, B5, provitamine A), mais surtout de la **vitamine C** : 55 mg pour 100 g de chou rouge cru.

- **Diurétique, peu calorique** et avec une **faible teneur en glucides**, le chou convient bien dans le cadre d'un régime minceur. De plus, il combat la rétention d'eau.

- Riche en fibres, il a un effet régulateur sur le **transit intestinal** et est efficace en cas de constipation.

- Sa richesse en **antioxydants** (vitamines E, C), renforcée par une bonne teneur en fibres et surtout par la présence d'indoles (substances protectrices), stimule le **système immunitaire** et prévient certains cancers. Les dérivés de glucosilonates qu'il contient limiteraient la prolifération des cellules malignes, voire leur migration vers d'autres organes.

- **Reminéralisant**, il est indiqué pour soulager les rhumatismes.

À ÉVITER SI

- Le chou est parfois mal toléré chez certaines personnes sensibles, à cause de ses composés soufrés et de certaines fibres très fermes. Il peut être responsable de **flatulences** et de **ballonnements**, surtout s'il est cuit à l'eau. Vous rendrez le chou plus digeste si vous le râpez pour le manger cru ou le faites cuire dans un faitout sans couvercle pour éliminer le soufre volatil. Autre astuce pour le rendre plus digeste et avoir une odeur moins forte lors de la cuisson : blanchissez-le dans une première eau jusqu'à ébullition et continuez la cuisson à la vapeur.

- Riche en acide urique, le chou est déconseillé aux personnes souffrant de **calculs rénaux** ou de **goutte**.

- Évitez d'en consommer si vous prenez des médicaments anticoagulants, car le chou (surtout le chou vert) renferme une quantité élevée de **vitamine K1**, vitamine nécessaire entre autres à la coagulation du sang.

RECONNU PAR LA SCIENCE

Des recherches *in vitro* et chez l'animal laissent supposer que deux composés (indole-3-carbinol et 3,3-diindolylméthane) pourraient prévenir la formation de certaines tumeurs et diminuer la croissance des cellules cancéreuses. Mais il faut davantage d'études chez l'humain pour en avoir la certitude. Surtout que ces substances ne seraient pas toujours bénéfiques chez des animaux déjà atteints de cancer. En revanche, plus prometteur, une revue de la littérature scientifique sur les anthocyanes montre des propriétés bénéfiques sur la prévention du cancer.

LE CITRON

Réputé depuis toujours, le citron est une mine de bienfaits pour la santé. Cet agrume, disponible toute l'année, est particulièrement riche en vitamine C, aide à éliminer les toxines et stimule le système immunitaire. Il est aussi très apprécié en cuisine et accommode le sucré comme le salé.

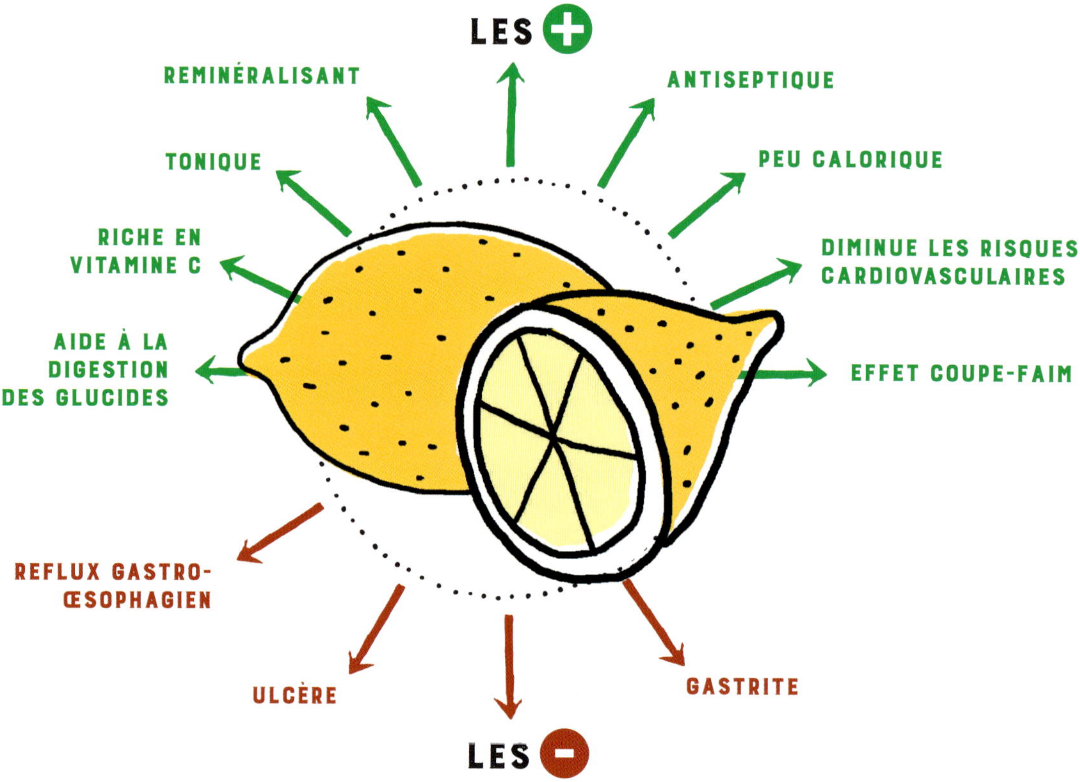

POUR 100 G DE CITRON

- 34,3 kcal
- 0,8 g de protéines
- 0,3 g de lipides
- 2,45 g de glucides
- 2 g de fibres

LES ATOUTS SANTÉ

• C'est avant tout une **excellente source de vitamine C** (53 mg pour 100 g), même s'il contient d'autres vitamines (provitamine A, E, B9, B3). Ce qui lui confère comme vertu de **stimuler les défenses naturelles** et d'apporter du **tonus**. Le jus d'un seul citron couvre la moitié des besoins quotidiens en vitamine C. Buvez-le tout de suite si vous voulez profiter de la totalité de ses bienfaits. Il contient aussi des minéraux (surtout du potassium, mais aussi du phosphore, du calcium, du magnésium et du sodium), et des oligoéléments (fer, manganèse, zinc, cuivre, sélénium)

• Il est **peu calorique** : 34 kcal pour 100 g. Le jus d'un citron ne représente que 16 kcal.

• C'est un **coupe-faim** naturel et un **allié de l'estomac**. Son acidité freine la digestion des glucides qui sont alors assimilés plus lentement, ce qui permet de faire grimper moins vite la glycémie, donc moins d'insuline, moins de stockage ! En effet, un taux sanguin de sucre dans le sang anormalement élevé n'est pas bon pour l'organisme. C'est l'un des facteurs d'une prise de poids.

• Le citron est riche en fibres solubles (surtout en pectine) qui pourraient **diminuer le cholestérol sanguin**.

RECONNU PAR LA SCIENCE

Des études ont montré qu'un apport régulier en flavonoïdes provenant d'agrumes (citron…) est associé à une diminution du risque de maladies cardiovasculaires.

• Grâce à ses propriétés **antiseptiques**, il est indiqué dans les maladies avec de la fièvre. C'est aussi un bon antiscorbutique.

• Le jus de citron est indiqué en gargarisme en cas de **mal de gorge**, d'**aphtes** ou de **gingivite**. Il aide aussi à rafraîchir l'haleine.

• C'est une bonne source de quercétine, un flavonoïde réputé en prévention des maladies cardiovasculaires.

À ÉVITER SI

• Sa forte teneur en potassium (149 mg pour 100 g) lui permet de transformer l'acide citrique en citrate, véritable substance tampon pour l'estomac. Mais attention, on ne digère pas tous de la même façon les agrumes.

• Évitez le jus de citron en cas de **reflux gastro-œsophagien**, d'**ulcère** et de **gastrite**.

Pour bien le choisir, soupesez-le : le citron doit être lourd et ferme, avec un épiderme éclatant. Un citron à peau rugueuse contient moins de chair, donc moins de jus. Préférez un citron bio (label AB) exempt de traitements chimiques avant et après récolte.

LA CLÉMENTINE

Contenant 87 % d'eau, c'est un agrume désaltérant et rafraîchissant. Très précieuse en hiver, la clémentine est un véritable concentré d'énergie qui convient aux petits comme aux grands à toute heure de la journée. La mandarine, appelée aussi « tangerine », présente des atouts nutritionnels semblables. Certains considèrent la clémentine comme une espèce à part entière, pour d'autres, ce serait un hybride entre un bigaradier et un mandarinier.

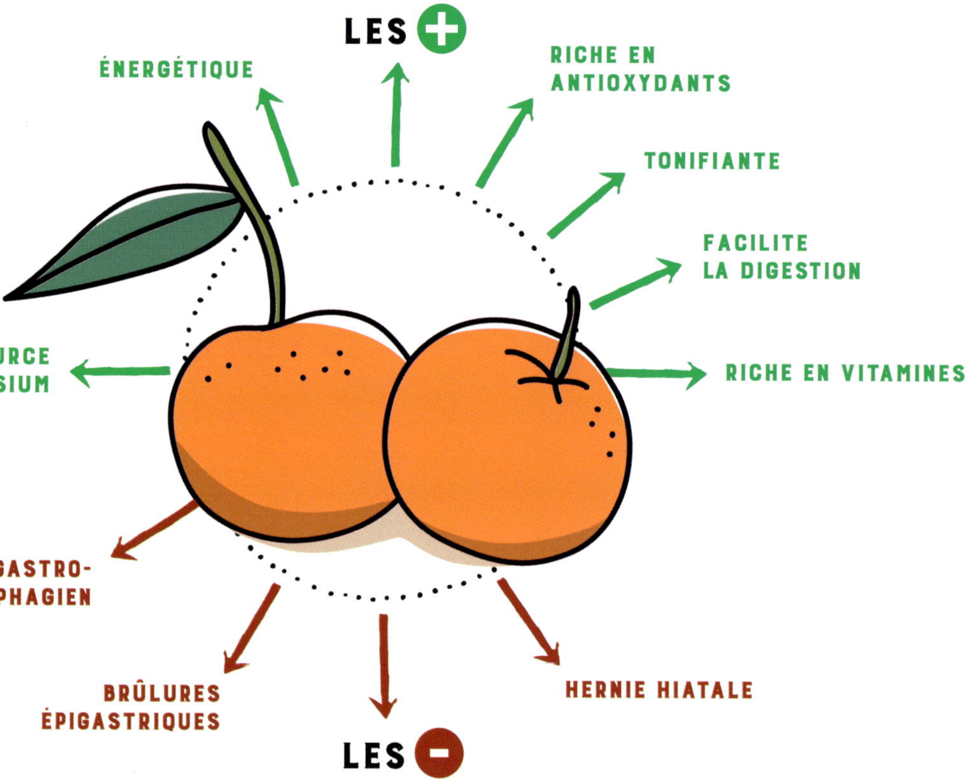

POUR 100 G DE CLÉMENTINE

- 48,5 kcal
- 0,8 g de protéines
- 0,19 g de lipides
- 9,19 g de glucides
- 1,7 g de fibres

LES ATOUTS SANTÉ

• C'est une excellente source de **vitamines** du groupe B (environ 27 mg pour 100 g), de provitamine A et de vitamine C (18,7 mg pour 100 g). Tonifiante, la clémentine est donc utile pour vous **donner de la vitalité** en période de fatigue, de surmenage et d'exposition aux rhumes. Deux clémentines assurent la moitié des besoins quotidiens en vitamine C.

• Elle est également riche en minéraux (**surtout du potassium**, mais aussi du calcium, du phosphore et du magnésium), avec un peu d'oligoéléments (fer, zinc, manganèse, sélénium).

• Avec ses **9 g de glucides** pour 100 g, n'hésitez pas à en donner à vos enfants pour leur goûter à la place de viennoiseries.

• Ses fibres sont bien supportées sur le plan intestinal. Elle est indiquée pour **faciliter la digestion** à la fin d'un repas copieux.

• Elle est riche en flavonoïdes aux vertus antioxydantes et anti-inflammatoires.

Pour bien la choisir, tâtez-la afin de vérifier qu'elle n'est pas molle (signe de pourriture). Elle doit être parfumée, charnue, ferme au toucher, sans taches, avec un pédoncule fermement attaché. La peau doit adhérer aux quartiers. Il existe différentes variétés reconnaissables par leur calibre et l'épaisseur de leur peau. Préférez les clémentines issues de l'agriculture bio (label AB), ce qui garantit l'absence de traitements avant et après la récolte.

À ÉVITER SI

• Vous avez un reflux gastro-œsophagien ou une hernie hiatale symptomatique, car elle peut causer une **irritation de la muqueuse de l'œsophage** ou des **brûlures épigastriques.**

IDÉES REÇUES

La clémentine doit être orangée pour être bonne.

FAUX. La couleur n'intervient pas dans son degré de maturité.

La clémentine et la mandarine, c'est pareil.

FAUX. Bien qu'elles soient toutes deux de la famille des Rutacées, ces espèces sont différentes. Ayant vu le jour il y a plus d'un siècle en Algérie, la clémentine est un hybride entre l'orange amère et la mandarine (cultivée depuis des siècles en Chine). Son écorce est plus fine et elle n'a pratiquement pas de pépins par rapport à la mandarine. Sa pulpe est juteuse et parfumée, sa saveur douce et légèrement musquée. Le tangelo est un hybride de mandarine et de pomelo et le tangor un hybride de mandarine et d'orange.

LE CONCOMBRE

Originaire de l'Himalaya, le concombre serait l'une des plus vieilles plantes potagères du monde. Avec 97 % d'eau et une faible valeur calorique, ce légume rafraîchissant est un véritable allié minceur. Croquant sous la dent, il peut se consommer aussi bien cru que cuit. Si vous en trouvez toute l'année, c'est entre mai et juillet qu'il est le meilleur.

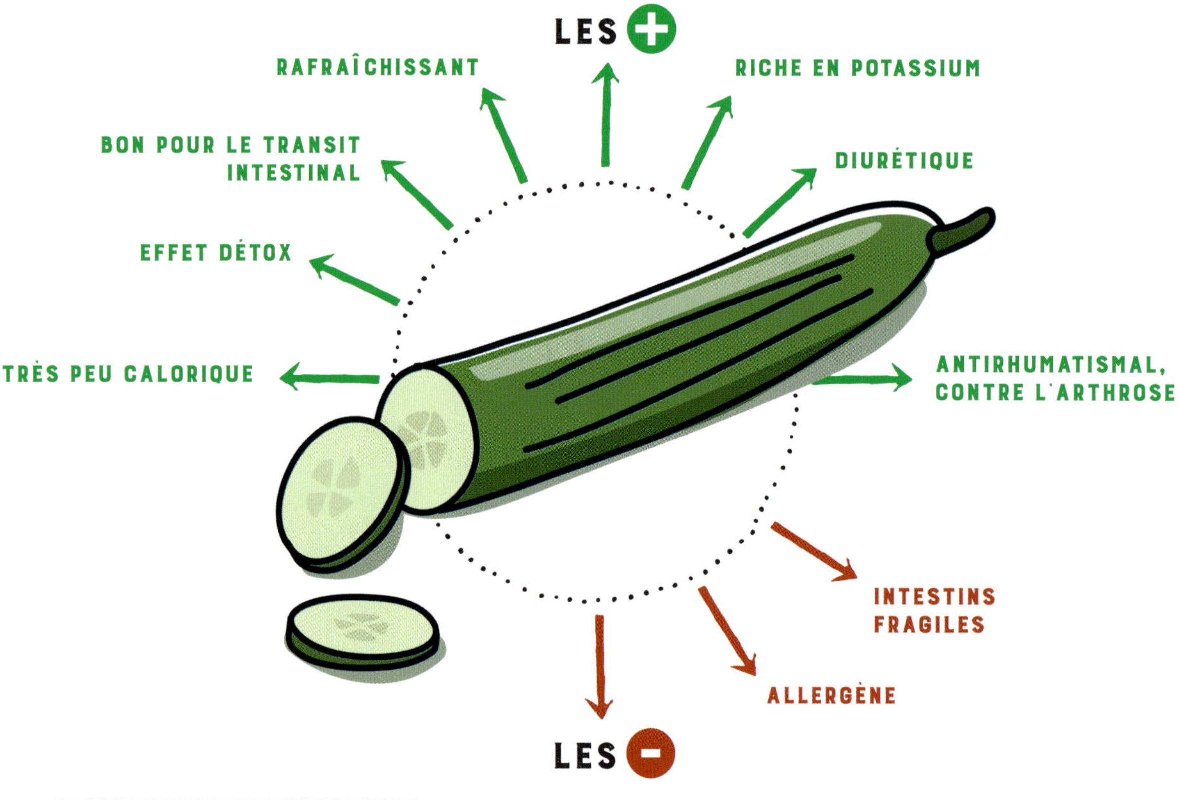

POUR 100 G DE CONCOMBRE CRU

- 12 kcal
- 0,59 g de protéines
- 0,19 g de lipides
- 1,63 g de glucides
- 0,7 g de fibres

Pour bien le choisir, tâtez-le : il doit être ferme, surtout à ses extrémités, avec une peau lisse d'un beau vert foncé. Préférez les petits calibres plus goûteux et croquants.

LES ATOUTS SANTÉ

• Le concombre est surtout **riche en potassium**. Il contient aussi d'autres minéraux (calcium, magnésium, phosphore), des oligoéléments (fer, zinc, cuivre, manganèse, iode) et des vitamines (C, B9, B3).

• C'est **l'un des légumes verts les moins caloriques** (seulement 12 kcal pour 100 g !) et **les plus pauvres en sucres**. Les lipides ne représentent que 0,19 mg pour 100 g. C'est l'aliment idéal pour ceux qui surveillent leur ligne, d'autant plus qu'il présente un indice de satiété très élevé et qu'il est long à mastiquer.

• Le concombre est un très bon **diurétique**. Sa richesse en eau, sa teneur élevée en potassium (154 mg pour 100 g) et son faible taux de sodium (4,25 mg pour 100 g) font qu'il est indiqué pour un drainage de l'organisme. Il favorise l'élimination des toxines et des déchets, et aide à la digestion. Il est conseillé en cas de constipation chronique.

• C'est aussi une bonne source de **silice qui renforce les tissus conjonctifs** des articulations. De plus, son action drainante permet d'éliminer l'acide urique. D'où l'intérêt du concombre en cas d'arthrose, de goutte et de rhumatismes.

• Manger quelques rondelles de concombre après un repas lourd et bien arrosé permettrait de **réduire les troubles digestifs et les maux de tête**.

• Le concombre contient des composés phénoliques ayant **des vertus antioxydantes**, à condition de ne pas l'éplucher.

• Si vous épluchez un concombre, frottez votre visage avec la peau côté pulpe qui a un **effet tonifiant et astringent**, permettant à votre peau d'être hydratée et moins irritée.

RECONNU PAR LA SCIENCE

Le concombre et le cornichon (petit fruit plus ou moins velu ou verruqueux) appartiennent à la famille des Cucurbitacées comme le potiron et la courgette. À en croire l'étude menée par une équipe de chercheurs de l'université du Maryland (États-Unis), il existe un lien entre l'anxiété sociale et la consommation d'aliments fermentés. Les scientifiques ont constaté que les jeunes adultes qui mangeaient de la choucroute, des cornichons ou autres aliments fermentés avaient moins de symptômes de phobie sociale que les autres.

À ÉVITER SI

• Si vous avez les **intestins sensibles**, retirez les graines centrales pour qu'il soit plus digeste. Préférez-le cuit en cas d'irritation des intestins et de coliques, car il contient de l'acide oxalique, ce qui le rend indigeste cru chez certaines personnes. Évitez aussi d'en consommer en cas de diverticulose, car il peut provoquer une inflammation dans les diverticules.

• Le concombre fait partie des aliments pouvant être incriminés dans le **syndrome d'allergie orale**.

LA COURGETTE

Ce légume du soleil est en fait une courge d'été récoltée avant sa complète maturation, de mai à septembre. En France, les variétés les plus courantes sont longues et cylindriques d'un beau vert plus ou moins foncé ou marbré, avec une chair très rafraîchissante. Il en existe aussi des rondes, réputées dans le Sud pour la confection des petits farcis. Très digeste, elle convient à tous, même aux plus petits !

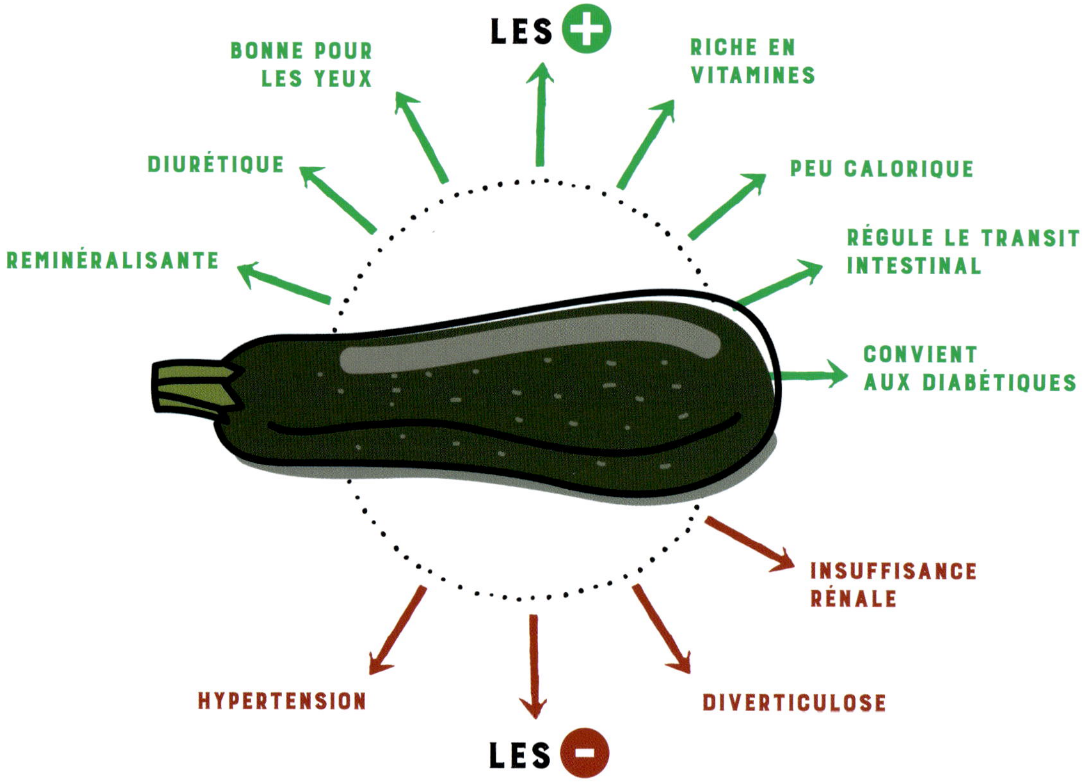

POUR 100 G DE COURGETTE CUITE

- 19,2 kcal
- 1,14 g de protéines
- 0,29 g de lipides
- 2,34 g de glucides
- 1,35 g de fibres

Pour bien la choisir, prenez-la plutôt petite, lisse, dense et ferme, avec une peau sans taches brunes ou noires. Vous pouvez la conserver cinq jours dans un endroit frais et sec. Mieux vaut ne pas peler la peau riche en nutriments. Privilégiez les courgettes bio.

LES ATOUTS SANTÉ

• La courgette contient des minéraux (**surtout du potassium**, à raison de 230 mg pour une portion de 100 g cuite, mais aussi du phosphore, du sodium, du calcium et du magnésium), des oligoéléments (iode, fer, zinc, manganèse, cuivre) et des vitamines (B9, C). 100 g de courgette cuite apportent 7 g de vitamine C.

• Riche en eau (94 %), la courgette apporte une sensation de **satiété**. Son apport énergétique est très faible (moins de 20 kcal si vous la cuisinez sans graisse !) et elle est faiblement sucrée (2,34 g de glucides pour 100 g). C'est pourquoi elle est le légume de prédilection des **régimes hypocaloriques**.

• La courgette renferme aussi des caroténoïdes **antioxydants** (lutéine et zéaxanthine) protégeant l'organisme des dommages causés par les radicaux libres et bénéfiques à la santé des yeux, notamment en prévention de certaines maladies de l'œil comme la cataracte ou la dégénérescence maculaire.

• Elle est très digeste grâce à ses fibres douces, surtout des fibres solubles (pectine) qui stimulent légèrement le **transit intestinal** et facilitent l'évacuation des selles. Elle est recommandée aux personnes souffrant de troubles du système digestif.

RECONNU PAR LA SCIENCE

Des études montrent l'intérêt de la rutine (ou vitamine P), un composé phénolique de la famille des flavonoïdes que l'on retrouve notamment dans la courgette. Elle a, *in vitro*, une activité antioxydante pouvant agir sur certaines maladies de l'œil et réguler le mauvais cholestérol (LDL), en retardant notamment son processus d'oxydation, cause d'athérosclérose, un facteur prédisposant aux maladies cardiovasculaires.

À ÉVITER SI

• Vous devez faire une **diète pauvre en potassium** et que vous prenez certains médicaments (antihypertenseurs...) ou vous souffrez d'**insuffisance rénale.**

• Évitez d'en consommer si vous avez les **intestins fragiles** ou si vous souffrez de **diverticulose**, car les courgettes peuvent provoquer une inflammation dans les diverticules.

LE SAVIEZ-VOUS ?

La courgette est indiquée pour soulager un coup de soleil. Choisissez-la bien fraîche et coupez-la en rondelles (vous pouvez également le faire avec un concombre), puis posez directement une rondelle sur le coup de soleil.

LE CRESSON

Le cresson de fontaine (*Nasturtium officinale*) est un légume-feuille de la famille des Brassicacées, réputé depuis l'Antiquité pour ses vertus culinaires et médicinales. Ne le cantonnez plus au rôle de décoration sur un plat, mais consommez-le cru en salade ou cuit dans une purée ou un potage. Quant au cresson alénois, il sert de condiment et, côté santé, est bénéfique pour les yeux.

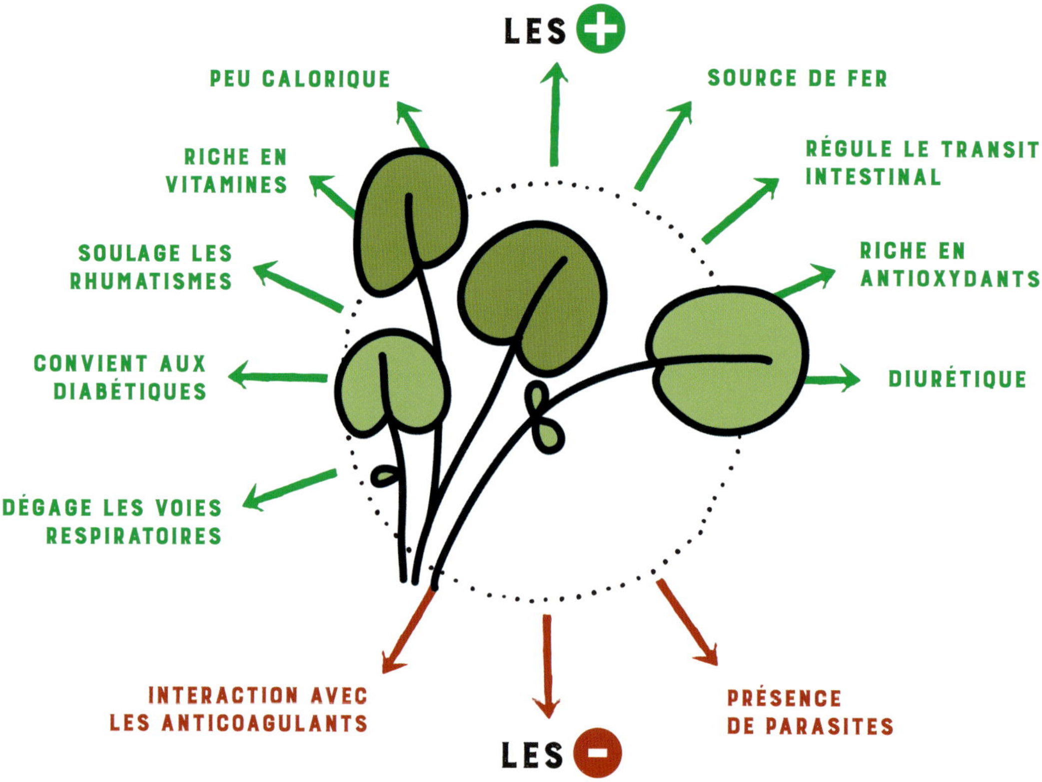

POUR 100 G DE CRESSON DE FONTAINE

- 21,2 kcal
- 1,6 g de protéines
- 0,3 g de lipides
- 2,09 g de glucides
- 1,89 g de fibres

LES ATOUTS SANTÉ

- C'est un véritable **concentré de micronutriments** : des minéraux (potassium, calcium, phosphore, sodium, magnésium), des oligo-éléments (fer, manganèse, zinc, iode). Il est surtout riche en fer, ce qui en fait un légume indiqué dans le cadre de la **prévention de l'anémie** ferriprive.

- C'est aussi une **excellente source de vitamines** (C, B9, K1, provitamine A). Il est conseillé aux femmes enceintes en raison de sa richesse en vitamine B9, importante pour le bon développement du fœtus.

- Comme d'autres légumes de la famille des Brassicacées (les choux…), le cresson de fontaine, **riche en antioxydants**, est indiqué en prévention de certains cancers et des maladies cardiovasculaires.

- Riche en fibres, il aide à **réguler le transit intestinal** et est indiqué en cas de constipation. Diurétique et dépuratif, il combat la rétention d'eau et soulage les douleurs rhumatismales et les maux de dents.

- Grâce à ses propriétés expectorantes et décongestionnantes, le cresson agit favorablement sur les voies respiratoires. Il est indiqué pour **éliminer le mucus** et **améliorer la respiration**.

RECONNU PAR LA SCIENCE

Le cresson est riche en deux caroténoïdes : lutéine et zéaxanthine. Plusieurs études indiquent qu'un apport régulier de ces caroténoïdes est associé à un risque plus faible de dégénérescence maculaire et de cataracte.

À ÉVITER SI

- Vous êtes **sous anticoagulant**, car le cresson a une **forte teneur en vitamine K1** (nécessaire entre autres à la coagulation du sang).

- Par précaution, évitez de ramasser du cresson sauvage, car il peut être **contaminé par la douve du foie**, un parasite dangereux pouvant être à l'origine d'une maladie hépatique (la distomatose). Préférez un cresson commercialisé provenant de cressonnières surveillées.

Pour bien le choisir, fiez-vous à ses feuilles qui doivent être de couleur vive, bien rondes et charnues, fermes et non abîmées. Quand le cresson est moins frais, il jaunit. Consommez-le rapidement après l'achat. Vous pouvez le conserver 48 heures, enveloppé dans un torchon humide dans le bac à légumes de votre réfrigérateur.

LA CREVETTE

Grise ou rose, la crevette est peu calorique, riche en protéines et en acides gras bénéfiques pour la santé. Les crevettes sauvages ont une composition nutritionnelle meilleure que celle des crevettes d'élevage. Outre le fait que les espèces sont différentes, cela s'explique aussi par les facteurs environnementaux (nourriture, pollution éventuelle...) et l'état physiologique de la crevette au moment de la pêche.

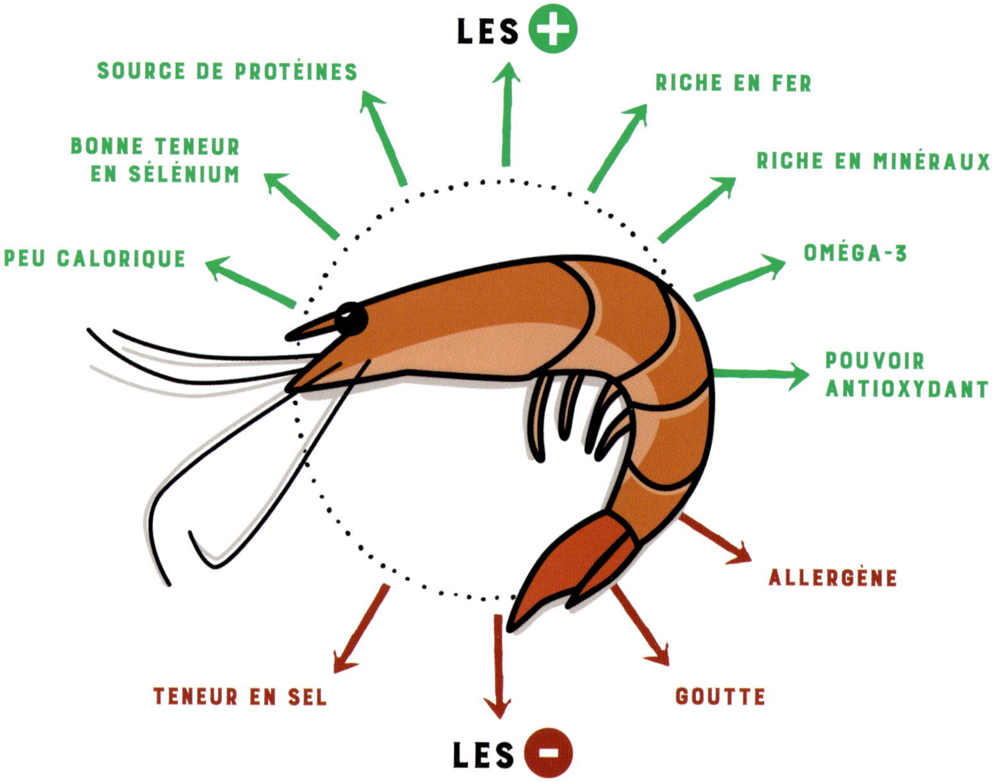

POUR 100 G DE CREVETTES CUITES

- 93,7 kcal
- 21,4 g de protéines
- 0,9 g de lipides
- pas de glucides

LES ATOUTS SANTÉ

• La crevette est une **excellente source de minéraux** (particulièrement de sodium et de potassium, à raison de 246 mg pour 100 g de crevettes cuites, mais aussi de phosphore, de calcium et de magnésium) et de vitamines (B9, E, B3, B5, B12). On y trouve des oligo-éléments, surtout du sélénium (aux propriétés antioxydantes) et du fer, mais aussi du zinc, du cuivre et du manganèse.

• La crevette renferme des **oméga-3** dotés d'effets protecteurs pour le système cardiovasculaire. La quantité d'oméga-3 présente dans la crevette varie d'une espèce à une autre. À titre d'exemple, une crevette sauvage nordique contient plus d'oméga-3 et de protéines qu'une crevette d'élevage importée d'Asie.

• Elle est également **riche en protéines**, contenant les neuf acides aminés essentiels à notre organisme.

• L'astaxanthine est un pigment de la famille des caroténoïdes, responsable de la couleur rouge orangé de la crevette, du saumon et autres crustacés. Elle possède des **propriétés antioxydantes** qui seraient supérieures à la vitamine E ou au bêta-carotène.

LE SAVIEZ-VOUS ?

La gambas, sorte de grosse crevette mesurant jusqu'à 20 cm de longueur, est une bonne source d'acides gras (oméga-3), de minéraux et de vitamines du groupe B. Elle est riche en protéines comportant les acides animés essentiels. Attention aux gambas sous vide, souvent trop riches en sodium, pouvant provoquer de l'hypertension.

• **Modérément énergétique**, vous pouvez en inclure dans un régime, du moment que vous oubliez la mayonnaise !

À ÉVITER SI

• Vous faites un régime sans sel strict, car sa teneur en **sodium** est très élevée (691 mg pour 100 g de crevettes cuites).

• Certaines personnes y sont **allergiques**.

• Évitez d'en prendre pour limiter les **crises de goutte**, car les crevettes sont riches en purines, substances précurseurs de l'acide urique (responsable de douleurs aux articulations).

Pour bien la choisir et être sûr de sa fraîcheur, veillez à ce que la queue soit repliée et non droite. La crevette grise, qui mesure quelques centimètres, est à différencier de la crevette rose qui peut mesurer entre 2 et 10 cm. Cette dernière a la particularité d'avoir un rostre (prolongement de la carapace situé entre les deux yeux et ressemblant à une lame) proéminent par rapport à la crevette grise et ses yeux sont plus espacés.

LES CRUSTACÉS

Les crustacés sont d'une incroyable richesse en protéines, en oligoéléments et en vitamines du groupe B. On consomme durant toute l'année plusieurs espèces de crustacés (tourteau, étrille, araignée de mer), alors que les langoustes et les homards ont plutôt tendance à se retrouver sur notre table en fin d'année.

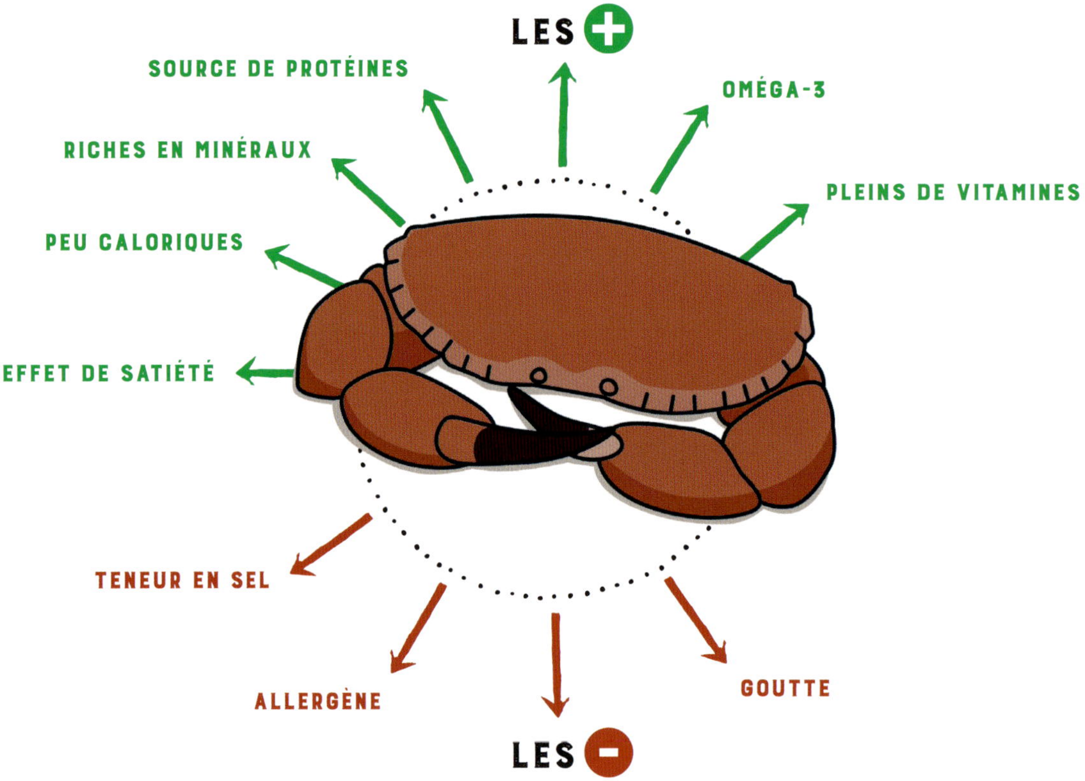

POUR 100 G DE CRABE OU TOURTEAU CUIT

- 128 kcal
- 19,3 g de protéines
- 5,38 g de lipides
- 0,5 g de glucides

LES ATOUTS SANTÉ

• De façon générale, les crustacés sont une **bonne source de protéines** : ils contiennent les neuf acides aminés essentiels à notre organisme. Ils apportent un **effet de satiété** et peuvent remplacer un plat de viande.

• Les crustacés renferment une bonne teneur en **minéraux**, surtout du phosphore (343 mg pour 100 g de crabe cuit), du sodium, du potassium (257 mg pour 100 g de crabe cuit), du magnésium et du calcium. Ils sont aussi riches en **oligoéléments** (iode, sélénium, fer, zinc, cuivre, manganèse) et en **vitamines** (B9, B3, B5, C, D, E). Le homard est particulièrement riche en **sélénium**, un oligoélément aux vertus antioxydantes.

• Les crustacés renferment des **acides gras oméga-3** dotés d'effets protecteurs pour le système cardiovasculaire.

Pour bien choisir un crabe, soupesez-le : plus il est lourd, meilleur il est. Retournez-le et vérifiez que ses pattes bougent. Il faut aussi que les côtés avant soient bien durs. La couleur du dessous de la carapace doit être bien foncée et aucune pince ne doit manquer. Achetez-les vivants et cuisinez-les le jour même, sinon déjà précuits. Pour les langoustines, l'œil bien noir et la carapace brillante sont signes de fraîcheur. Elles ne doivent pas dégager d'odeur forte.

LE SAVIEZ-VOUS ?

Homard et langouste sont deux crustacés de la même famille qui rougissent à la cuisson, mais ils n'ont pas la même couleur encore vivants : brune pour la langouste et violette pour le homard. Ce dernier se distingue aussi de la langouste par la présence de pinces imposantes et d'une carapace moins épineuse. La langouste a de longues antennes, mais pas de pinces. Autre différence : la chair du homard que l'on mange se situe surtout dans les deux pinces, alors que, pour la langouste, elle est répartie dans tout le corps. De plus, la langouste présente une diversité en nombre d'espèces et en répartition géographique bien plus importante que le homard.

À ÉVITER SI

• N'en consommez pas si vous faites un régime sans sel strict, car le crabe est **riche en sodium** (402 mg pour 100 g de crabe cuit).

• Si vous souffrez de la goutte, consommez avec modération des crustacés (notamment du homard), **riches en purines**, substances précurseurs de l'acide urique.

• Le homard, la langouste, le crabe… sont riches en histamine, donc à même de provoquer des réactions **pseudo-allergiques**.

LA DATTE

Les principales variétés sont la Deglet nour (appréciée pour sa chair fondante et son goût de miel unique), la Medjoul (elle est plus charnue et plus sucrée), la Kenta (sa texture demi-sèche est peu sucrée) ou encore l'Allig (avec une texture semi-molle). Fraîche ou sèche, la datte possède d'exceptionnelles qualités énergétiques. Avec elle, on fait le plein de fibres et d'énergie. Riche en glucides, c'est un aliment de choix pour faciliter le travail musculaire.

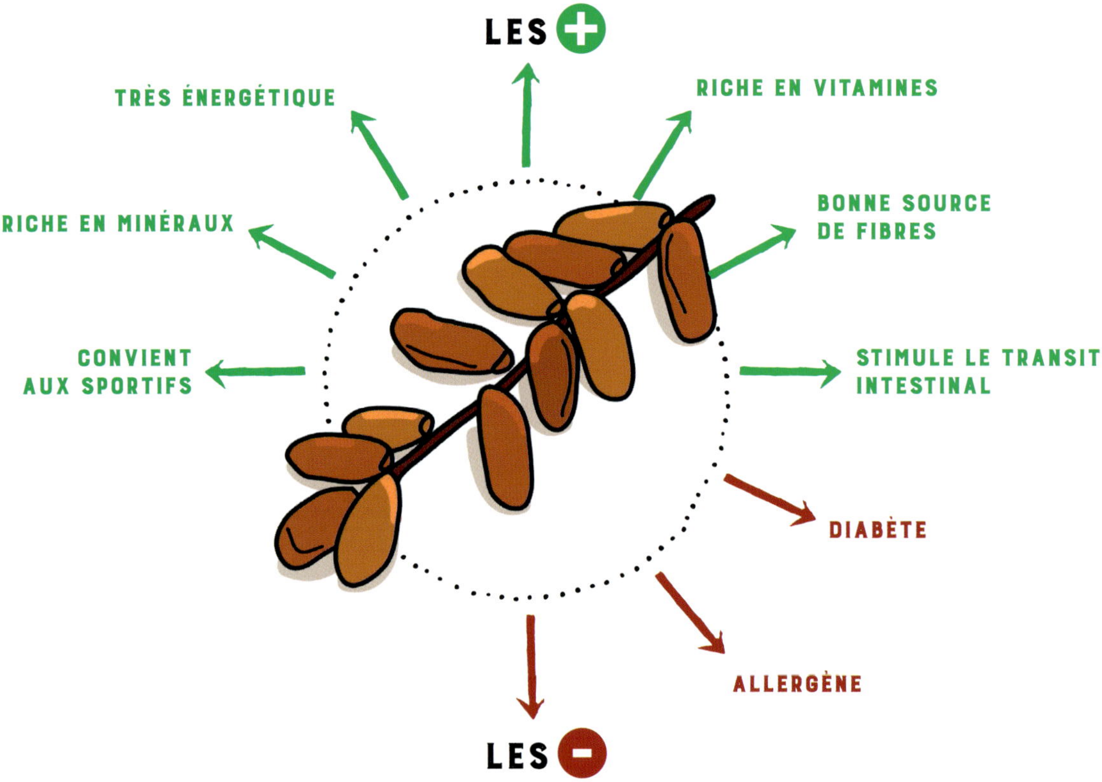

POUR 100 G DE DATTES SÉCHÉES

- 282 kcal
- 2,7 g de protéines
- < 0,4 g de lipides
- 62,5 g de glucides
- 8 g de fibres

LES ATOUTS SANTÉ

• C'est un fruit **très nourrissant** qui se ride au fur et à mesure qu'il sèche et que sa teneur en sucre s'accroît. La datte est conseillée aux personnes anémiées et aux convalescents.

• Elle est bien pourvue en **minéraux** (surtout du **potassium**, à raison de 750 mg pour 100 g de dattes séchées, mais aussi du phosphore, du magnésium, du sodium et du calcium) et en oligoéléments (fer, sélénium, cuivre, zinc, manganèse). Le potassium joue un rôle dans la transmission de l'influx nerveux et la contraction musculaire. C'est pourquoi la datte est indiquée **pour les sportifs**, notamment aussi pour leur richesse en sucres rapides intéressants pour une activité sportive prolongée et intense (ski de fond, randonnée à pied, à vélo…).

• C'est une **bonne source de vitamines** (C, B3, B9, B5 et provitamine A).

• Elle est riche en fibres (solubles et insolubles), bien indiquées pour stimuler le transit un peu paresseux et aider à la digestion. Les dattes sèches sont connues pour leur effet laxatif.

LE SAVIEZ-VOUS ?

Les dattes sont surtout consommées sèches. Elles contiennent moins d'eau que les dattes fraîches (environ 70 % d'eau pour une datte fraîche contre 23,5 % pour une datte séchée), mais plus de sucres et autant de fibres. En revanche, les dattes séchées contiennent moins d'antioxydants que les fraîches, car une grande quantité disparaît durant la déshydratation.

À ÉVITER SI

• Consommez-les avec discernement si vous faites un régime, car elles sont **très énergétiques**. Comptez 28 kcal pour une datte séchée d'environ 10 g. De plus, les glucides sont importants dans la datte sèche (62 %). Une datte apporte l'équivalent d'un morceau de sucre. Son index glycémique est élevé (70).

• Certaines personnes peuvent y être **allergiques**.

Pour bien la choisir, prenez-la d'une belle couleur ambrée, odorante et sans taches. Selon les variétés, sa chair se révèle plus ou moins moelleuse et sucrée. Les dattes fraîches sont cueillies dès leur maturité et sont vendues encore attachées à la branche. Les dattes séchées sont partiellement déshydratées. Vous pouvez les conserver plusieurs mois dans un endroit frais et sec.

LA DINDE

La dinde a longtemps été synonyme de repas de fêtes. Mais vous pouvez en consommer durant toute l'année. C'est une viande digeste, particulièrement maigre, moins calorique que le poulet et une excellente source de nutriments. De plus, elle contient très peu d'acides gras saturés, les ennemis incontestables de nos artères.

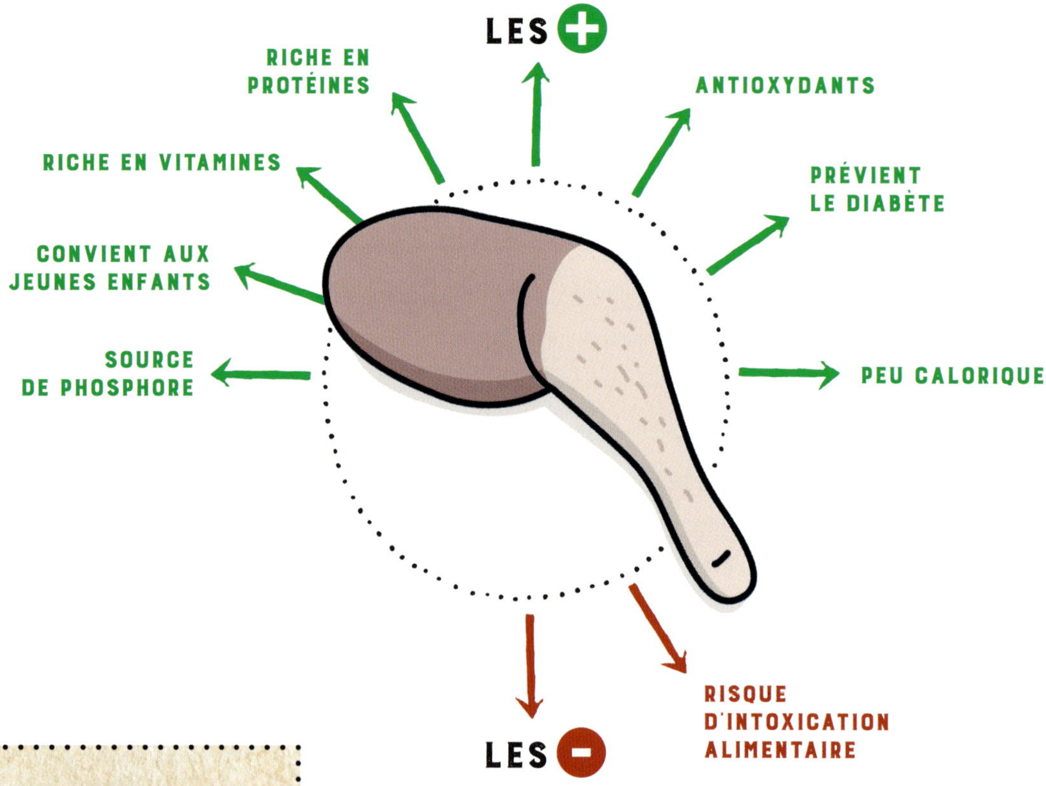

POUR 100 G DE DINDE RÔTIE

- 161 kcal
- 26,4 g de protéines
- 1,74 g de lipides
- traces de glucides

Pour bien la choisir, préférez une dinde fermière (l'élevage n'est pas intensif, les dindes vivent en plein air et sont mieux nourries) avec un label rouge, IGP ou bio. Une dinde dite « d'élevage » a une viande moins ferme, sa peau est fine et lisse. Pour une cuisson au four, prenez une dinde de moins d'un an afin que la chair reste bien tendre après la cuisson.

LES ATOUTS SANTÉ

• La dinde est la championne de l'alimentation minceur. Avec la pintade, c'est la volaille **la moins énergétique** et **la plus maigre**. La dinde présente une faible teneur en matières grasses et en acides gras saturés. Pensez à intégrer dans vos menus une escalope de dinde si vous faites un régime hypocalorique. Quant à la pintade (avec 23 g de protéines pour 100 g), elle contient, comme la dinde, une bonne proportion d'acides gras polyinsaturés (indiqués pour la prévention des maladies cardiovasculaires).

• Vous pouvez en consommer régulièrement, car elle est extrêmement **riche en protéines** de qualité et en acides aminés indispensables, ce qui vous permet d'assurer l'entretien de votre masse musculaire. Et si vous suivez un régime hyperprotéiné, c'est une viande à privilégier.

• Elle est aussi complète en micronutriments. Des **minéraux** (potassium, phosphore, magnésium, calcium, sodium) et des **vitamines** (du groupe B, surtout B9, K1) en font une viande digeste, excellente pour les enfants et les femmes enceintes. C'est notamment une excellente source de phosphore (62,5 mg pour 100 g de dinde rôtie), un minéral jouant un rôle essentiel pour la santé des os et des dents. Côté oligoéléments, elle apporte du fer (1,8 mg pour 100 g de dinde rôtie), mais aussi une bonne teneur en sélénium, zinc, manganèse et cuivre.

• La viande de dinde contient aussi des **antioxydants** (vitamines C et E, sélénium) qui favorisent la prévention de l'athérosclérose et des maladies cardiovasculaires.

• Vous pouvez en donner très tôt aux jeunes enfants. Elle est **digeste** et provoque **rarement des allergies.**

À ÉVITER SI

• Risque d'**intoxication alimentaire**, en cas de contamination par des salmonelles par exemple. Pour éviter cela, consommez-la bien cuite.

LE SAVIEZ-VOUS ?

La pintade, une autre volaille peu calorique (100 g de pintade cuite apportent 155 kcal), est dépourvue de glucides et contient peu de lipides (surtout constitués d'acides gras insaturés). Elle fait partie des viandes les plus maigres, avec 5 % de matières grasses. C'est un aliment pauvre en cholestérol. Riche en protéines (23 g pour 100 g), elle procure un effet rassasiant. Elle est aussi intéressante pour sa teneur en minéraux (magnésium, potassium, phosphore, sodium, calcium), en oligoéléments (fer, zinc, cuivre, sélénium) et en vitamines (surtout du groupe B).

L'ÉCHALOTE

Il existe deux grands types d'échalotes : la grise, encore qualifiée d'ordinaire, et l'échalote de Jersey (échalote rose), avec un bulbe plus gros, souvent confondue avec l'oignon. Ingrédient aromatique essentiel en cuisine, ce légume-condiment est disponible sur les étals durant toute l'année. Comme l'oignon ou l'ail, l'échalote se caractérise par la présence de substances soufrées spécifiques, responsables de son odeur, de sa saveur et de certaines de ses propriétés.

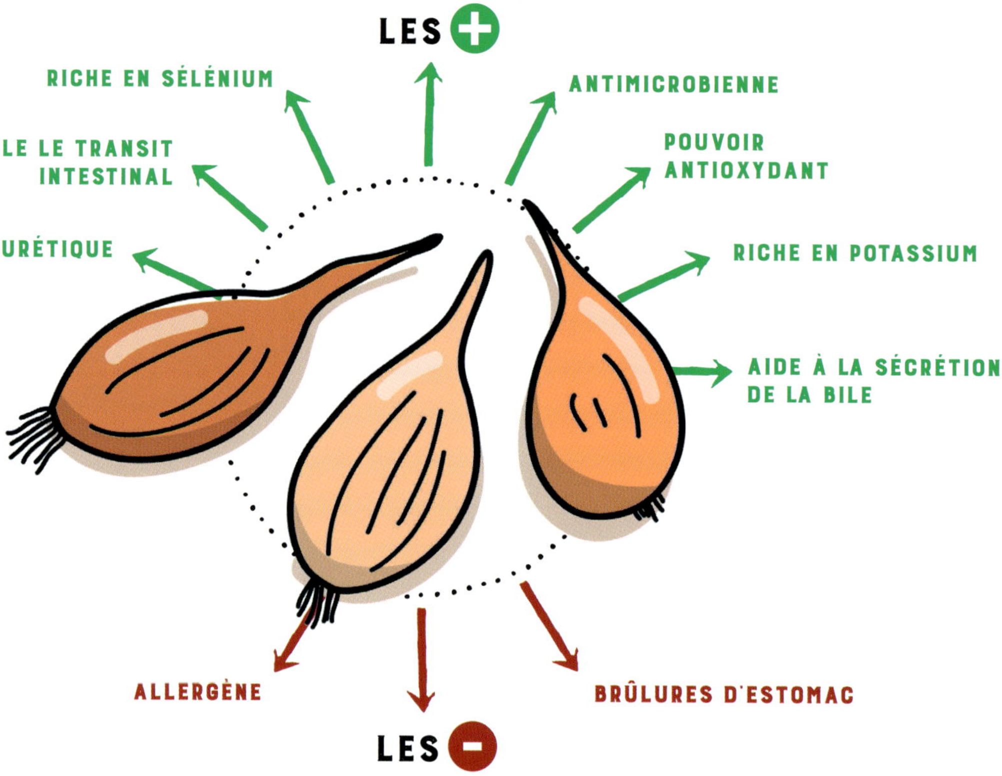

POUR 100 G D'ÉCHALOTE CRUE

- 76,1 kcal
- 1,9 g de protéines
- 0,15 g de lipides
- 15,9 g de glucides
- 1,8 g de fibres

LES ATOUTS SANTÉ

• L'échalote est bien pourvue en minéraux : magnésium, calcium, phosphore, sodium, mais **surtout du potassium** (242 mg pour 100 g). Elle contient aussi des oligoéléments (fer, cuivre, zinc, manganèse). Elle est également riche en vitamine C indiquée pour renforcer le système immunitaire, et donc mieux résister aux infections de la saison hivernale. L'échalote apporte aussi d'autres vitamines (B9, B6, B1, E, provitamine A).

• Elle contient des **composés antioxydants** comme la quercétine (de la famille des flavonoïdes), qui aide à fluidifier le sang et à réduire le taux du mauvais cholestérol (LDL).

• Riche en fibres, elle favorise une bonne digestion, facilite **le transit intestinal** et contribue à augmenter l'effet de satiété. Par ailleurs, elle aide à la sécrétion de la bile, c'est ce que l'on appelle un « effet cholérétique ».

À ÉVITER SI

• Certaines personnes peuvent faire des **allergies** suite à la consommation d'échalotes.

• Chez d'autres personnes sensibles, l'échalote crue peut provoquer des **brûlures d'estomac**.

RECONNU PAR LA SCIENCE

Des études montrent que l'activité antioxydante de l'échalote est supérieure à certaines variétés d'oignons, en raison de certains flavonoïdes. L'échalote est indiquée en prévention des risques de maladies cardio-vasculaires et de certains cancers.

Des chercheurs ont isolé dans l'échalote un peptide spécifique responsable de son action antifongique. Des extraits d'échalote ont aussi souligné des effets antimicrobiens *in vitro* contre des champignons et des bactéries.

Chez les personnes intolérantes au lactose, l'activité de la lactase est diminuée, parfois absente. Cette enzyme pourrait jouer un rôle dans la digestion de la quercétine, un flavonoïde que l'on retrouve dans des légumes de la famille des Alliacés. Une étude *in vitro* a montré que la lactase pouvait améliorer l'absorption de la quercétine des aliments dont l'échalote et l'oignon.

Pour bien la choisir, elle doit être lourde et bien ferme. La tunique qui la recouvre doit être sèche et brillante. Vous pouvez la conserver deux mois dans un endroit frais et sec, à l'abri de la lumière. Une fois épluchée, elle ne se conserve que 48 heures dans une boîte hermétique au réfrigérateur.

L'EAU MINÉRALE

Indispensable à l'organisme, l'eau joue un rôle fondamental dans la régulation thermique, facilite l'élimination des déchets et assure les échanges nutritionnels entre nos cellules, d'où son importance pour notre santé ! Si les fruits et légumes en contiennent, le mieux reste les eaux minérales ; sans calories ni glucides, ce sont de véritables alliés bien-être. Fiez-vous aux étiquetages, strictement réglementés en France et sous le contrôle de la législation européenne.

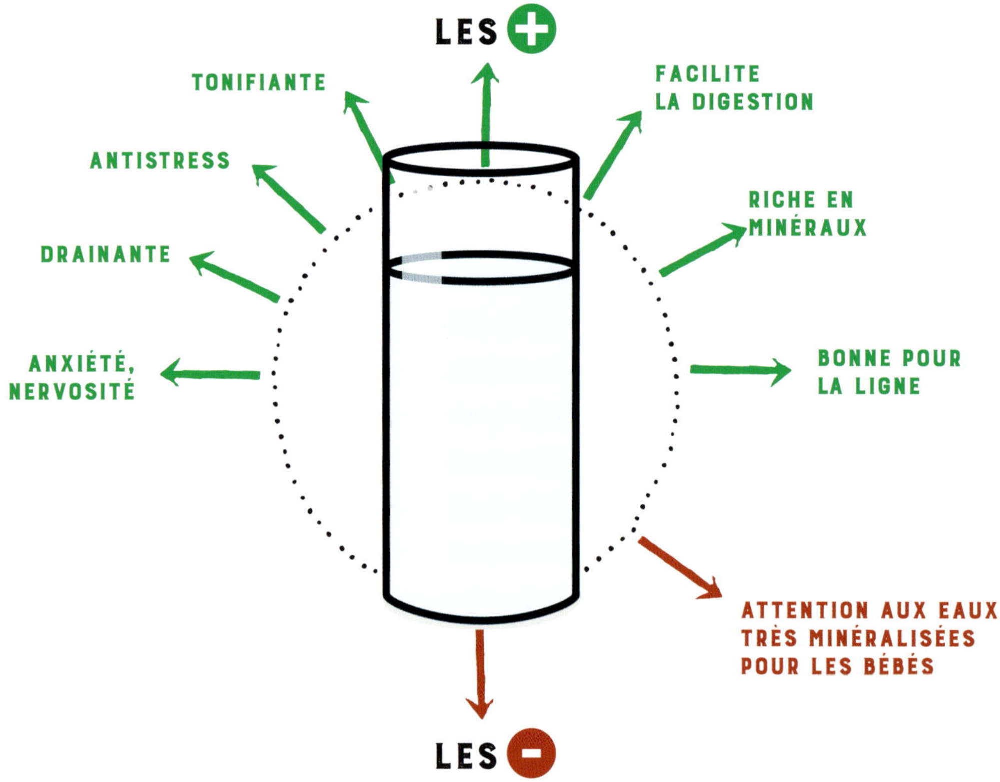

POUR BIEN LA CONSERVER

N'en buvez pas si la bouteille est stockée dans de mauvaises conditions. Elle doit être conservée dans un lieu propre et sec, à une température ambiante, sans exposition à la lumière solaire ou à l'humidité et loin de toutes sources d'odeurs ou de produits agressifs. N'entreposez jamais vos bouteilles près d'un radiateur ou d'une source de chaleur.

LES ATOUTS SANTÉ

• Les eaux minérales naturelles sont des eaux de sources souterraines, naturellement pures, microbiologiquement saines, de composition physico-chimique constante (à différencier des eaux de source qui ont une composition qui peut varier dans le temps). Elles doivent respecter des normes spécifiques et leur exploitation est soumise à une autorisation préfectorale. Ce sont **des eaux reconnues favorables à la santé par l'Académie nationale de médecine et autorisées par le ministère de la Santé**, sur avis également du Laboratoire national de la santé.

• **Buvez pour éliminer**. Pour les personnes qui suivent un régime, préférez les eaux très minéralisées, riches en sulfates et en magnésium (Contrex, Hépar…). Ces eaux soutiennent le travail du foie et vous aideront à éliminer les déchets et à drainer. Pour un régime sans sel, privilégiez une eau pauvre en sodium (Évian).

• Les eaux riches en magnésium permettent de lutter contre la fatigue, le stress, la nervosité, l'insomnie et l'anxiété (Hépar, La Rozana, Quézac…). Une cure pendant un mois vous donnera un **coup de fouet** et chassera la fatigue.

• **En cas de digestion difficile**, pour soulager les affections du foie et des voies biliaires, choisissez une eau gazeuse spécifique (Vichy Célestins, St-Yorre, Badoit…).

• Pour prévenir l'**ostéoporose**, buvez ponctuellement des eaux riches en calcium (Contrex, Hépar, Talians, Saint Antonin…).

• Certaines eaux sont spécifiques pour les **femmes enceintes** (Évian, Mont Roucous).

À ÉVITER SI

• **Évitez les eaux trop minéralisées pour un bébé**. Prenez une eau qui convient pour la préparation des aliments des nourrissons : non effervescente, faiblement minéralisée, avec une teneur en nitrates inférieure ou égale à 15 mg/l et une teneur en nitrites inférieure ou égale à 0,05 mg/l (Évian, Volvic, Thonon…).

LA COMPOSITION DE L'EAU

• **Bicarbonatée :** teneur en bicarbonate supérieure à 600 mg/l.
• **Calcique :** teneur en calcium supérieure à 150 mg/l.
• **Chlorurée :** teneur en chlorures supérieure à 200 mg/l.
• **Convient pour un régime pauvre en sodium :** teneur en sodium inférieure à 20 mg/l.
• **Ferrugineuse :** teneur en fer bivalent (Fe^{++}) supérieure à 1 mg/l.
• **Fluorée :** teneur en fluor supérieure à 1 mg/l.
• **Magnésienne :** teneur en magnésium supérieure à 50 mg/l.
• **Oligominérale ou faiblement minéralisée :** teneur en minéraux inférieure ou égale à 500 mg/l.
• **Riche en sels minéraux :** teneur en minéraux supérieure à 600 mg/l.
• **Sodique :** teneur en sodium supérieure à 200 mg/l.
• **Sulfatée :** teneur en sulfates supérieure à 200 mg/l.
• **Très faiblement minéralisée :** teneur en minéraux inférieure ou égale à 50 mg/l.

L'ENDIVE

Au cours du temps, la chicorée sauvage s'est transformée pour fournir de petites salades (rouge Trévise...) ou des plantes aux fortes racines (endives). Les variétés actuelles d'endives fournissent des chicons très compacts, bien blancs et dépourvus d'amertume. Très riche en eau et pauvre en calories, l'endive est bien adaptée à une alimentation légère. Crue ou cuite, elle se décline en de nombreuses recettes.

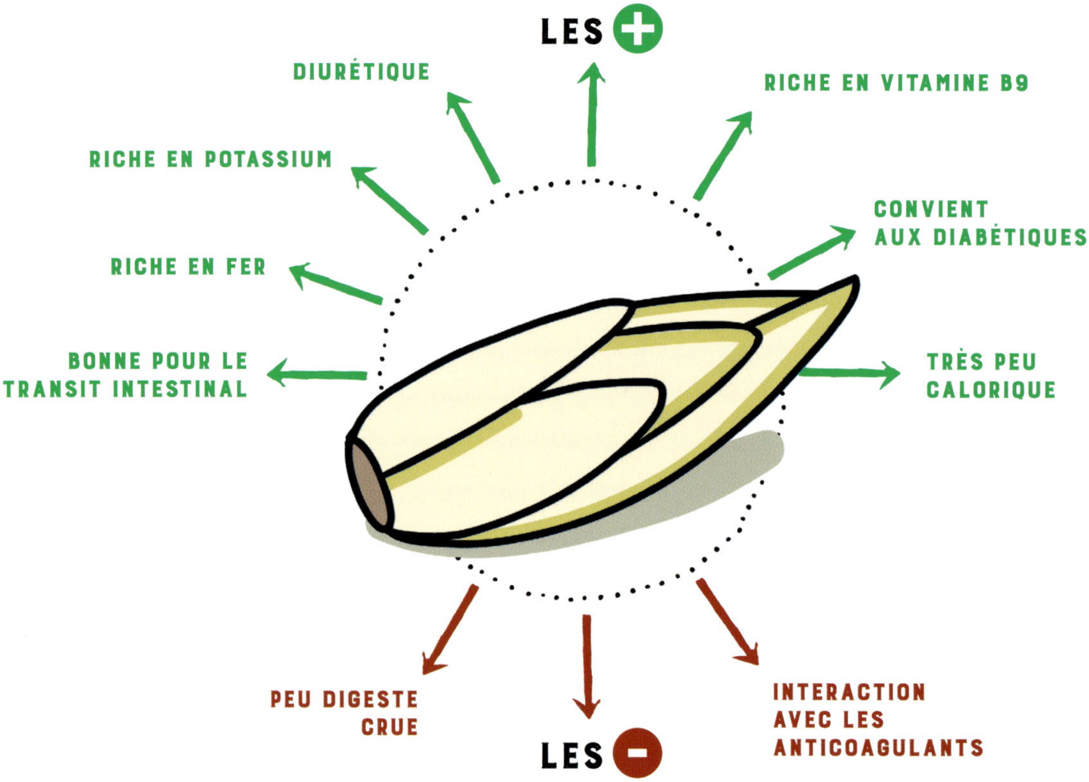

POUR 100 G D'ENDIVE CRUE

- 17,4 kcal
- 1,03 g de protéines
- 0,2 g de lipides
- 2,37 g de glucides
- 1 g de fibres

LES ATOUTS SANTÉ

• **Très riche en eau** (95 %), l'endive contient peu de glucides, peu de protéines et seulement des traces de lipides. De plus, c'est l'un des légumes les moins caloriques. Avec **25 kcal pour une endive de 150 g environ**, difficile de faire plus léger ! C'est pourquoi elle est devenue le légume de référence dans les programmes minceur et qui convient aux diabétiques.

• Elle est **riche en potassium**, mais contient aussi du calcium, du phosphore et du magnésium. Elle est bien pourvue en oligoéléments (fer, cuivre, zinc, sélénium). Le sélénium est un oligoélément recherché pour ses **vertus antioxydantes**. Il protège les cellules contre le stress oxydatif et joue un rôle préventif contre certains cancers.

• Sa **richesse en potassium** (184 mg pour 100 g d'endive crue) et sa faible teneur en sodium (2,49 mg pour 100 g d'endive crue) lui confèrent un **effet diurétique**.

• Sa richesse en **fibres** tendres bien tolérées la rend efficace contre la paresse intestinale et contre la constipation. Son côté rassasiant en fait un bon coupe-faim.

• L'endive est recommandée aux femmes enceintes pour sa teneur en **vitamines B9** (35 µg pour 100 g), dont la carence peut entraîner des risques de malformation chez le futur bébé.

ASTUCE

Ne lavez pas les endives, car l'eau accentue leur amertume ; ajoutez plutôt dans l'eau 1 cuillerée de sucre en poudre en fin de cuisson pour réduire leur amertume.

LE SAVIEZ-VOUS ?

Semées en plein champ, les endives produisent au bout de six mois des racines qui sont arrachées et mises à sécher. Elles sont ensuite forcées, ce qui consiste à les placer à l'obscurité, dans une atmosphère tiède et humide, afin de fournir un bourgeon de feuilles blanches au bout d'environ trois semaines. Enfin, elles sont prélevées au fur et à mesure de la demande.

À ÉVITER SI

• Sa richesse en vitamine K1 peut **diminuer l'action des anticoagulants**, consommez-la avec modération si vous êtes sous traitement.

• Pour les personnes ayant des problèmes de digestion, consommez-la cuite (braisée ou en gratin) plutôt que crue, en salade. Les fibres seront ainsi plus molles et plus digestes.

Pour bien la choisir, l'endive doit être fuselée, blanche, légèrement bordée de jaune pâle. Les feuilles doivent être fermes et serrées, sans meurtrissures ni reflets rouges. Une touche de vert est signe d'amertume. La base doit être très blanche. Vous pouvez conserver les endives six jours, enveloppées dans du papier journal ou absorbant dans le bac à légumes de votre réfrigérateur.

LES ÉPICES

Les épices sont des substances parfumées et aromatiques d'origine végétale (fruit, écorce, rhizome, bouton floral). Associées aux voyages et aux tropiques, elles font rêver et donnent à nos plats de la couleur et une saveur exotique. Chacune a de nombreuses vertus en matière de santé.

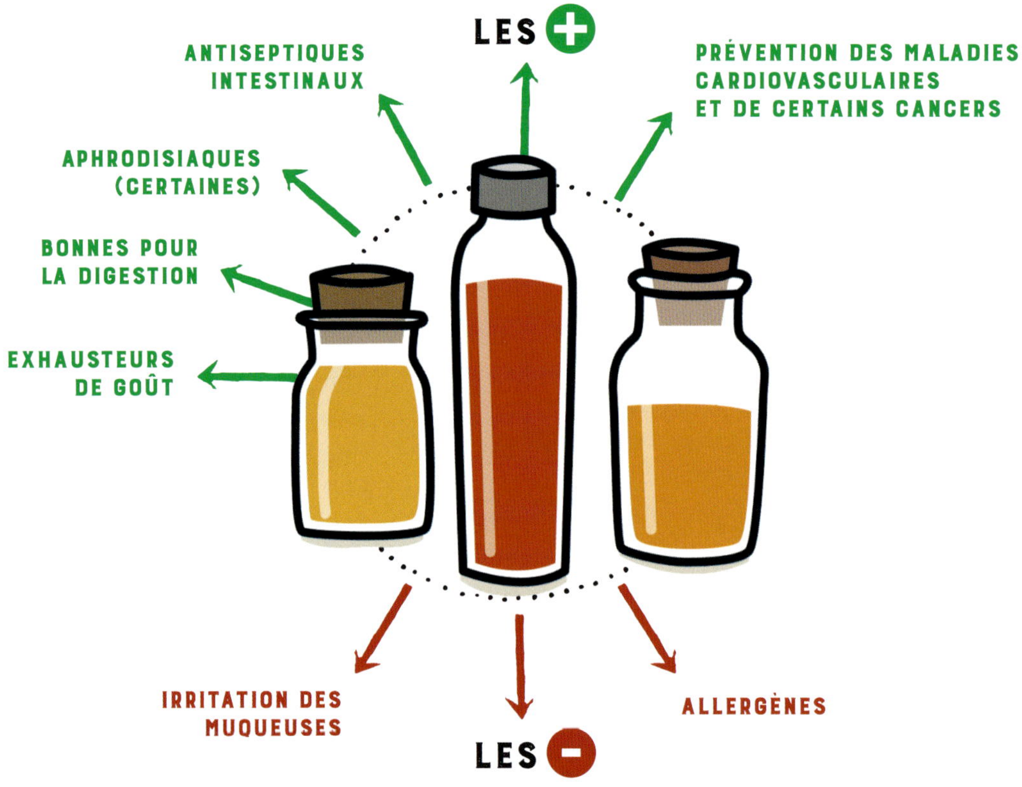

LES +
ANTISEPTIQUES INTESTINAUX
PRÉVENTION DES MALADIES CARDIOVASCULAIRES ET DE CERTAINS CANCERS
APHRODISIAQUES (CERTAINES)
BONNES POUR LA DIGESTION
EXHAUSTEURS DE GOÛT
IRRITATION DES MUQUEUSES
ALLERGÈNES
LES −

Pour bien les conserver, stockez-les dans un endroit sec, à l'abri de la chaleur et de la lumière. En règle générale, utilisez-les avec parcimonie, sinon vous risquez d'être déçu en trouvant vos plats trop relevés. Leur rôle est de mettre en valeur les saveurs d'un plat et non de les masquer.

LES ATOUTS SANTÉ

• Les épices sont employées pour **rehausser le goût des aliments**. Elles permettent aussi de mettre une note épicée et aromatisée afin de compenser la réduction de sel ou de matières grasses d'un régime. De manière générale, en rehaussant le goût des plats, elles évitent de trop saler ou de trop sucrer.

• On leur attribue, depuis des millénaires, de nombreuses propriétés thérapeutiques. Elles favorisent notamment la digestion et constituent un **antiseptique naturel** pour l'intestin.

• Les épices contiennent pour la plupart des **substances antioxydantes** (polyphénols, quercétine, curcumine…). En protégeant l'organisme contre les radicaux libres, elles l'aident à lutter contre le vieillissement cellulaire et exercent un **effet protecteur** vis-à-vis des **maladies cardiovasculaires** et de **certains cancers**.

RECONNU PAR LA SCIENCE

Selon une étude publiée au Royaume-Uni, la consommation régulière de nourriture pimentée est associée, en Chine, à une plus grande longévité et à un risque moindre de cancers, maladies coronariennes et respiratoires.

À ÉVITER SI

• Les épices à la saveur piquante, prises en grandes quantités, peuvent **irriter les muqueuses**, provoquer des sensations de brûlures et des crises d'hémorroïdes.

• Les épices sont responsables d'**allergies** : éruptions cutanées, urticaire, troubles digestifs et respiratoires, maux de tête, œdème de Quincke… Une réaction allergique peut intervenir par ingestion, par respiration ou par contact avec l'épice. Soyez vigilant, car les épices ne sont pas toujours indiquées sur les étiquettes. On les retrouve souvent dans des mélanges d'épices qui ne les répertorient pas toujours toutes.

LE SAVIEZ-VOUS ?

La **cardamome** est l'épice la plus chère avec le safran. Originaires d'Inde, les capsules pleines de graines sont commercialisées sous trois qualités : vertes (les plus parfumées), blanches (elles ont été blanchies pour avoir une couleur plus attirante, mais elles sont souvent de moins bonne qualité) et brunes (les moins parfumées). Il vaut mieux acheter la cardamome encore dans sa capsule et la conserver dans un récipient fermé, au frais et à l'abri de l'humidité, et n'extraire ses graines qu'au dernier moment. En poudre, elle perd rapidement son arôme. Son goût sucré, rappelant le citron et l'eucalyptus, en fait une composante privilégiée des thés et des desserts (compotes, confitures, glaces…).

À CHAQUE ÉPICE, SES BIENFAITS !

• **La badiane (ou anis étoilé) :** elle est réputée pour ses propriétés antalgiques et antispasmodiques. Elle sert pour traiter les rhumatismes et les indigestions. Elle est aussi indiquée pour soulager les flatulences grâce à ses vertus digestive, carminative et stimulante de la sécrétion biliaire.

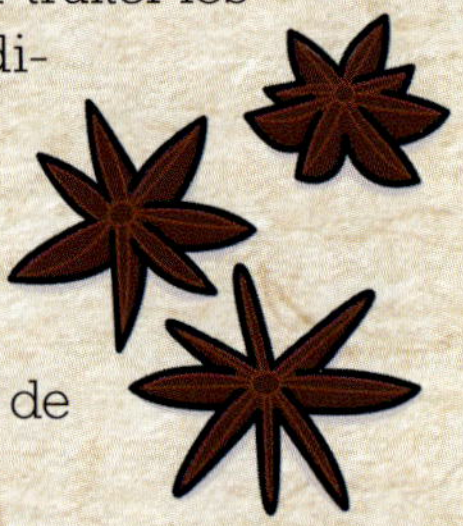

POUR 10 G
- **41,3 kcal**
- **1,76 g de protéines**
- **1,59 g de lipides**
- **5 g de glucides**

• **La cardamome :** digestive, stimulante, diurétique et antispasmodique, elle favorise l'appétit, la digestion, donne un coup de fouet à l'organisme et permet de lutter contre la fatigue. Elle est préconisée contre les maladies intestinales et les gastro-entérites, utile en cas de diarrhées ou de flatulences. Le plus : parfumez votre thé ou café avec une graine de cardamome pilée.

POUR 10 G
- **31,2 kcal**
- **1,07 g de protéines**
- **0,67 g de lipides**
- **6,8 g de glucides**
- **2,8 g de fibres**

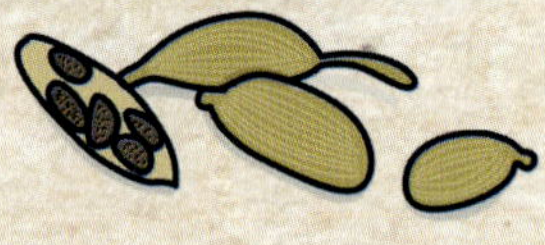

• **Le carvi (ou cumin des prés) :** il a des vertus antispasmodique, carminative, diurétique et stimulante. Il est indiqué pour faciliter la digestion.

POUR 10 G
- **33,3 kcal**
- **2 g de protéines**
- **1,5 g de lipides**
- **5 g de glucides**
- **3,8 g de fibres**

• **Le clou de girofle :** c'est un bon antiseptique et anesthésique. Il est indiqué pour soulager une rage de dent en attendant le rendez-vous chez le dentiste.

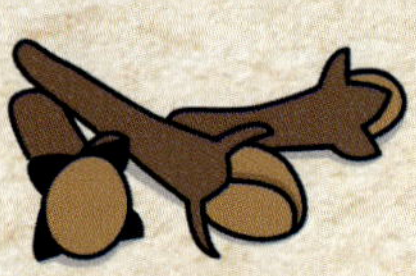

POUR 10 G
- **27,4 kcal**
- **0,6 g de protéines**
- **1,3 g de lipides**
- **6,6 g de glucides**
- **3,4 g de fibres**

• **Le cumin :** il est réputé pour être carminatif, antispasmodique et anti-inflammatoire. Il est conseillé en cas de digestion difficile, flatulences, douleurs abdominales et de rhumatismes.

POUR 10 G
- **37,5 kcal**
- **1,8 g de protéines**
- **2,2 g de lipides**
- **4,4 g de glucides**
- **1,1 g de fibres**

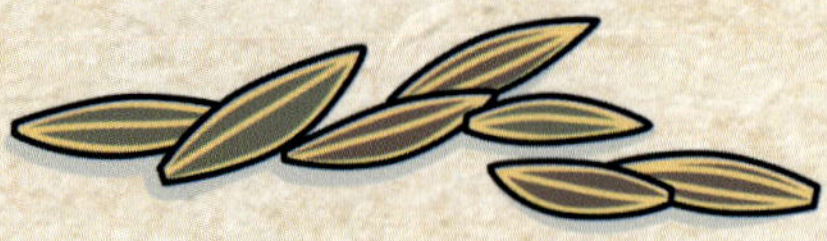

• **Le curcuma :** son rhizome séché et réduit en poudre est une épice réputée dans les médecines indienne et orientale. Indiqué pour calmer les troubles digestifs, le curcuma permet de stimuler la digestion en augmentant la sécrétion biliaire. Il a une action protectrice sur le foie et l'estomac grâce à son principal pigment, responsable de sa couleur, la curcumine, qui agit sur le système hépatobiliaire. La curcumine est aussi connue pour ses propriétés antioxydantes et ses effets antiseptiques et anti-inflammatoires. D'où son intérêt pour soulager les maladies inflammatoires (polyarthrite rhumatoïde).

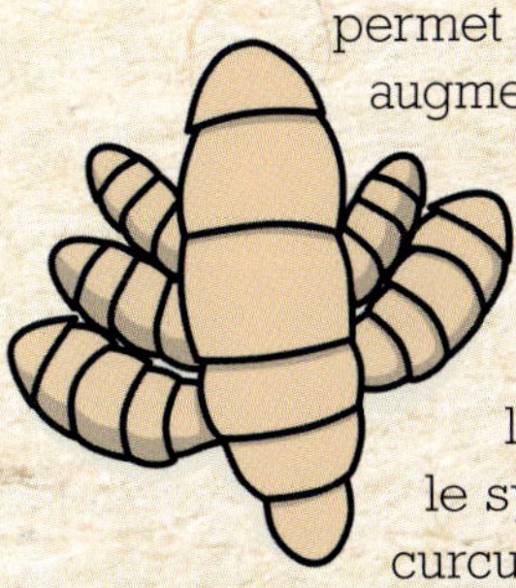

POUR 10 G

- **35,4 kcal**
- **0,78 g de protéines**
- **0,98 g de lipides**
- **6,49 g de glucides**
- **2,11 g de fibres**

• **Le fenugrec :** c'est une épice riche en fer, phosphore, alcaloïdes, flavonoïdes, vitamines (B1, C). Avec ses propriétés stimulantes de l'appétit, elle faciliterait la prise de poids.

POUR 10 G

- **32,3 kcal**
- **2,3 g de protéines**
- **0,64 g de lipides**
- **5,83 g de glucides**
- **2,46 g de fibres**

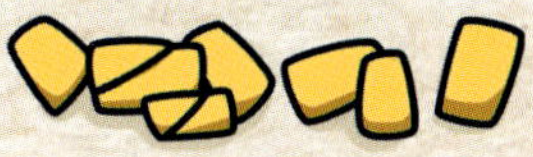

• **La noix de muscade :** antispasmodique et digestive, elle calme les flatulences, les nausées et est utile contre le mal des transports.

POUR 10 G

- **52,5 kcal**
- **0,6 g de protéines**
- **3,6 g de lipides**
- **4,9 g de glucides**
- **2,1 g de fibres**

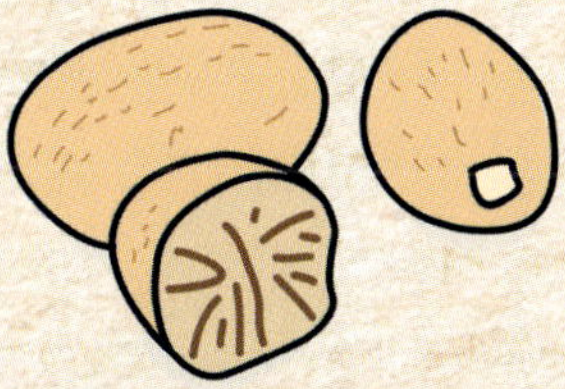

• **Le safran :** il est préconisé pour réduire la fièvre et les crampes, et pour calmer les nerfs.

POUR 10 G

- **31 kcal**
- **1,1 g de protéines**
- **0,6 g de lipides**
- **6,5 g de glucides**
- **0,39 g de fibres**

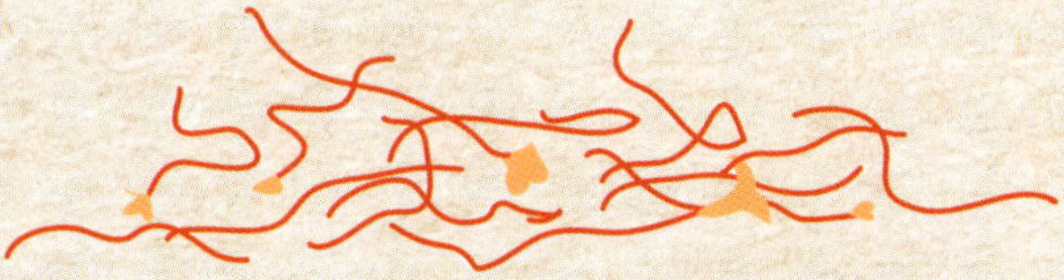

L'ÉPINARD

Peu caloriques et très concentrés en micronutriments, profitez pleinement des épinards. Les rustiques (Géant d'hiver, Monstrueux de Viroflay) sont présents sur les étals d'octobre à décembre. Les hybrides (Polka, Symphony...) vous régaleront d'avril à juin.

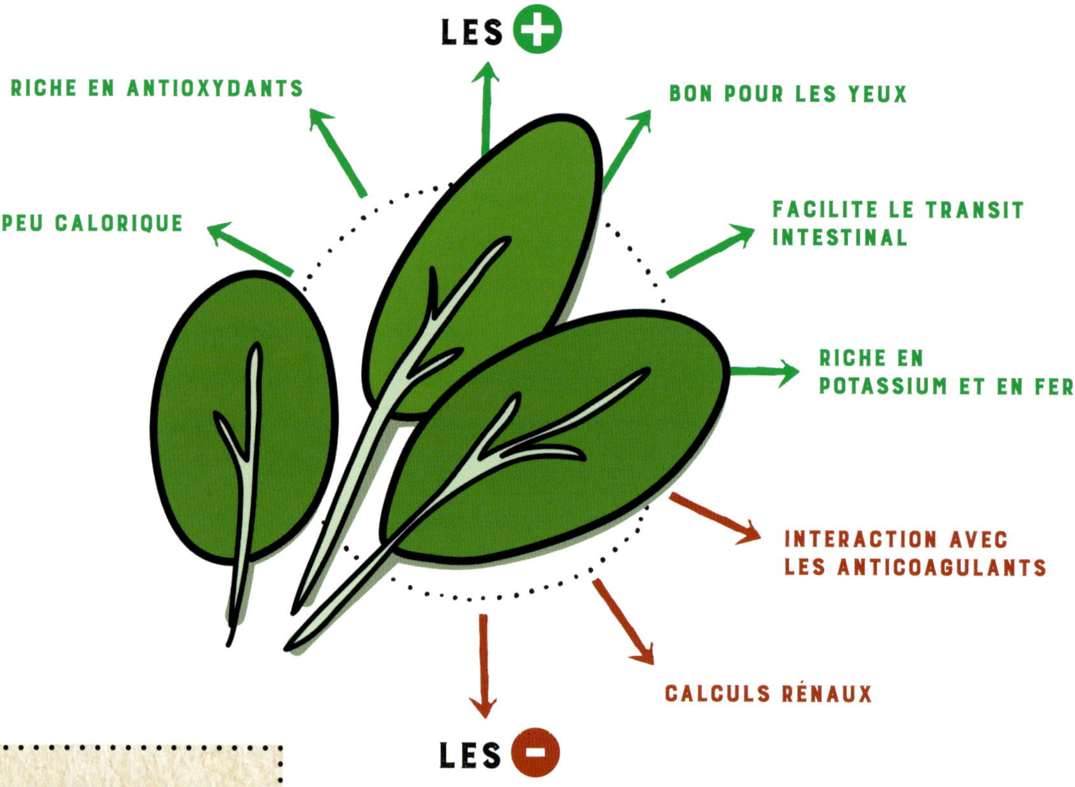

POUR 100 G D'ÉPINARDS CUITS

- 26,8 kcal
- 2,97 g de protéines
- 0,14 g de lipides
- 1,87 g de glucides
- 3,07 g de fibres

Pour bien les choisir, prenez des feuilles vert franc, lisses et charnues, ni flétries, ni abîmées. Les épinards se mangent frais dans les 48 heures au maximum après les avoir achetés. Ne confondez pas cet épinard avec l'épinard de Nouvelle-Zélande (appelé aussi « tétragone »). Il s'en distingue par des feuilles plus petites, aplaties, charnues et proches d'un triangle parfait.

LES ATOUTS SANTÉ

• Les épinards sont **bien pourvus en minéraux** : surtout du potassium (390 mg pour 100 g d'épinards cuits), mais aussi du magnésium, du calcium, du sodium et du phosphore.

• Ils sont riches également en **oligoéléments** : zinc, sélénium, cuivre, manganèse et **fer** (3,42 mg pour 100 g d'épinards crus). Le fer est essentiel au **bon fonctionnement de notre organisme**. Une carence en fer peut diminuer la résistance aux infections, entraînant fatigue et risque d'anémie. Il existe deux types de fer : le fer héminique d'origine animale et le fer non héminique d'origine végétale (comme celui des épinards), moins bien absorbé par le corps. Malgré leur réputation d'être riches en fer, les épinards en apportent bien moins que les céréales complètes, le cresson ou les huîtres.

• **Les vitamines sont bien représentées** : E, C, B9, K1 et provitamine A. Une portion de 220 g d'épinards cuits couvre, pour la femme adulte, 45 % des apports nutritionnels conseillés en vitamine E, 20 % en vitamine C et plus de 100 % en vitamine B9. La teneur en vitamine C diffère d'une variété à l'autre, d'une saison à l'autre et surtout selon le mode de cuisson. Ainsi, 50 % disparaissent lors de la cuisson à l'eau ; 70 % seront préservés si vous utilisez un autocuiseur. Comptez environ 5,05 mg pour 100 g d'épinards cuits et 39,3 mg pour 100 g d'épinards crus.

• **Ses fibres sont abondantes** (surtout celluloses et hémicelluloses), ce qui permet d'assurer le bon fonctionnement du transit intestinal.

• Les épinards contiennent des **polyphénols spécifiques**, la spinacétine et la patulétine, des antioxydants qui protègent le système vasculaire.

À ÉVITER SI

• Limitez la consommation si vous êtes sujet aux **calculs rénaux**, car les épinards sont riches en acide oxalique.

• Les personnes **sous anticoagulant** devront consommer les épinards avec modération à cause de leur forte teneur en vitamine K1.

RECONNU PAR LA SCIENCE

Une étude montre que la consommation journalière d'épinards cuits permet une meilleure résistance des globules blancs au stress oxydatif.

Les feuilles sont bien pourvues en caroténoïdes, lutéine et zéaxanthine, particulièrement bénéfiques pour les yeux, et dont la teneur est six fois plus forte dans les épinards cuits. Des recherches montrent qu'un apport régulier de ces caroténoïdes (par le biais d'une consommation régulière d'épinards, par exemple) réduit le risque de dégénérescence maculaire et de cataracte.

LE FENOUIL

Réputé depuis l'Antiquité, le fenouil est un légume bien spécifique, avec son parfum et son goût anisé. Disponible durant toute l'année, le plus cultivé est le fenouil de Florence à la courte tige et aux grandes feuilles. Le fenouil sauvage ou commun et le fenouil doux sont surtout cultivés pour leur huile essentielle. Très faible en calories et riche en micronutriments, ce légume aromatique présente un bon intérêt nutritionnel et bien-être, notamment pour ses vertus digestives. Pensez à l'ajouter à vos menus.

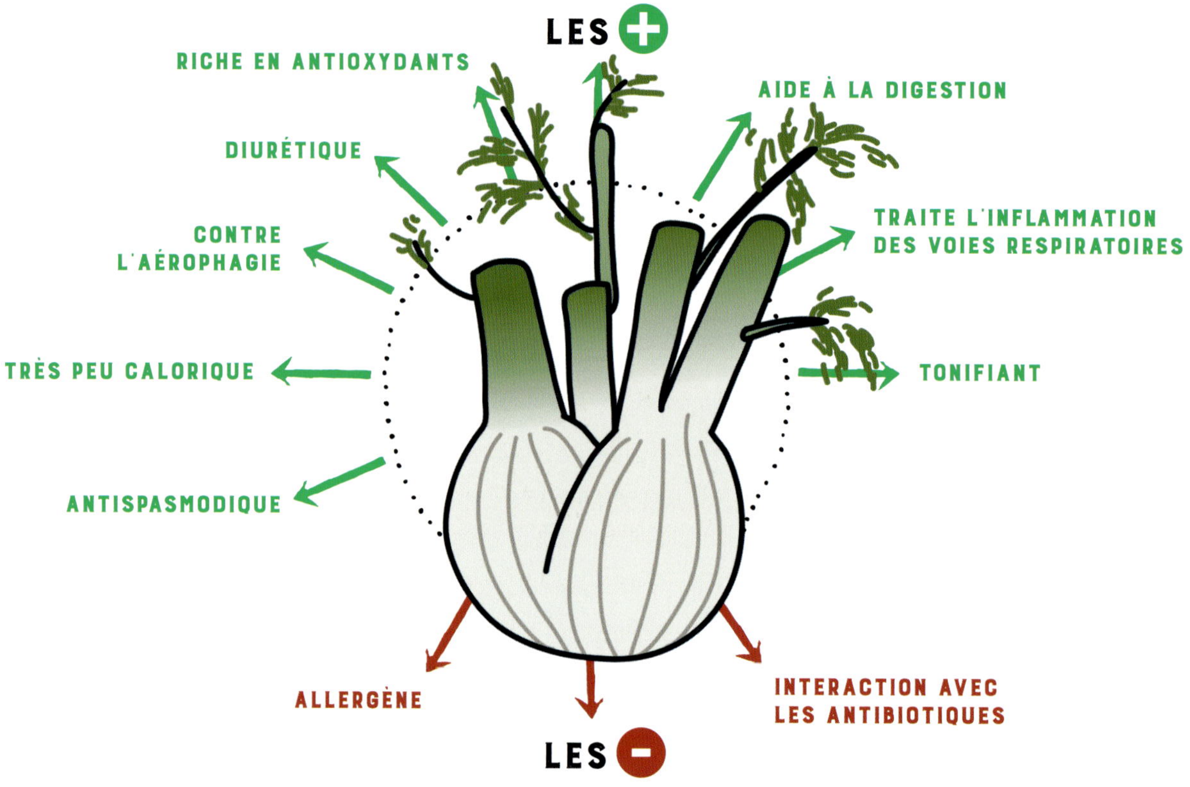

POUR 100 G DE FENOUIL CUIT

- 15,5 kcal
- 1,13 g de protéines
- < 0,1 g de lipides
- 1,63 g de glucides
- 2 g de fibres

LES ATOUTS SANTÉ

• Le fenouil est une **bonne source de minéraux** (surtout du potassium, à raison de 270 mg pour 100 g de fenouil cuit à l'eau, mais aussi du magnésium, du calcium, du phosphore et du sodium) et d'oligoéléments (zinc, fer, cuivre, manganèse).

• Un **atout pour la forme** : il contient des vitamines, C (5 mg pour 100 g de fenouil cru), B9 et a un peu de provitamine A. Les autres vitamines B sont aussi bien présentes.

• Un **atout pour la ligne** : constitué à 93 % d'eau, le fenouil cru est très peu calorique. C'est un excellent aliment minceur, d'autant plus que ses **fibres bien tolérées** (celluloses et pectines) stimulent le transit intestinal et ont un effet rassasiant. **Diurétique**, le fenouil exerce une action de drainage de l'organisme et est recommandé contre la rétention d'eau.

• Grand régulateur de la fonction digestive, carminatif, il est indiqué pour **soulager les inconforts digestifs** (digestion difficile, ballonnements, flatulences) et **lutter contre l'aérophagie**. Pensez à lui pour calmer les spasmes et les maux d'estomac. En bloquant le processus de fermentation des aliments, il évite la formation des gaz intestinaux.

• Il est conseillé pour soulager les **règles douloureuses** des femmes.

Pour bien le choisir, fiez-vous à son apparence. Un plumet bien vert est signe de fraîcheur. Le bulbe doit être lourd, ferme, bien blanc, sans taches. Préférez les bulbes de petite taille, leur goût est en général meilleur.

• Quant aux **graines de fenouil**, elles ont des propriétés digestives, apéritives et carminatives. Elles servent d'assaisonnement pour le poisson ou entrent dans la composition de desserts ou de boissons.

À ÉVITER SI

• Certaines personnes sont **allergiques** au fenouil, notamment celles qui sont allergiques aux plantes de la famille des Astéracées (armoise, ambroisie) et à l'anéthol.

• Le fenouil pourrait **diminuer l'efficacité de certains antibiotiques**. Il est donc conseillé de ne pas prendre les deux en même temps.

RECONNU PAR LA SCIENCE

La Commission E (comité scientifique) et l'ESCOP (European Scientific Cooperative on Phytotherapy) ont reconnu l'usage des graines et de l'huile essentielle de fenouil pour traiter les troubles digestifs et l'inflammation des voies respiratoires.

LA FIGUE

La figue est cultivée depuis des millénaires dans le bassin méditerranéen. Il en existe plus de 750 variétés : blanches, noires, grises, rouges ou même bicolores. Oscillant entre saveurs douces et acidulées, sa chair est onctueuse et rafraîchissante. C'est un fruit très nutritif et parfaitement digestible.

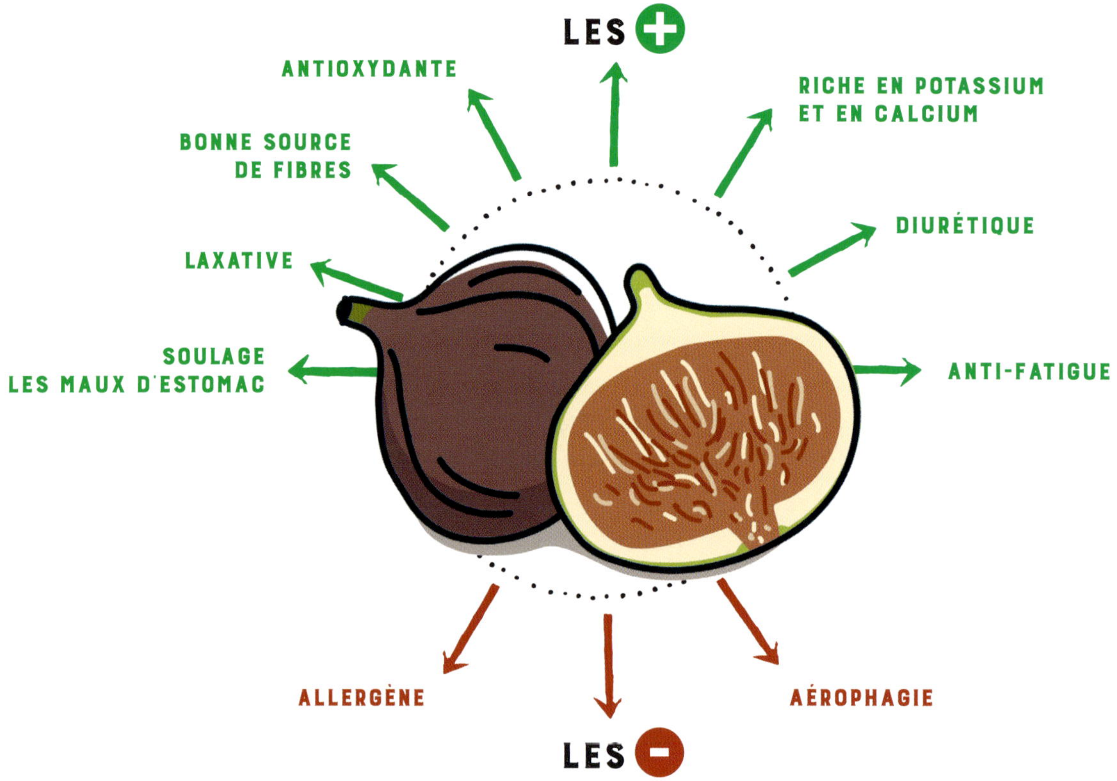

POUR 100 G DE FIGUES FRAÎCHES

- 66,8 kcal
- 1,3 g de protéines
- 0,3 g de lipides
- 13,4 g de glucides
- 2,3 g de fibres

Pour bien la choisir, prenez-la ferme, charnue, sans taches ni meurtrissures, et surtout bien parfumée. Elle se conserve quatre jours à température ambiante. On distingue les variétés unifères, qui donnent des fruits une fois par an (comme la figue de Solliès), des variétés bifères, qui produisent deux récoltes par an (Noire de Bursa, Noire de Caromb, Boule d'or).

LES ATOUTS SANTÉ

• La figue est un fruit équilibré, riche en minéraux, surtout du **potassium** (200 mg pour 100 g), mais aussi du **calcium** (deux figues couvrent près de 7 % des besoins quotidiens en calcium chez un adulte), du magnésium et du phosphore. C'est aussi une bonne source d'oligoéléments (fer, cuivre, zinc, manganèse) et de vitamines (C, B6, B5, B1, K1, provitamine A). Sa teneur en vitamine C notamment en fait une alliée pour combattre la fatigue.

• Bien pourvue en fibres (la majorité étant des fibres insolubles), la figue aide au **bon fonctionnement du transit intestinal**. Comme le pruneau, c'est un bon laxatif. En cas de constipation, mangez plusieurs figues fraîches le matin à jeun.

• Réputée pour ses vertus nutritives et énergétiques, la figue est particulièrement adaptée aux **sportifs**, aux **personnes âgées** et aux **convalescents**. Les figues sèches sont plus caloriques : 252 kcal pour 100 g.

• La figue contient différents **antioxydants**, des composés phénoliques, surtout des flavonoïdes. Mangez-la avec la peau, car c'est elle qui renferme la majorité des antioxydants. Et préférez les figues fraîches qui auraient un pouvoir antioxydant supérieur aux figues séchées.

À ÉVITER SI

• Certaines personnes s'avèrent **allergiques** aux figues, notamment les personnes allergiques au pollen de bouleau.

• Des **sulfites** sont parfois ajoutés comme agents de conservation aux figues séchées. Ils peuvent déclencher des réactions graves chez les personnes allergiques. Lisez bien les étiquettes avant d'en consommer et préférez les figues séchées bio.

• D'autres personnes peuvent avoir des **flatulences** ou **ballonnements**, notamment avec les figues sèches.

LE SAVIEZ-VOUS ?

La figue de Barbarie est le fruit d'un cactus mexicain, et donc absolument pas de la même famille que la figue. Elle a une saveur douce et légèrement sucrée. Elle est bien pourvue en minéraux, oligoéléments, vitamines et en quercétine, un flavonoïde à l'origine de ses vertus antioxydantes. Pensez-y pour apporter une touche d'exotisme dans vos menus. Procurant une sensation de satiété et peu calorique (54 kcal pour 100 g), elle est conseillée dans un programme minceur. En raison de sa forte teneur en fibres, sa consommation peut entraîner de légers troubles intestinaux chez certaines personnes sensibles.

LA FRAISE

Les grosses fraises rouges que nous consommons aujourd'hui ne sont arrivées en France qu'au dix-huitième siècle. Gariguette, Mara des bois, Valeta, Selva, Elsanta, Pajaro... vous trouverez des variétés différentes, aux couleurs variant du rouge à l'orangée et à la chair sucrée ou acidulée, entre fin mars et juin. Les remontantes prendront le relais jusqu'en novembre. Peu caloriques, vous pouvez les intégrer dans un régime, sauf si vous rajoutez sucre et crème fraîche !

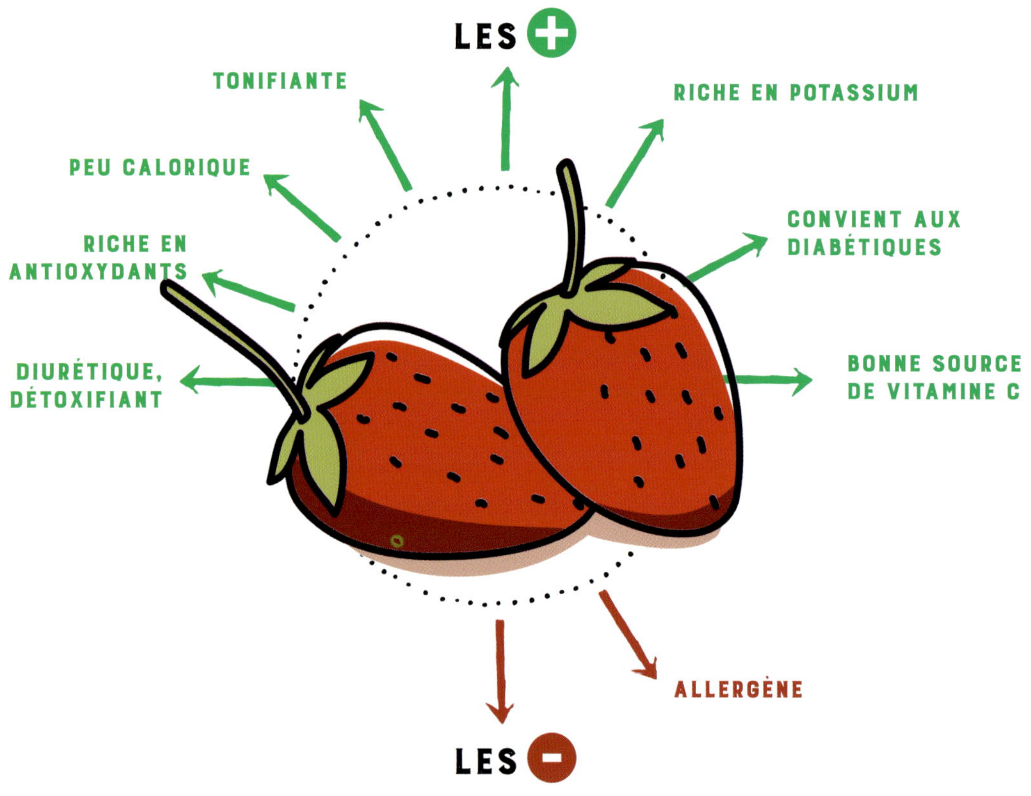

POUR 100 G DE FRAISES

- 28,5 kcal
- 0,75 g de protéines
- 0,26 g de lipides
- 4,06 g de glucides
- 1,87 g de fibres

LES ATOUTS SANTÉ

• **Championne de la vitamine C** (67 mg pour 100 g), la fraise donne du tonus. Une fraise bien rouge et fraîche est mieux pourvue en vitamine C qu'une orange ! Elle est idéale pour prendre le relais des agrumes lors des beaux jours. Une portion de 165 g de fraises par jour couvre l'apport quotidien recommandé en vitamine C. La fraise booste les **défenses naturelles**. Pensez à en manger si vous êtes fatigué ou anémié.

• C'est une bonne source de minéraux (**surtout du potassium**, à raison de 165 mg pour 100 g, mais aussi du phosphore, du calcium, du magnésium) et d'oligoéléments (manganèse, fer, zinc).

• La fraise doit sa belle couleur rouge aux flavonoïdes dotés d'un **pouvoir antioxydant**.

Pour bien la choisir, vérifiez qu'elle a une couleur uniforme, brillante, avec une collerette bien verte. Le parfum qu'elle dégage est signe de fraîcheur. Ne vous fiez pas à sa couleur ni à sa taille, car elles diffèrent selon les variétés et ne sont pas synonymes de qualité. Les fraises ne se conservent pas longtemps, mangez-les vite. Pour les laver, passez-les sous l'eau sans les laisser tremper pour éviter les pertes en minéraux et en vitamines.

RECONNU PAR LA SCIENCE

Des chercheurs américains ont montré chez la souris que la fisétine (un flavonoïde contenu dans la fraise) aide à la prévention de la maladie d'Alzheimer.

Des études ont montré que la consommation de fraises contribue à diminuer le cholestérol total, le cholestérol LDL et les triglycérides chez les personnes obèses. En tant que source d'antioxydants, les fraises amélioreraient l'efficacité des régimes hypocholestérolémiants.

• Ce fruit rouge est particulièrement **rafraîchissant**, il est en effet essentiellement composé d'eau : 91 %.

• **Diurétique et dépurative**, c'est un excellent désintoxiquant. Elle aide l'organisme à expulser l'acide urique, d'où son utilité en cas de rhumatismes. Elle est aussi indiquée en cas de constipation.

• **Peu calorique** et peu chargée en glucides, la fraise **convient aux diabétiques**.

À ÉVITER SI

• La consommation de fraises peut provoquer une libération d'histamine dans l'organisme, **responsable d'allergies** chez certains, avec notamment des crises d'urticaire. Mais la plupart du temps, la réaction provoquée par l'ingestion de fraises relève plus de la fausse allergie que d'une véritable allergie alimentaire.

LA FRAMBOISE

Laissez-vous séduire par les qualités gustatives et nutritionnelles de ce petit fruit délicat, parfumé et acidulé. Dessert idéal, même si vous faites un régime, la framboise est peu calorique et peu chargée en glucides. Elle est sur nos étals de juin à fin octobre, avec un pic durant l'été. La framboise la plus connue est rouge vif ou rouge violacé. Mais sachez qu'il existe aussi des framboises de couleur rouge brun ou encore jaune clair ou dorées.

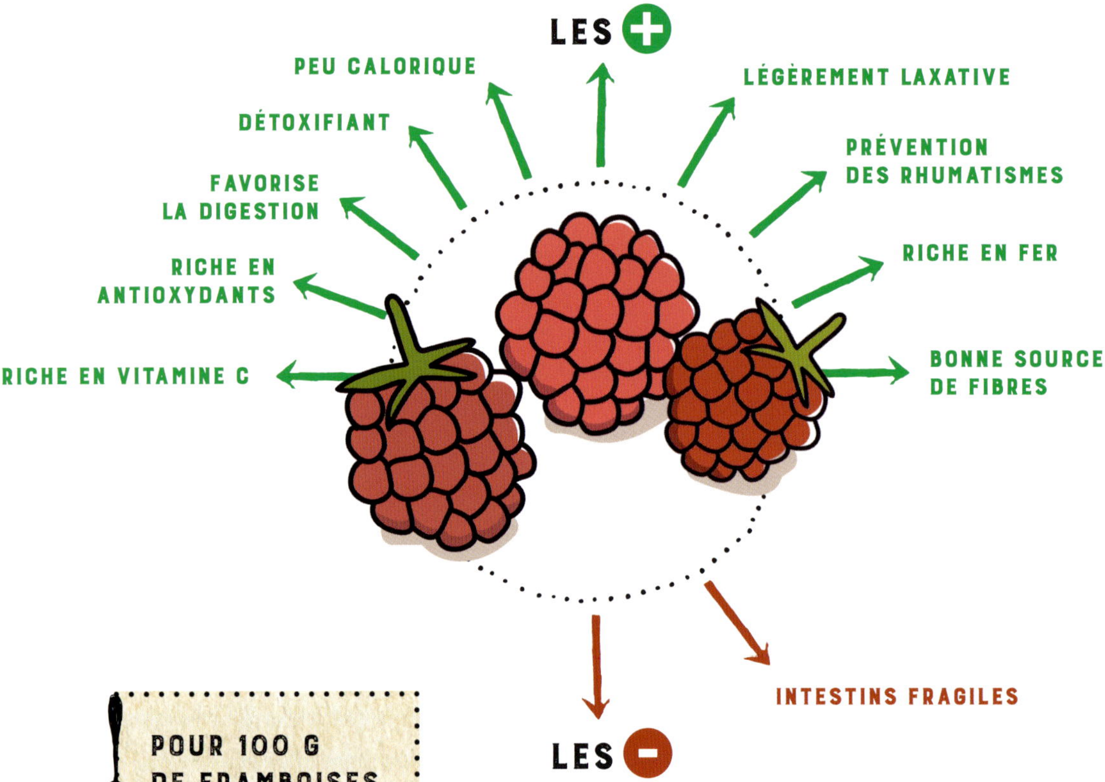

POUR 100 G DE FRAMBOISES

- 45,1 kcal
- 1,4 g de protéines
- 0,3 g de lipides
- 4,25 g de glucides
- 6,7 g de fibres

Pour bien la choisir, prenez-la charnue, ferme, pourvue de grains intacts et veloutés. Lorsque la framboise est mûre et que sa teneur en vitamine C est maximale, sa coloration est bien marquée et sa pulpe est moelleuse.

LES ATOUTS SANTÉ

• L'apport en minéraux de la framboise est diversifié : **surtout du potassium** (201 mg pour 100 g), mais aussi du phosphore, du magnésium et du calcium. Notons aussi un **bon taux de fer** et d'autres oligoéléments (manganèse, zinc).

• Elle est aussi riche en vitamines (C, du groupe B, E). Grâce à sa **forte teneur en vitamine C** (25 mg pour 100 g), ce fruit stimule l'organisme et est indiqué en cas de fatigue ponctuelle. Mais consommez-le vite, car son taux de vitamine C diminue rapidement après la récolte. De plus, notons la présence de pigments de nature anthocyanique, dotés de propriétés vitamine P (le nom générique de « vitamine P » regroupe les anthocyanes et les bioflavonoïdes), ce qui permet une meilleure absorption de la vitamine C.

• La framboise a aussi un **taux record de fibres** : 6,7 mg pour 100 g (pouvant même dépasser les 9 g pour 100 g pour certaines variétés où les petits « grains » sont plus volumineux). Stomachique, elle permet de faciliter le transit intestinal, de lutter efficacement contre la constipation et de soulager les aigreurs d'estomac.

• Elle est aussi indiquée **en prévention des maladies cardiovasculaires** et de certaines maladies chroniques grâce à ses anthocyanes aux propriétés antioxydantes.

• Peu calorique, la framboise est une bonne alliée pour les personnes qui font attention à leur ligne.

• Elle est conseillée **en cas de rhumatismes**, grâce à sa teneur en vitamine C, en acide malique, en acide citrique et en acide salicylique (ce dernier est trois fois plus abondant que dans la fraise).

• La framboise a aussi un taux record de fibres 6,7 mg pour 100 g (pouvant même dépasse les 9 g pour 100 g pour certaines variétés où les petits « grains » sont plus volumineux). Stomachique, elle permet de faciliter le transit intestinal, de lutter efficacement contre la constipation et de soulager les aigreurs d'estomac.

À ÉVITER SI

• En cas de **fragilité intestinale**, passez-les au tamis pour enlever les grains irritants.

RECONNU PAR LA SCIENCE

Les chercheurs s'intéressent aux cétones, des composés antioxydants phénoliques naturels, pour connaître leurs éventuels effets bénéfiques dans la lutte contre le surpoids, car ils feraient « miraculeusement » fondre la graisse ! D'ailleurs, au Japon, les framboises font fureur dans les *fat burner*. Les cétones de framboise ont fait leur renommée, en agissant comme brûleurs de graisse et en favorisant la transformation du surplus de graisses dans les zones de stockage (cuisses, hanches, ventre) en énergie.

LES FROMAGES

Le monde entier envie la France pour le nombre et la qualité de ses fromages. L'origine du mot « fromage » vient du verbe « former », c'est-à-dire mettre le caillé en forme dans un moule. La première étape pour tous les fromages consiste en la coagulation du lait (de vache, de chèvre ou de brebis). Les qualités nutritionnelles des fromages sont excellentes.

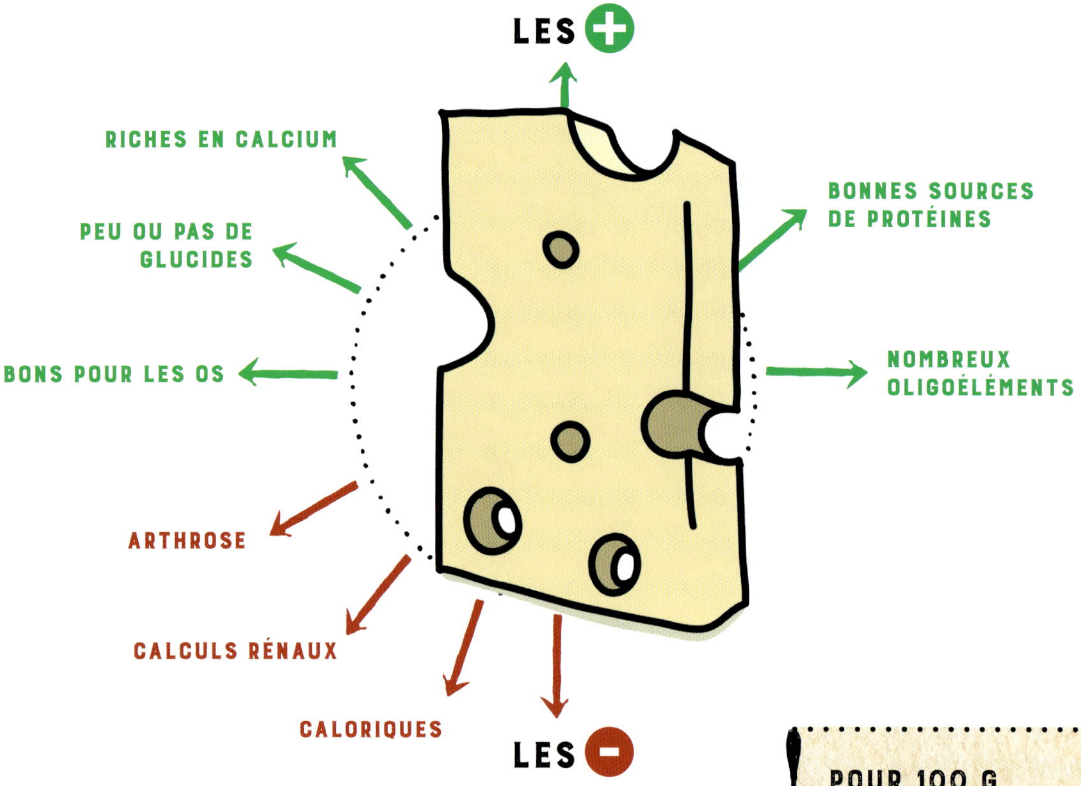

POUR 100 G DE CAMEMBERT AU LAIT CRU
- 267 kcal
- 20,4 g de protéines
- 20,2 g de lipides
- 1,22 g de glucides

POUR 100 G D'EMMENTAL
- 367 kcal
- 28,2 g de protéines
- 28,3 g de lipides
- pas de glucides

LES ATOUTS SANTÉ

• Les fromages sont une excellente source de minéraux, **surtout de calcium, bon pour les os** (les plus riches en calcium sont le parmesan, l'emmental et le gruyère), mais aussi de sodium, de phosphore, de potassium et de magnésium. Ils renferment également des oligoéléments (sélénium, zinc, cuivre, fer, manganèse) et des vitamines (D, E, K1, B3).

• Les fromages sont **riches en lipides et en protéines** de haute valeur biologique dont la teneur varie avec le degré d'humidité (20 g pour 100 g de pâtes molles contre 30 g pour 100 g de pâtes plus fermes). À titre d'exemple, une portion de camembert couvre près de 16 % des apports nutritionnels conseillés en acides gras chez un homme adulte.

• Les fromages affinés ne comportent **pas de glucides**, car le lactose du lait a disparu avec le sérum lors de l'égouttage et ce qui en reste s'est transformé en acide lactique.

Pour bien les choisir : l'emmental doit avoir une pâte couleur ivoire et des « trous » réguliers et pas trop rapprochés ; le camembert une croûte blanche avec quelques veinures rouges et une pâte claire, souple, mais pas trop molle ; le brie de Meaux une croûte blanche et duveteuse avec quelques pigments rouge brun et une pâte jaune paille souple qui ne doit pas couler ; un bleu d'Auvergne une pâte onctueuse, parsemée de moisissures bleu-vert.

À ÉVITER SI

• Les fromages très riches en calcium sont à consommer avec modération pour les personnes ayant des **calculs rénaux**.

• À éviter en cas d'**arthrose**, car les fromages, comme les produits laitiers, peuvent entraîner une inflammation des articulations.

• En cas de régime, car les fromages sont très caloriques.

LE SAVIEZ-VOUS ?

Selon les procédés de fabrication, on classe les fromages en différentes familles.

- **Les fromages frais** (exemple les chèvres).
- **Les fromages à pâte molle à croûte fleurie** comme le camembert (avec un duvet blanc de moisissures, la « fleur », qui recouvre le fromage) ou à croûte lavée. Ces dernières suivent le même procédé de fabrication que celles à croûte fleurie jusqu'à l'affinage. Ensuite, en cave, elles sont régulièrement lavées et brossées. Exemples : le pont-l'évêque, le maroilles ou l'époisses.
- **Les fromages à pâte pressée non cuite** (le caillé est mis sous presse et l'égouttage est plus important, exemples : le reblochon, le salers ou le saint-nectaire) ou cuite (le caillé est chauffé, exemples : le beaufort, le comté).
- **Les fromages à pâte fondue** (comme la célèbre Vache qui rit®) ou à pâte persillée (le caillé émietté et salé reçoit un champignon type pénicillium, exemples : le bleu, le roquefort, la fourme d'Ambert).

LE GINGEMBRE

De la même famille des Zingibéracées que le curcuma ou la cardamome, le gingembre, réputé en cuisine, possède aussi de nombreuses vertus thérapeutiques. On s'en sert pour donner du tonus, se mettre en appétit, soulager les rhumatismes, booster sa libido et combattre les infections et les problèmes digestifs.

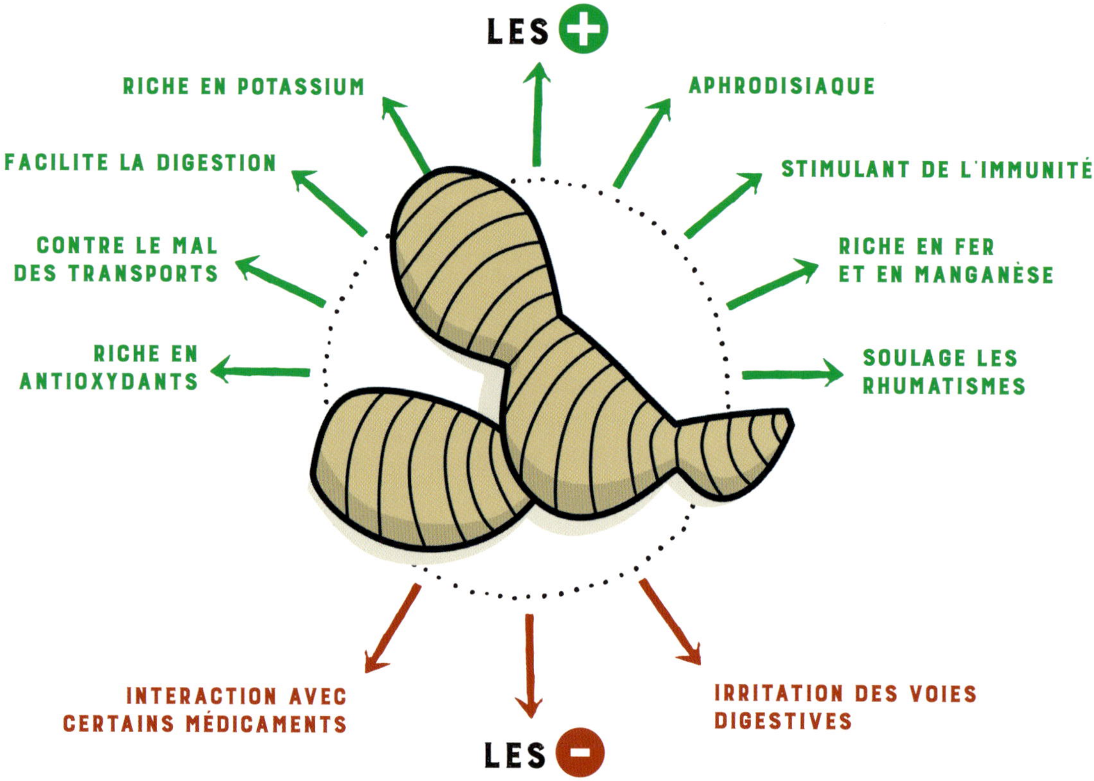

POUR 10 G DE GINGEMBRE MOULU

- 33,2 kcal
- 0,9 g de protéines
- 0,42 g de lipides
- 5,75 g de glucides
- 1,41 g de fibres

Pour bien le choisir, sachez reconnaître les différentes variétés. Le gingembre vert est le rhizome frais, le gris ou noir désigne le rhizome qui a séché naturellement et qui n'a subi aucune opération de préparation, le gingembre blanc a été pelé et blanchi. Ce dernier est moins aromatique que le gris, mais plus piquant. Veillez à ce que la racine soit lisse, bien renflée, avec des pousses légèrement rosées qui sont des signes de fraîcheur.

LES ATOUTS SANTÉ

• Le gingembre est **très riche en minéraux**, surtout du potassium (1 320 mg pour 100 g de gingembre moulu) et du calcium (114 mg pour 100 g de gingembre moulu), mais aussi du magnésium, du phosphore et du sodium, en **oligoéléments**, avec une forte teneur en manganèse et en fer, mais aussi en zinc et en cuivre, et en **vitamines** : provitamine A, B9, B3 et B6.

• Il possède de nombreux **antioxydants** indiqués pour protéger les cellules du corps contre les dommages causés par les radicaux libres, donc utiles en prévention des risques de maladies cardiovasculaires ou liées au vieillissement.

• Le principal composé responsable de la saveur piquante du gingembre frais est le gingérol aux propriétés anti-inflammatoires et antioxydantes. Le gingembre **stimule les défenses immunitaires** et aide à lutter contre la fièvre et les états grippaux. Il permet aussi de **soulager les rhumatismes et l'arthrose**.

• L'efficacité du gingembre sur les **troubles fonctionnels de l'appareil digestif** est connue depuis longtemps. Par son action sédative sur l'estomac, il réduit les nausées, les vomissements et les flatulences. Le zingérol et le shogaol contenus dans le rhizome ont un effet antipyrétique et analgésique. Ils sont efficaces **contre le mal de transports**. Mâchez un morceau de racine de gingembre si vous ressentez des nausées lors d'un déplacement en voiture ou en bateau.

RECONNU PAR LA SCIENCE

Des études ont montré la capacité du gingembre à prévenir les nausées et les vomissements. Ce sont notamment le gingérol et le shogaol qui jouent ce rôle, en agissant sur la réduction des mouvements de l'estomac.

Des travaux réalisés *in vitro*, présentés au Congrès international de l'*American Thoracic Society*, ont montré que certains de ses composés facilitent le relâchement des muscles des voies respiratoires et améliorent les symptômes de l'asthme, s'ils sont utilisés en combinaison avec des bronchodilatateurs.

• Il est réputé **aphrodisiaque**. C'est surtout parce qu'il tonifie l'organisme affaibli qu'il permet de rebooster la libido.

À ÉVITER SI

• Soyez vigilant, car le gingembre pourrait interférer avec **certains médicaments** pour le cœur et pour le diabète.

• À éviter en cas d'**irritation de l'estomac et du côlon**, car il peut être irritant et mal supporté par des personnes fragilisées. Préférez dans ce cas le gingembre en poudre, beaucoup moins agressif.

LE GOJI

Les baies de goji sont réputées depuis des millénaires en Asie, notamment comme un aliment agissant sur la longévité. La médecine traditionnelle chinoise emploie le goji pour combattre la fatigue, stimuler le système immunitaire, traiter l'infertilité masculine. Rafraîchissantes et juteuses, on les consomme chez nous surtout séchées ou sous forme de jus (souvent mélangé avec d'autres jus de fruits).

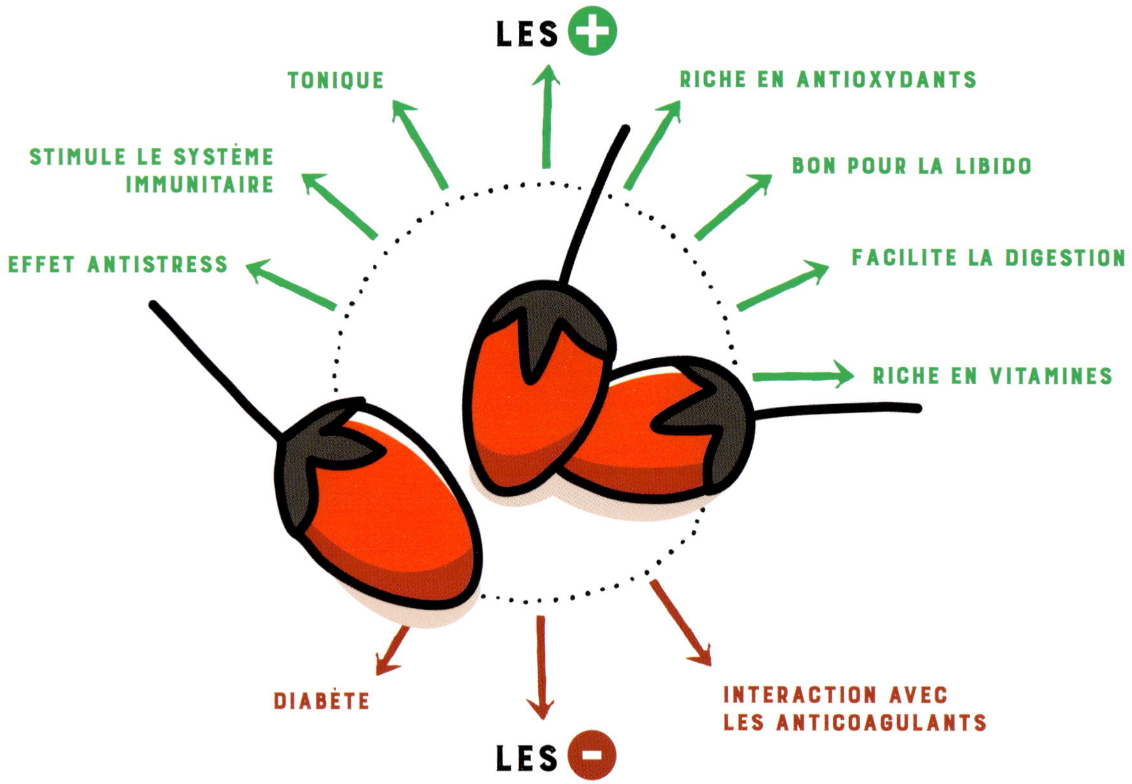

POUR 100 G DE BAIES DE GOJI SÉCHÉES

- 370 kcal
- 11,7 g de protéines
- 8,2 g de lipides
- 67,7 g de glucides
- 8 g de fibres

LES ATOUTS SANTÉ

- La baie de goji renforce le **système immunitaire** grâce à sa richesse en nutriments. Elle est bien pourvue en vitamines (du groupe B, provitamine A) et surtout en vitamine C, ce qui lui permet de lutter contre la fatigue, notamment en convalescence.
- C'est une **bonne source de minéraux** (phosphore, calcium), d'oligoéléments (zinc, sélénium, cuivre, fer) et de protéines. Celles-ci contiennent d'ailleurs tous les acides aminés dits « essentiels » que l'organisme doit trouver dans l'alimentation.
- C'est un **bon antioxydant naturel**, c'est pourquoi la baie de goji est réputée pour retarder les effets du vieillissement. Elle servirait en prévention de certains troubles oculaires, en raison notamment de sa teneur en bêta-carotène.
- Manger une petite poignée de baies de goji (comme on le ferait avec du raisin sec) 15 minutes avant un repas **favorise la digestion** et évite ballonnements, flatulences et maux de ventre.

LE SAVIEZ-VOUS ?

Appelé aussi « lyciet de Barbarie », le goji signifie « fruit du bonheur » en chinois. De la famille des Solanacées, *Lycium barbarum* est un arbuste donnant des baies rouges brillantes et allongées contenant de nombreuses graines comestibles. Elles sont à maturité de juillet à la fin de l'automne.

- En Chine, la baie de goji est réputé pour **booster la libido** et renforcer les performances sexuelles.

À ÉVITER SI

- Vous êtes **diabétique**, car le fruit séché est riche en glucides.
- Vous êtes **sous anticoagulant**, car cela peut augmenter l'effet du traitement.

RECONNU PAR LA SCIENCE

Certains scientifiques pensent que l'engouement récent pour ce fruit en Occident serait plus lié au marketing qu'à ses réelles vertus et que son efficacité comme « anti-âge » serait surévaluée. Mais depuis les années 1980, des études publiées en Chine par la Commission scientifique et technologique gouvernementale ont montré les propriétés antioxydante et immunostimulante du goji. D'autres études chinoises portent sur les bienfaits du goji pour protéger le foie, améliorer la qualité du sang et la vision.

LA GRENADE

De la famille des Punicacées, la grenade est originaire de Perse. Elle est en effet récoltée depuis des millénaires autour du bassin méditerranéen. Pouvant atteindre une dizaine de centimètres de diamètre, elle est juteuse, douce et légèrement acidulée, et bien pourvue en micronutriments. Elle gagne à être connue, car elle est pleine de bienfaits pour notre santé.

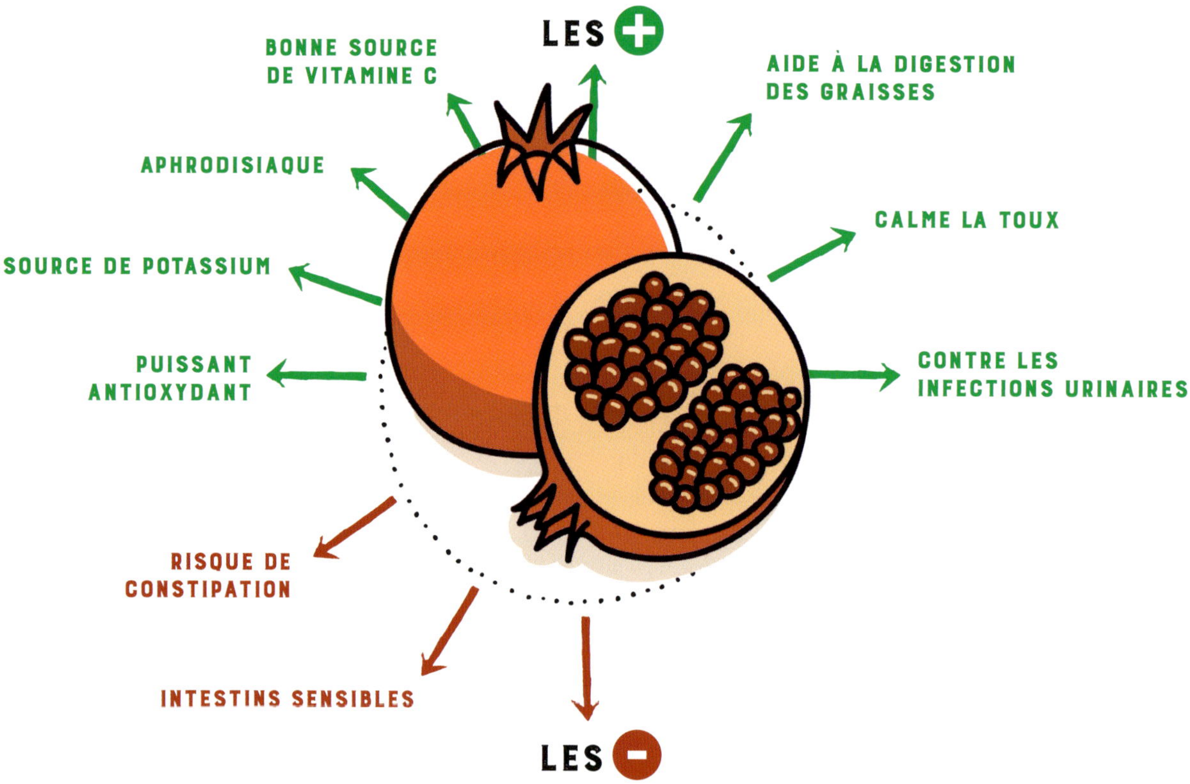

POUR 100 G DE GRENADE

- 71,1 kcal
- 1,06 g de protéines
- 0,5 g de lipides
- 13,6 g de glucides
- 2,27 g de fibres

LES ATOUTS SANTÉ

• La grenade est riche en minéraux (**surtout du potassium**, à raison de 262 mg pour 100 g, mais aussi du phosphore, du magnésium, du calcium, du sodium) et en oligoéléments (fer, cuivre, zinc, manganèse). Relativement riche en **vitamine C** (8 mg pour 100 g), elle contient par ailleurs diverses autres vitamines (K1, B9, B5, B3, B6).

• Riche en eau (81 %), elle est juteuse et rafraîchissante. Modérément sucrée et énergétique, elle donne du **tonus** et a un **bon effet rassasiant**.

• Très riche en polyphénols, qui sont des **antioxydants naturels**, elle retarde le vieillissement des cellules et pourrait agir en prévention des maladies cardiovasculaires.

• Un gargarisme de jus de grenade deux fois par jour **calme une toux persistante** grâce à ses flavonoïdes et à ses tanins.

Pour bien la choisir, sachez qu'il en existe de nombreuses variétés, chacune liée à une région et à un pays producteur. Choisissez-la avec un épiderme brun orangé à rouge, avec une écorce bien lisse, brillante, non desséchée et exempte de traces brunes. Plus la grenade est lourde, plus sa pulpe sera juteuse. Une grenade est à maturité lorsque la peau éclate et se fendille. Vous pouvez la conserver une dizaine de jours à température ambiante. Il vaut mieux la consommer crue (cuite, les graines éclatent sous l'effet de la chaleur) ou sous forme de jus. Elle servait avant pour la fabrication du sirop de grenadine.

RECONNU PAR LA SCIENCE

Des recherches indiquent que la grenade a des propriétés anti-inflammatoires, antibactériennes et antivirales.

Des études chez l'animal montrent que le jus de grenade a des effets bénéfiques sur les signes neurologiques liés la maladie d'Alzheimer.

• Elle aurait **des effets stimulants sur la libido**, notamment parce qu'elle facilite la circulation du sang (ce qui permet une meilleure érection). Elle est réputée comme le fruit de la fécondité. Consommé frais, il servirait à augmenter les chances de fertilité.

• Un verre par jour de jus de grenade (riche en flavonoïdes) permettrait de réduire le taux du mauvais cholestérol (LDL) et aussi les **risques de récidives d'infections urinaires**.

• Si on ne retire pas les pépins, l'apport en fibres (surtout des fibres insolubles) n'est pas négligeable. Les fibres sont indiquées contre la paresse intestinale. Les propriétés astringentes de la grenade permettent de réduire l'assimilation des graisses lors de la digestion.

À ÉVITER SI

• Chez les personnes aux **intestins sensibles**, la grenade peut s'avérer irritante. Mieux vaut la consommer en jus ou en coulis plutôt qu'en fruit.

• La grenade peut **accentuer la constipation** chez les personnes souffrant de paresse intestinale.

LA GROSEILLE

Très peu sucrée et rafraîchissante, la groseille à grappes est légère en calories et bien pourvue en vitamine C et en fer. Elle est recommandée notamment pour ses vertus digestives. Fragile, elle se conserve mal et doit être consommée rapidement.

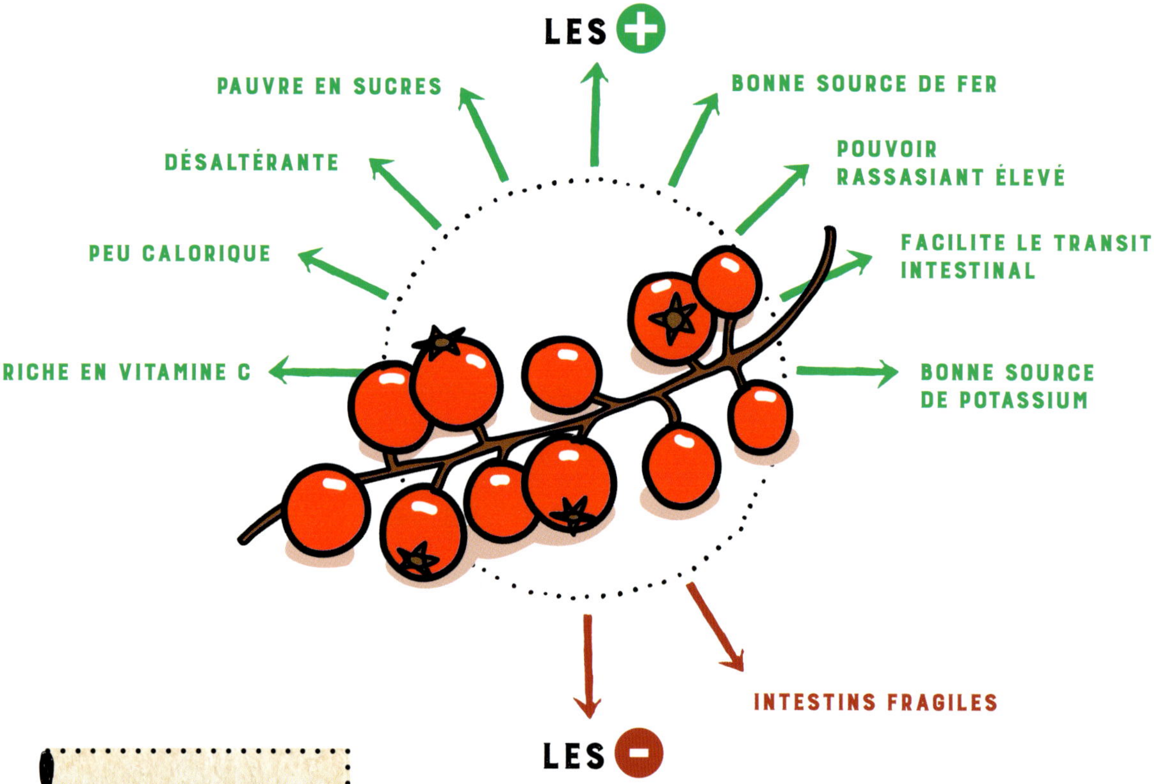

POUR 100 G DE GROSEILLES

- 55,4 kcal
- 1,1 g de protéines
- 0,5 g de lipides
- 6,14 g de glucides
- 7,4 g de fibres

Pour bien les choisir, vérifiez qu'elles sont charnues, brillantes et bien fermes. Si vous en avez sur le balcon ou dans le jardin, cueillez-les à complète maturité, plusieurs jours après qu'elles ont commencé à se colorer.

LES ATOUTS SANTÉ

• La groseille est **riche en vitamine C** : 40 mg pour 100 g. L'action de cette vitamine est potentialisée par les flavonoïdes qui ont une action de protection des petits vaisseaux sanguins. Notons aussi un apport non négligeable en vitamines du groupe B, en vitamine E et de petites quantités de provitamine A.

• Elle est concentrée en minéraux, **surtout du potassium** (280 mg pour 100 g), mais aussi du phosphore, du calcium et du magnésium. **Riche en fer** (1,2 mg pour 100 g) bien assimilé grâce à la présence de vitamine C, la groseille contribue à prévenir l'anémie ferriprive (qui survient suite à une carence en fer) à laquelle les femmes peuvent être exposées. Elle contient également du manganèse.

• Elle a une teneur importante d'acides organiques naturels (acide citrique, acide malique, acide oxalique…), aux **vertus apéritives**. C'est d'ailleurs ce qui lui donne sa saveur acidulée.

• La groseille est beaucoup plus **riche en fibres** (pectines, cellulose, hémicellulose, lignine) que d'autres fruits. Ces fibres exercent une action régulatrice du transit, sont utiles en cas de paresse intestinale ou de **constipation** et jouent aussi un rôle de **coupe-faim.**

LE SAVIEZ-VOUS ?

Il existe depuis 1879 une entreprise familiale à Bar-le-Duc où les groseilles sont épépinées à la main à l'aide d'une plume d'oie taillée en biseau permettant d'extraire délicatement les pépins sans abîmer la pulpe. Ces groseilles sans pépins servent à réaliser des gelées ou confitures indiquées aux intestins fragiles. Sachez que trois heures de travail manuel sont nécessaires pour obtenir 1 kg de groseilles épépinées !

À ÉVITER SI

• Si vous avez les **intestins fragiles**, retirez les pépins des groseilles. Évitez aussi les groseilles à maquereau, car celles-ci sont riches en fibres irritantes.

LE SAVIEZ-VOUS ?

La groseille à maquereau est plus grosse que la groseille à grappes. Sa chair est remplie de petites graines comestibles au goût acide. Peu calorique, c'est une excellente source de minéraux (surtout du potassium et du calcium), d'oligoéléments (surtout du fer) et de vitamines (C, du groupe B). Elle renferme aussi de l'acide citrique, de l'acide malique et des pectines. La groseille à maquereau contient plus de glucides que la groseille à grappes. Avec 4,3 g de fibres pour 100 g, elle est indiquée pour ses vertus digestives et diurétiques. Pensez à ôter la peau si vous avez les intestins sensibles.

LE HARICOT VERT

Il existe trois grandes catégories de haricots verts : le haricot filet à la longue gousse fine, lisse et d'un beau vert soutenu, le haricot mange-tout ou gourmand, où toute la gousse se consomme, et le filet mange-tout long, ferme et dépourvu de fibres. Légers, vitaminés et très digestes, les haricots verts sont savoureux même tels quels, avec un filet de citron ou une noisette de beurre.

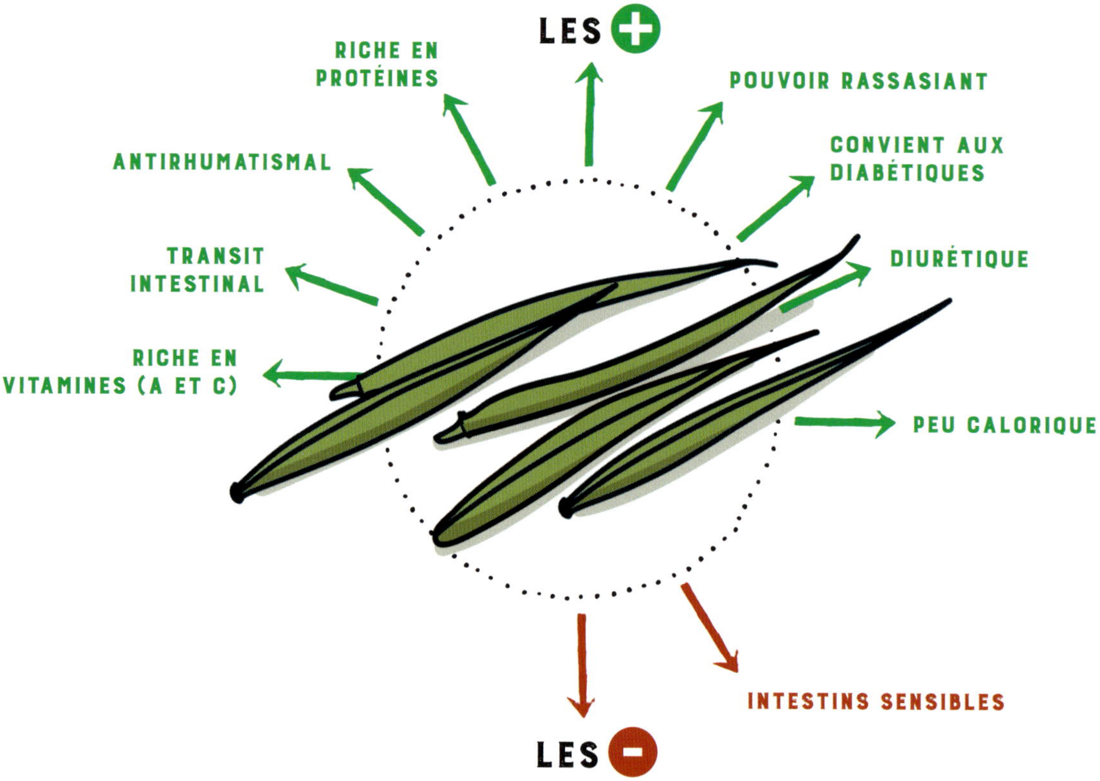

POUR 100 G DE HARICOTS VERTS CUITS
- 33,3 kcal
- 1,35 g de protéines
- 0,15 g de lipides
- 5,08 g de glucides
- 3,07 g de fibres

LES ATOUTS SANTÉ

- **Riche en eau** (près de 90 %), le haricot vert est bien pourvu en minéraux, **surtout du potassium** (175 mg pour 100 g) et du sodium (144 mg pour 100 g), mais aussi du magnésium, du calcium et du phosphore, en oligoéléments (fer, cuivre, zinc) et en vitamines (B9, C, provitamine A).

- Une portion de 200 g de haricots verts fournit près de la **moitié des besoins journaliers en vitamine A** et près du **quart en vitamine C**, deux antioxydants majeurs dans la prévention du risque cardiovasculaire, le renforcement des défenses immunitaires et l'action sur les rhumatismes.

- Le haricot vert a une **teneur en protéines deux fois plus élevée que la moyenne** des légumes frais. Ces protéines pauvres en méthionine et en cystine sont riches en lysine et complètent bien les protéines des céréales qui ont le profil inverse. Durant le repas, associez une portion de haricots verts avec une tranche de pain complet.

- Le haricot vert contient une grande quantité de **fibres stimulantes** pour le transit, idéales en cas de constipation, et qui déclenchent rapidement la satiété, mieux que d'autres légumes. Une portion de 200 g de haricots verts est suffisante pour calmer la faim, tout en n'apportant que 66 kcal ! C'est le légume vert minceur par excellence !

LE SAVIEZ-VOUS ?

Attention, la cuisson des haricots verts réduit les calories, mais surtout la teneur en vitamine C (elle passe de 20 à 8 mg pour 100 g), en vitamines du groupe B, en potassium et en calcium. Évitez les réchauffements successifs et réduisez l'eau de cuisson, le mieux étant de les cuire à la vapeur ou de les manger crus.

- En plus d'être peu caloriques et pauvres en glucides, les haricots verts contiennent des fibres qui **neutralisent une partie des graisses et des sucres**. Ainsi, ils conviennent aux personnes qui surveillent leur poids et aux diabétiques.

À ÉVITER SI

- Pour les **intestins fragiles**, préférez des variétés récoltées précocement, à teneur en fibres réduite et sans grains, comme les haricots verts filets extrafins.

Pour bien les choisir, prenez-les longs, fins, fermes et cassants, sans taches, avec une couleur uniforme. Attention, plus ils sont gros, plus ils ont des fils. Consommez-les rapidement après achat, sinon ils flétrissent.

LES HERBES AROMATIQUES

Menthe, basilic, estragon, aneth, persil, ciboulette… rien ne vaut les plantes aromatiques pour rehausser un plat. Ce sont également de précieuses alliées pour notre santé. Nul besoin d'être herboriste pour faire une tisane de thym en cas de refroidissement ou une infusion de mélisse pour aider à trouver le sommeil.

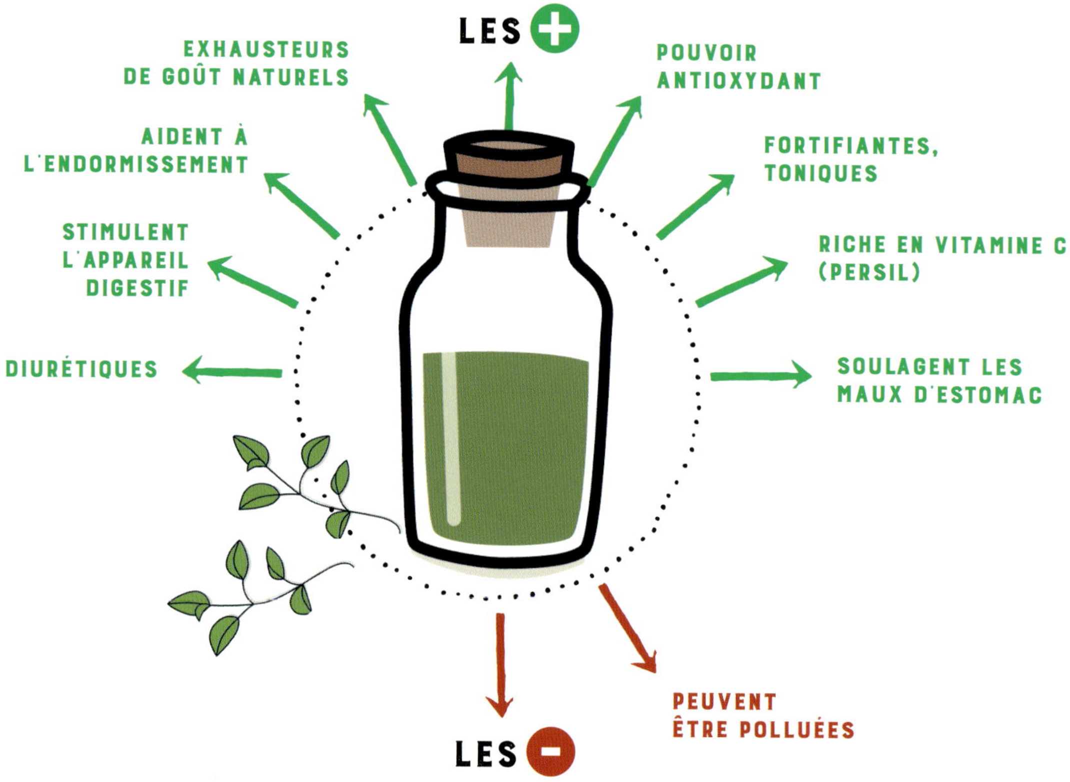

Pour bien les conserver, stockez les herbes fraîches (persil, aneth, estragon…) au réfrigérateur dans un verre d'eau ou dans une boîte spécifique. Les herbes séchées (thym, romarin, laurier…) se gardent dans un endroit frais et sec.

LES ATOUTS SANTÉ

• Les herbes aromatiques, pleines de saveurs, sont reconnues pour leurs vertus culinaires. Même en petites quantités, elles possèdent de nombreux atouts pour la santé. Préférez-les fraîches que séchées pour profiter au maximum de leurs propriétés. La plupart d'entre elles sont une **source naturelle d'antioxydants**, bien utiles en prévention des maladies cardiovasculaires, et étudiées pour de nouveaux traitements des maladies neurodégénératives. À titre d'exemple, une cuillerée à café d'origan apporte autant d'antioxydants que 80 g de raisins.

• Bien connues des herboristes, elles **favorisent également la digestion, soulagent les maux d'estomac** et ont un effet diurétique. Ajoutez-les à vos plats selon vos goûts et vos envies afin de bénéficier de tous leurs bienfaits !

À ÉVITER SI

• Les herbes aromatiques peuvent concentrer des **polluants**. Ne les ramassez pas et ne les cultivez pas près d'une autoroute, d'une usine ou de tout autre endroit pollué.

UN PETIT TOUR D'HORIZON DES PLUS UTILISÉES

• **L'aneth :** riche en sodium et en potassium, il est utile en cas de **digestion difficile** et de **ballonnements**. Contre les nausées, mâchez une demi-cuillerée à café de graines d'aneth pour éviter les vomissements. Cette herbe aromatique est aussi efficace pour trouver le **sommeil**.

POUR 10 G
- 30,5 kcal
- 1,6 g de protéines
- 1,5 g de lipides
- 5,5 g de glucides
- 2,1 g de fibres

• **L'anis vert :** il a des **vertus apaisantes** sur le système digestif et est préconisé pour soulager les ballonnements.

POUR 10 G (GRAINES)
- 33,7 kcal
- 1,76 g de protéines
- 1,59 g de lipides
- 5,0 g de glucides
- 1,46 g de fibres

CULTIVEZ LES HERBES AROMATIQUES

Pour les avoir fraîches et à portée de main, plantez-les dans un coin du jardin, sur le balcon ou sur le rebord d'une fenêtre. Prévoyez une exposition au nord pour les herbacées (persil, ciboulette, cerfeuil, estragon) et plein sud pour les méditerranéennes (romarin, thym, sauge). De façon générale, elles préfèrent les sols bien drainés. Au fond du pot, versez une couche de billes d'argile ou de gravier pour éviter un trop-plein d'humidité qui peut leur être fatal. Sortez vos plants délicatement des godets, mettez-les en place et rebouchez avec du terreau ou de la terre de jardin, tassez et arrosez copieusement. Si vous manquez de place, mettez ensemble dans une jardinière des plantes qui ont les mêmes besoins : persil/ciboulette, thym/romarin. La menthe, plus envahissante, nécessite d'être plantée dans un pot à part.

• **Le basilic :** il régule la **digestion** et la **flore intestinale**, et soulage les crampes et les ballonnements.

POUR 10 G (FRAIS)
- **3,07 kcal**
- **0,31 g de protéines**
- **traces de lipides**
- **0,12 g de glucides**
- **0,34 g de fibres**

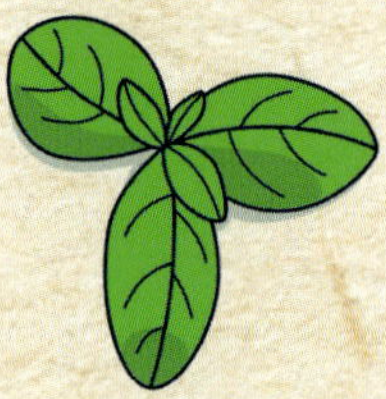

• **Le cerfeuil :** il a des effets diurétiques et dépuratifs. Il est réputé pour stimuler les **estomacs paresseux** et soulager une **toux**.

POUR 10 G
- **4,82 kcal**
- **0,33 g de protéines**
- **traces de lipides**
- **0,65g de glucides**
- **0,2 g de fibres**

• **La ciboulette :** elle favorise la **digestion** et la **circulation sanguine** grâce à sa teneur en vitamine K1.

POUR 10 G (FRAÎCHE)
- **3,44 kcal**
- **0,23 g de protéines**
- **traces de lipides**
- **0,4 g de glucides**
- **0,18 g de fibres**

• **La coriandre :** particulièrement appréciée des naturopathes pour ses vertus **antiseptiques** et **antibactériennes**, elle est aussi conseillée contre les nausées durant la grossesse et contre les ballonnements. Très apéritive, elle stimule bien la digestion.

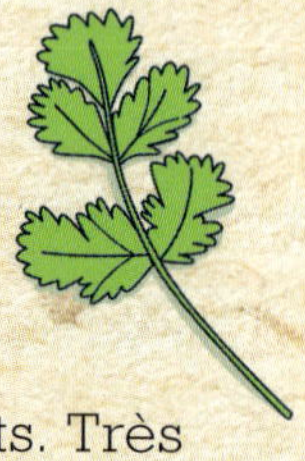

POUR 10 G (GRAINES)
- **3,46 kcal**
- **1,24 g de protéines**
- **1,78 g de lipides**
- **1,3 g de glucides**
- **4,2 g de fibres**

• **L'estragon :** il est conseillé en cas de **maux de ventre** liés au stress et agirait en cas de **troubles du sommeil**. Il a des propriétés tonifiantes et diurétiques. Il est indiqué pour soulager les crampes musculaires.

POUR 10 G
- **29,5 kcal**
- **2,3 g de protéines**
- **0,7 g de lipides**
- **5 g de glucides**
- **0,7 g de fibres**

• **Le laurier :** ses feuilles ont des **propriétés antiseptiques**. Il favorise aussi la **digestion** et réduit les flatulences. Intégré aux préparations culinaires, il permet de stimuler l'appétit.

POUR 10 G
- **31,4 kcal**
- **0,76 g de protéines**
- **0,84 g de lipides**
- **0,7 g de glucides**
- **2,6 g de fibres**

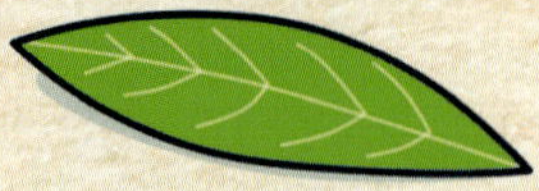

• **La marjolaine :** elle est recommandée en cas de ballonnements, flatulences, **troubles digestifs** (même ceux liés au stress et à la petite déprime) et spasmes intestinaux. **Antalgique**, elle calme les douleurs musculaires et articulaires.

POUR 10 G (DÉSHYDRATÉE)
- 27,1 kcal
- 1,3 g de protéines
- 0,7 g de lipides
- 6 g de glucides

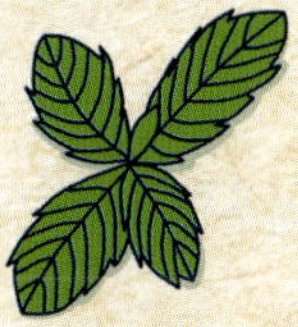

• **La menthe poivrée : digestive** et **antispasmodique**, elle est indiquée pour limiter les ballonnements, flatulences, nausées, mal des transports, spasmes digestifs, maux de tête.

POUR 10 G (FRAÎCHE)
- 4,86 kcal
- 0,36 g de protéines
- traces de lipides
- 0,34 g de glucides
- 0,7 g de fibres

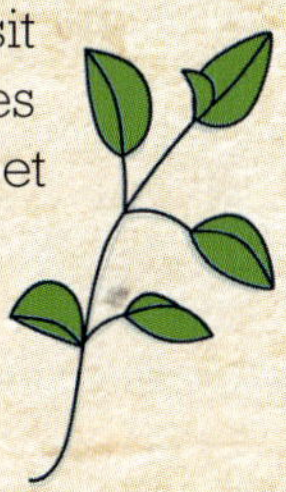

• **L'origan :** tonifiant, il **renforce les défenses immunitaires** et permet de lutter contre les infections. Il facilite le transit intestinal et soulage les troubles digestifs, les ballonnements et les flatulences.

POUR 10 G
- 26,5 kcal
- 0,9 g de protéines
- 0,4 g de lipides
- 6,9 g de glucides
- 4,3 g de fibres

• **Le persil :** grâce à son fort pouvoir diurétique, il est particulièrement indiqué en cas de **rétention d'eau**. Le plus : **sa richesse en vitamine C** (190 mg pour 100 g), beaucoup plus que les agrumes !

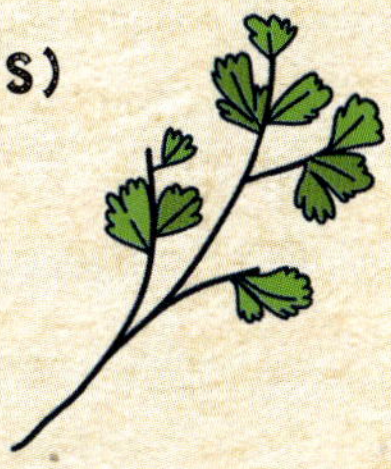

POUR 10 G (FRAIS)
- 4,6 kcal
- 0,3 g de protéines
- traces de lipides
- 0,46 g de glucides
- 0,43 g de fibres

• **Le romarin :** il est indiqué pour **dégager les bronches**. Il est recommandé en période de surmenage physique ou intellectuel et en cas de stress.

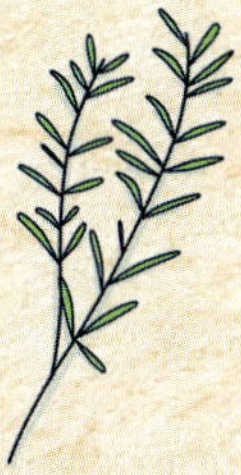

POUR 10 G
- 13,1 kcal
- 0,3 g de protéines
- 0,6 g de lipides
- 2,1 g de glucides
- 1,4 g de fibres

• **La sauge :** le remède idéal à utiliser en gargarisme pour lutter contre un mal de gorge.

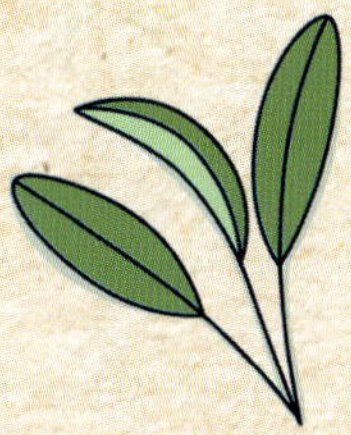

POUR 10 G
- 31,5 kcal
- 1,1 g de protéines
- 1,3 g de lipides
- 6,1 g de glucides
- 4 g de fibres

• **Le thym :** il est utile pour soigner les troubles respiratoires. Il a des **vertus antiseptiques** et **digestives**. Il est aussi indiqué pour lutter contre la fatigue.

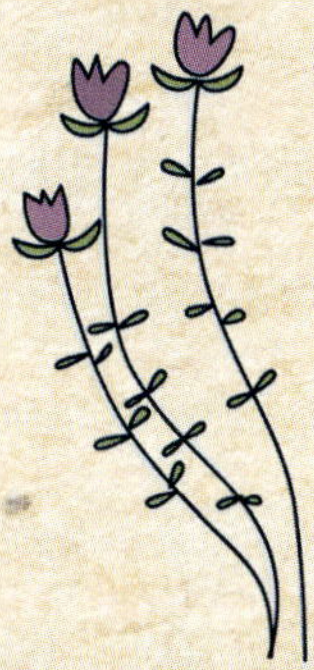

POUR 10 G (SÉCHÉ)
- 29,1 kcal
- 0,6 g de protéines
- 0,5 g de lipides
- 4,2 g de glucides
- 2,8 g de fibres

LES HUILES VÉGÉTALES

L'huile d'olive, de colza, de tournesol, d'arachide, de pépins de raisin, de noix… les huiles végétales sont employées en assaisonnement ou pour la cuisson. Outre leurs vertus culinaires, ces huiles ont également des vertus médicinales. Elles ont chacune leur profil en acides gras et leurs vertus nutritionnelles. Il est donc intéressant de les varier dans votre alimentation au quotidien.

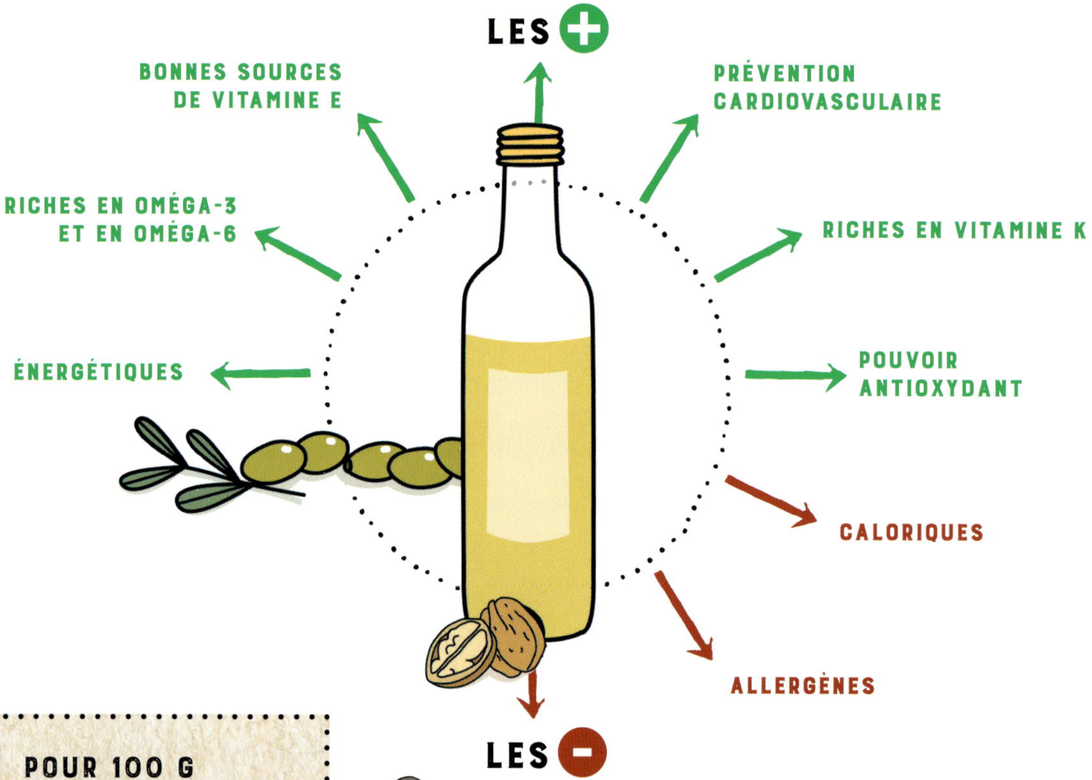

LES +
BONNES SOURCES DE VITAMINE E
PRÉVENTION CARDIOVASCULAIRE
RICHES EN OMÉGA-3 ET EN OMÉGA-6
RICHES EN VITAMINE K
ÉNERGÉTIQUES
POUVOIR ANTIOXYDANT
CALORIQUES
ALLERGÈNES
LES –

POUR 100 G D'HUILE VÉGÉTALE

- 900 kcal
- 100 g de lipides

Pour bien les choisir, préférez des huiles de première pression à froid. Le raffinage est en effet un processus de transformation chimique qui détruit une partie des nutriments bons pour la santé. Pour une huile d'olive, privilégiez une huile vierge extra de première pression à froid.

LES ATOUTS SANTÉ

• Une huile végétale dépend de la plante oléagineuse dont elle est extraite. Chaque huile a une composition nutritionnelle différente, notamment en **acides gras**. En fonction de cette composition, elles n'ont pas le même usage (cuisson ou assaisonnement), ni les mêmes atouts pour notre santé. Mais, toutes les huiles végétales contiennent naturellement des **antioxydants**, en plus ou moins grandes quantités, notamment la **vitamine E**.

• **L'huile d'olive :** elle est plébiscitée par le régime crétois. L'huile d'olive a beaucoup de qualités. Elle est très riche en antioxydants pour protéger le cholestérol sanguin contre l'oxydation. Elle semblerait aussi limiter les facteurs de risque des maladies cardiovasculaires. Seul bémol : elle contient très peu d'acide alpha-linolénique, un acide gras essentiel. Pour l'équilibrer, associez-la avec de l'huile de noix ou de colza. Véritable aliment santé, elle joue un rôle de **prévention pour de nombreuses maladies** : diabète, cholestérol… L'huile d'olive vierge, fabriquée à partir d'olives noires, est inscrite à la pharmacopée française. Elle est réputée comme un **laxatif** et un **cholérétique** : elle augmente la sécrétion de la bile. Une cure de huit jours, de temps en temps, d'une cuillerée à soupe d'huile d'olive le matin à jeun permet de **drainer le foie et la vésicule**. Elle exerce une **action protectrice** sur l'appareil digestif.

ATOUTS DES AUTRES HUILES

• **L'huile de noisette :** elle contient jusqu'à 90 % d'acides gras insaturés. Très digeste, elle aurait des effets contre l'épilepsie.

• **L'huile de noix :** nutritive, elle est aussi légèrement laxative et purgative. C'est une bonne source d'acide linoléique (oméga-6), d'acide alpha-linolénique (oméga-3) et de provitamine A.

• **L'huile de pépins de raisin** : on extrait des pépins de raisin une huile très concentrée en vitamine E et en acides gras indispensables à notre organisme. Cette huile est particulièrement bénéfique pour la protection du système cardiovasculaire. Les OPC (oligomères procyanidoliques) que l'on trouve dans les pépins de raisin sont des substances naturelles aux propriétés importantes. D'après des tests *in vitro*, la molécule d'OPC de pépins de raisin est dix mille fois plus puissante que la vitamine E pour lutter contre les radicaux libres.

• **L'huile de colza :** elle est très riche en acides gras insaturés, dont 60 % d'acides gras mono-insaturés, 32 % d'acides gras polyinsaturés dont de l'acide linoléique, précurseur de la famille des acides gras oméga-6. Attention : l'acide alpha-linolénique ne supporte pas la chaleur. Préférez l'huile de colza en assaisonnement.

• **L'huile de tournesol :** cette huile est intéressante pour l'apport en acides gras essentiels. Elle possède un potentiel antioxydant (vitamine E, composés phénoliques) non négligeable.

À ÉVITER SI

• Certaines personnes peuvent être **allergiques** à l'huile de tournesol ou d'arachide.

• De haute valeur énergétique, les personnes qui veulent **perdre du poids** doivent en consommer modérément.

L'HUÎTRE

Comme la moule ou la palourde, l'huître appartient à la famille des mollusques (des invertébrés à corps mou protégé par une coquille) bivalves, car elle possède une coquille double pouvant s'entrouvrir et se refermer. Les meilleurs mois pour la déguster sont les mois en « r » (de septembre à avril). C'est un aliment complet apprécié pour sa saveur iodée et sa chair délicate plus ou moins consistante.

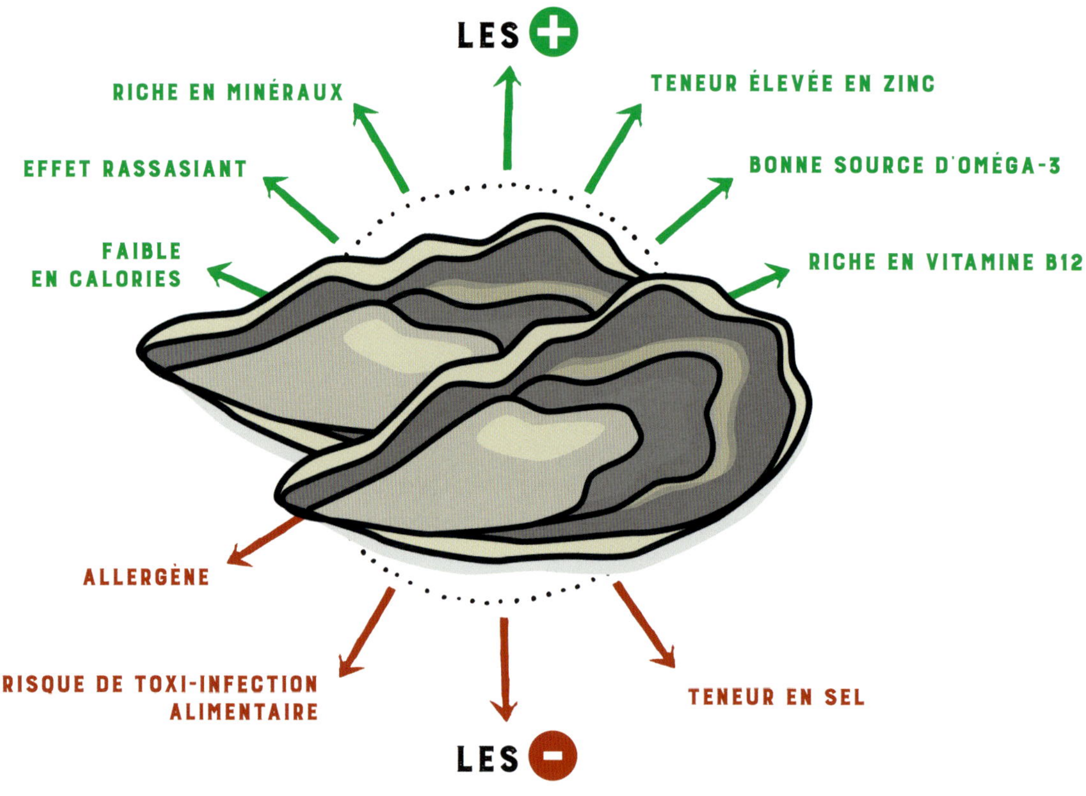

POUR 100 G D'HUÎTRES CREUSES CRUES

- 42,1 kcal
- 6,36 g de protéines
- 1,5 g de lipides
- 0,79 g de glucides

LES ATOUTS SANTÉ

- L'huître est bien pourvue en **minéraux**, surtout du sodium (580 mg pour 100 g), du potassium, du phosphore, du magnésium et du calcium, ainsi qu'en **oligoéléments** (iode, zinc, fer, cuivre, sélénium).
- Notons qu'elle contient beaucoup de **zinc** (21,3 mg pour 100 g), ce qui est considérable quand on sait que les apports journaliers recommandés en zinc sont de 15 mg pour un adulte. Cet oligoélément est aujourd'hui reconnu pour son action sur l'**immunité**, en particulier grâce à son rôle important au niveau du thymus.
- C'est aussi une bonne source de vitamines (B12, mais aussi B3, B9, C et E). À titre d'exemple, une seule huître apporte près de quatre fois les apports journaliers recommandés en **vitamine B12**, utile notamment à l'**entretien des cellules nerveuses**.
- Consommez-en avec modération si vous faites un régime. Une douzaine d'huîtres apportent 100 kcal et 3 g de lipides. La plupart de ces lipides sont des **oméga-3**, acides gras insaturés indiqués pour réduire la tension artérielle, diminuer le taux du mauvais cholestérol (LDL) et protéger ainsi des **maladies cardiovasculaires**.

ASTUCE POUR LES OUVRIR

Tenez l'huître dans le creux de la main (protégée d'un torchon ou d'un gant spécifique), valve creuse en dessous. Placez le pouce à 1 cm de la pointe du couteau (préférez un couteau spécifique qui protège le pouce des chocs contre la coquille). Introduisez la lame entre les coquilles aux deux tiers de l'huître, au niveau du muscle, à partir de la charnière. Coupez le muscle, puis soulevez la coquille supérieure. À déguster nature, arrosée d'un jus de citron ou de vinaigre à l'échalote.

À ÉVITER SI

- Vous faites un **régime sans sel strict**, en raison de sa teneur en sodium, ainsi qu'en cas d'insuffisance cardiaque ou rénale sévère.
- Certaines personnes peuvent y être **allergiques**.
- Si vous êtes enceinte, évitez de consommer des huîtres crues, souvent à l'origine de **toxi-infections alimentaires** par la transmission de virus (notamment de gastro-entérite).

Pour bien les choisir, qu'elles soient plates (Belon…) ou creuses (les plus courantes), à l'unité ou en bourriche, vérifiez toujours la date de conditionnement. Les mentions « fine » ou « spéciale » correspondent à l'indice de remplissage : les fines sont moyennement charnues alors que les spéciales sont bien en chair. Quant au numéro, il correspond à la taille de l'huître. Elles sont numérotées de 0 à 5 (5 pour la plus petite huître). Conservez-les peu de temps dans le bac à légumes du réfrigérateur ou dans un endroit frais entre 3 et 5 °C. Si vous les faites cuire, ne dépassez pas 10 minutes de cuisson.

LE KIWI

Réputé depuis 2 000 ans en Chine, le kiwi est apprécié aujourd'hui un peu partout. Avec un apport calorique modéré, rafraîchissant et acidulé, c'est un fruit gorgé de vitamines bien utiles durant l'hiver pour vous donner du tonus. Les kiwis produits en France sont commercialisés de novembre à mai. Ceux vendus durant l'été et au début de l'automne sont principalement importés de Nouvelle-Zélande.

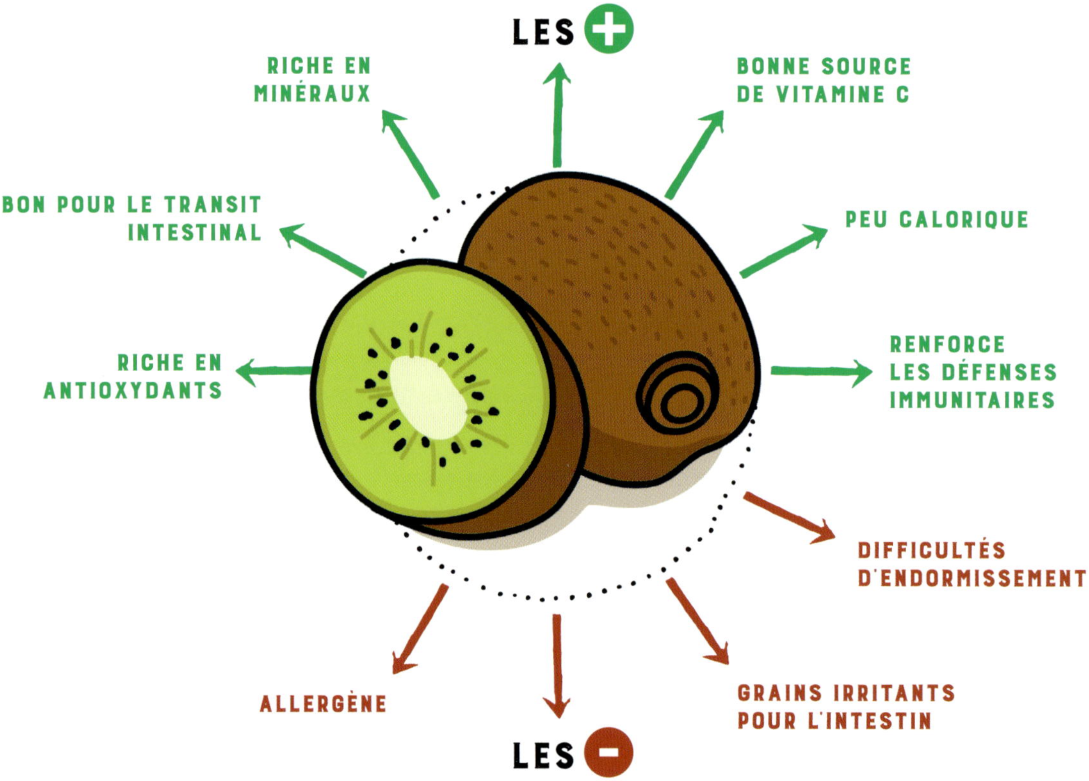

POUR 100 G DE KIWI

- 57,7 kcal
- 1,1 g de protéines
- 0,7 g de lipides
- 9,37 g de glucides
- 2,4 g de fibres

LES ATOUTS SANTÉ

• Le kiwi est un véritable concentré d'éléments nutritifs : des minéraux, **surtout du potassium** (270 mg pour 100 g), mais aussi du phosphore, du calcium et du magnésium, des oligoéléments (fer, cuivre, zinc, sélénium) et des vitamines (C, E, K, du groupe B, provitamine A).

• Pris le matin, le kiwi vous donnera un **véritable coup de fouet** dans la journée, en raison de sa **richesse en vitamine C** : près de 93 mg pour 100 g, plus que dans une orange de taille moyenne. Un seul kiwi vous apporte la dose journalière recommandée !

• Ce fruit est bien utile durant la période hivernale pour **renforcer les défenses immunitaires** et lutter contre les infections virales et bactériennes.

• Le kiwi est riche en **antioxydants** (vitamines E et C, polyphénols) utiles pour se protéger des radicaux libres, donc du vieillissement, et des maladies cardiovasculaires.

• Deux kiwis procurent plus de 5 g de fibres. Cette forte teneur favorise le bon fonctionnement du **transit intestinal**. Laxatif naturel, il est donc indiqué en cas de constipation.

• Vous pouvez en consommer si vous faites un régime, car il est **peu chargé en glucides** et il a un apport énergétique relativement faible. De plus, il a un pouvoir de satiété élevé.

RECONNU PAR LA SCIENCE

Le kiwi a un potentiel cardioprotecteur. Des chercheurs ont observé que la consommation de deux ou trois kiwis quotidiennement pendant un mois amenait à une diminution des triglycérides sanguins et de l'agrégation plaquettaire, deux facteurs de risque associés aux maladies cardiovasculaires.

À ÉVITER SI

• N'en prenez pas le soir, car il pourrait **vous empêcher de dormir**, en raison de sa teneur en vitamine C.

• Éliminez les petits grains irritants si vous souffrez de **colite** ou de **diverticulose**.

• Le kiwi peut provoquer chez certaines personnes une **réaction allergique** (crise d'urticaire, symptômes digestifs ou cardiovasculaires, œdème de Quincke...). Ces dernières années, plusieurs cas d'allergies croisées avec le latex et le pollen ont été rapportés. L'allergène en cause serait l'actinidine, une protéine contenue dans le kiwi.

Pour bien le choisir, vous pouvez le prendre immature, car il continue de mûrir après la récolte. Sa peau doit être bien tendue et exempte de meurtrissures. Trop dur, il peut être acide. Vous pouvez le conserver deux semaines à température ambiante. Pas besoin de l'éplucher, il suffit de le couper en deux et de le déguster à la petite cuillère comme un œuf à la coque.

LE LAIT

Écrémé, entier, parfumé… le lait a tout pour nous séduire. Ses vertus culinaires sont connues depuis l'Antiquité. Les protéines de lait ont par ailleurs des propriétés émulsifiantes et de gélification (crème anglaise…). Côté santé, le lait est très controversé ces dernières années. C'est pourtant un aliment aux vertus indéniables : il protège des infections, diminue le stress et l'hypertension.

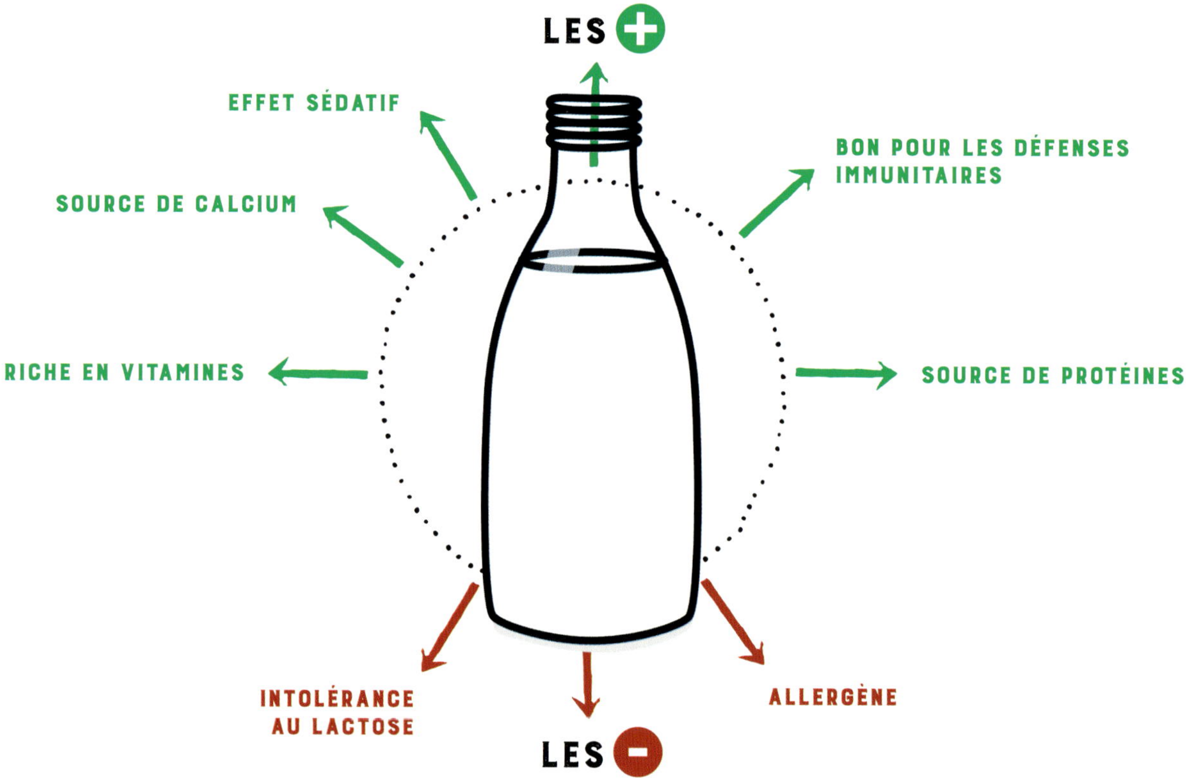

POUR 100 G DE LAIT DE VACHE (ENTIER UHT)

- 64,6 kcal
- 3,2 g de protéines
- 3,71 g de lipides
- 4,67 g de glucides

Pour bien le choisir, préférez le lait bio (label AB) issu de fermes où les animaux sont élevés selon les règles strictes de l'agriculture bio. Le lait frais pasteurisé se conserve sept jours au réfrigérateur, une fois ouvert, deux jours seulement. Le lait stérilisé UHT se conserve à 15 °C durant un mois et demi. Une fois ouvert, il ne se garde que trois jours au frais.

LES ATOUTS SANTÉ

• Le lait est riche en **vitamines** (provitamine A, D, K1, du groupe B) ; il renferme aussi des **oligoéléments** (fer, cuivre, zinc, manganèse, sélénium).

• Il contient aussi beaucoup de **minéraux** (calcium, phosphore, potassium, sodium, magnésium). C'est d'ailleurs **l'une des meilleures sources de calcium.** Il est particulièrement bien absorbé et assimilé par l'organisme. Le calcium est essentiel à la contraction musculaire ainsi qu'à la minéralisation des os et des dents, et participe à la prévention de l'ostéoporose (qui peut entraîner des fractures). Des études scientifiques ont montré que les réserves calciques osseuses devaient être constituées avant 30 ans pour limiter ultérieurement les risques d'ostéoporose. On compte 1 200 mg de calcium pour 1 l de lait entier de vache (l'apport journalier en calcium recommandé est d'environ 800 mg).

• Le lait est **riche en protéines de qualité,** surtout de la caséine, qui favorisent l'assimilation des minéraux (comme le calcium) et des oligoéléments.

• Parmi les lipides du lait, de nombreux composés aident à lutter contre les micro-organismes pathogènes et permettent de préserver la muqueuse intestinale, véritable barrière contre les microbes. On trouve notamment de la **lactoferrine** (une glycoprotéine de la famille des transferrines) qui va agir au niveau de la muqueuse intestinale et être en première ligne dans le système de **défense immunitaire**.

• Boire un verre de lait chaud avant de se coucher **favorise l'endormissement** (en raison du tryptophane, précurseur de la sérotonine).

• Certains composés du lait (comme les peptides) ont un effet antihypertenseur et auraient également un effet réducteur sur le stress, car ils auraient une action sur le système nerveux.

À ÉVITER SI

• Vous êtes **allergique** aux protéines du lait de vache ou **intolérant** au lactose.

LE SAVIEZ-VOUS ?

Qu'est-ce qui distingue l'intolérance au lactose de l'allergie au lait ?

Le lait n'est pas indigeste. Toutefois, certaines personnes ne tolèrent pas ou plus le sucre contenu dans le lait (le lactose), car elles ne fabriquent pas de lactase, l'enzyme digestive qui sert à digérer le lactose. Cette intolérance, déclenchée par le système digestif, n'entraîne pas de complication, contrairement à l'allergie aux protéines du lait, bien plus rare. Les probiotiques (micro-organismes vivants apportés soit par l'alimentation, soit par des compléments alimentaires) sont indiqués pour prévenir et traiter l'intolérance au lactose. Préférez le lait de chèvre ou d'autres produits laitiers, affinés et donc moins pourvus en lactose. On trouve autant de calcium (300 mg) dans 25 cl de lait que dans deux yaourts, 30 g d'emmental, 300 g de fromage blanc ou 40 g de fromage à pâte ferme.

LES LAITS VÉGÉTAUX

Lait d'amande, de noix, de coco, de soja, de châtaigne, de céréales (d'avoine, de riz)... les laits végétaux sont élaborés à base d'eau et d'ingrédients végétaux. Ces boissons sont appelées « laits » en raison de leur aspect laiteux. Sans lactose ni cholestérol, les laits végétaux sont une alternative au lait de vache, notamment pour les personnes qui ont une intolérance au lactose.

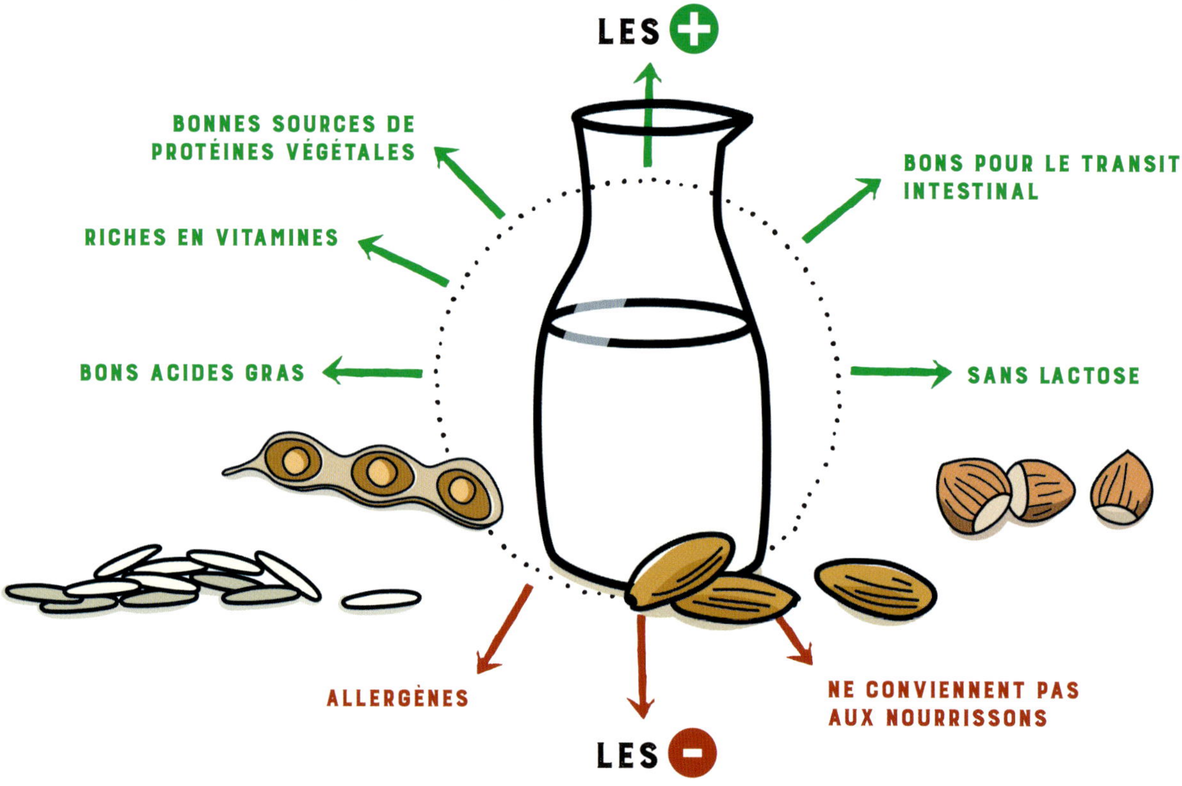

POUR 100 G DE LAIT VÉGÉTAL

Lait de soja
- 54 kcal
- 3,3 g de protéines
- 1,8 g de lipides
- 6 g de glucides
- 0,6 g de fibres

Lait de coco
- 230 kcal
- 2,3 g de protéines
- 24 g de lipides
- 6 g de glucides
- 2,2 g de fibres

LES ATOUTS SANTÉ

- Les laits végétaux sont riches en minéraux, particulièrement en **calcium** (surtout les laits de noisette, d'amande et de quinoa), en oligoéléments et en vitamines.
- Ils contiennent quasiment tous des **protéines végétales**, très bénéfiques pour l'organisme, notamment le lait de soja qui renferme tous les acides aminés essentiels. Il compte près de 3 % de protéines, autant que le lait de vache. En revanche, le lait de riz en est presque dépourvu.
- Ils sont tous **dépourvus de cholestérol**, sauf le lait de coco qui est naturellement riche en graisses saturées végétales. En revanche, ils ont des « bonnes graisses » : plus des deux tiers de leurs lipides sont insaturés.
- Les laits végétaux, surtout le lait de coco, de châtaigne, d'amande et de noisette, ont une **forte teneur en fibres**, bien utiles pour favoriser le transit intestinal.
- Ils sont digestes, car **dépourvus de lactose**, et donc recommandés aux personnes qui font une intolérance au lactose.
- Les trois laits végétaux les plus **riches en glucides** sont le lait d'avoine, le lait de riz et le lait de châtaigne.

RECONNU PAR LA SCIENCE

Des études montrent que le lait de soja aurait une action hypocholestérolémiante, c'est-à-dire qu'il réduit le taux du mauvais cholestérol (LDL) et pourrait diminuer les risques cardiovasculaires.

PROPRIÉTÉS PARTICULIÈRES

- **Le lait d'amande :** calorique mais digeste, il est recommandé dans les périodes de convalescence.
- **Le lait d'avoine :** tonifiant, il est riche en glucides complexes, en calcium et en fibres, et pauvre en acides gras saturés. Il aurait des propriétés régulatrices sur la glycémie.
- **Le lait de châtaigne :** très digeste et reminéralisant, il est une bonne source de calcium et de sucres lents. Il est conseillé pour combattre les acidités gastriques.
- **Le lait de coco :** parfait pour agrémenter les plats exotiques et les smoothies, il est riche en fibres et en oligoéléments (zinc, fer), mais il est difficile à digérer.
- **Le lait de noisette :** digeste, il est surtout réputé pour sa richesse en vitamines.
- **Le lait de quinoa :** il est riche en potassium, calcium et fer. Il a un goût particulier, apprécié pour certaines recettes.
- **Le lait de riz :** apprécié pour son goût un peu sucré, il est riche en sucres lents. Il contient aussi de la silice, constituant essentiel des os et des cartilages, qui permet la bonne fixation du calcium et du magnésium.
- **Le lait de soja :** il est le plus digeste. Il est réputé pour ses vertus antioxydantes ; cependant, il est dépourvu de vitamine D et peut s'avérer allergisant.

À ÉVITER SI

- En cas d'**allergie** à la plante dont le lait est issu.
- **Ne pas en donner aux nourrissons.**

LA LAITUE

Avec la mâche et la chicorée, la laitue constitue la troisième grande famille des salades. Il en existe plusieurs centaines de variétés : batavia (blonde, brune, iceberg...), laitue grasse (rougette, sucrine...), laitue à couper (comme la feuille de chêne), romaine, laitue beurre (blonde ou brune)... Avec près de 96 % d'eau, l'intérêt nutritionnel de la laitue repose sur son faible apport énergétique et ses teneurs en vitamines, minéraux et fibres.

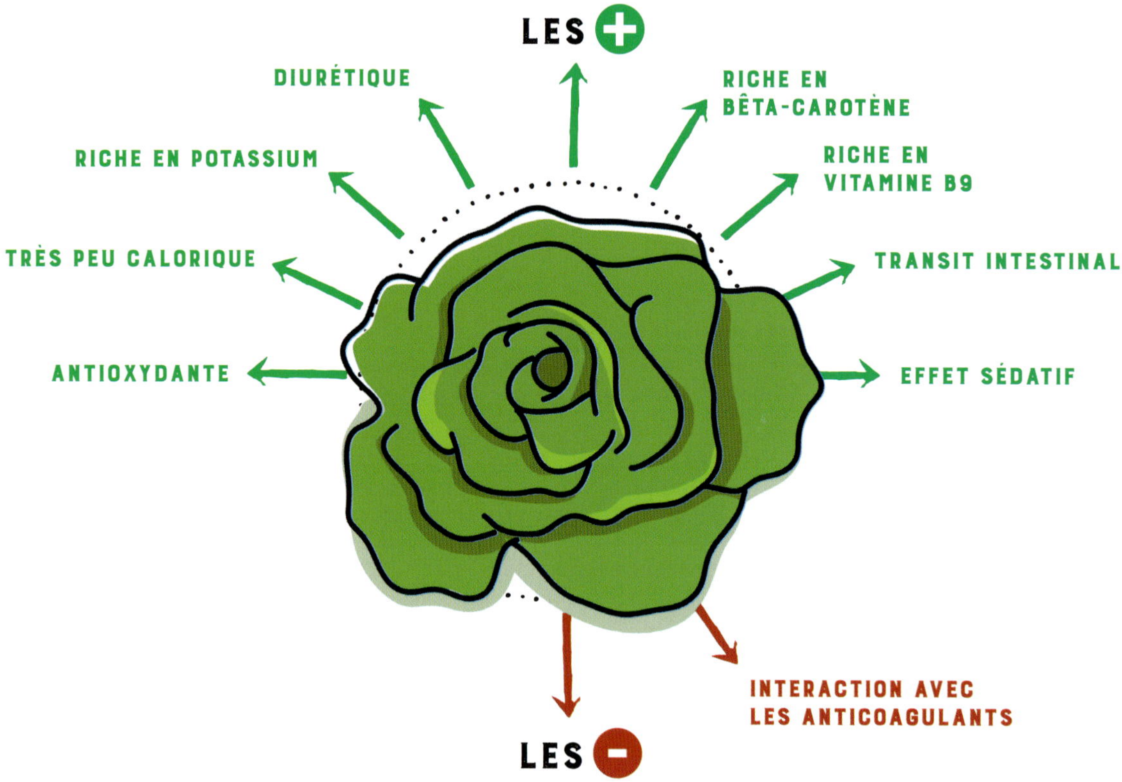

POUR 100 G DE LAITUE CRUE

- 13,6 kcal
- 1,34 g de protéines
- 0,2 g de lipides
- 1,39 g de glucides
- < 0,5 g de fibres

LES ATOUTS SANTÉ

• La laitue est riche en minéraux (calcium, sodium, magnésium, phosphore). On trouve **surtout du potassium** (175 mg pour 100 g), indispensable au bon fonctionnement cardiaque, car il agit comme un antihypertenseur. Notons aussi la présence d'oligoéléments (sélénium, fer, zinc, cuivre, manganèse).

• Autre atout : ses vitamines (provitamine A, B9, B3, B5, B6, C, E, K1). L'apport important de **vitamine B9** nécessaire à la formation des globules rouges joue un rôle de premier plan chez la femme enceinte, en prévention du risque de malformation neurologique du fœtus.

• La laitue renferme du bêta-carotène (2,32 mg pour 100 g) et des composés phénoliques aux **vertus antioxydantes**. Les teneurs sont différentes en fonction des variétés. En protégeant l'organisme contre les effets des radicaux libres, la laitue joue un rôle préventif contre les maladies liées au vieillissement.

RECONNU PAR LA SCIENCE

Selon une étude *in vitro*, certains composés de la laitue romaine auraient des effets neuroprotecteurs qui pourraient aider à prévenir l'apparition de certaines maladies neurodégénératives comme la maladie d'Alzheimer. Une étude sur les rats a montré qu'une diète comportant un cinquième de laitue pourrait diminuer le cholestérol sanguin.

Pour bien la choisir, ne prenez pas de laitue flétrie, jaunie ou noircie. Une laitue est fraîche si ses feuilles sont fermes et sa base bien blanche et non desséchée. La laitue est très fragile : elle ne se conserve que 48 heures dans le bac à légumes du réfrigérateur.

• **Très peu calorique**, la laitue a l'avantage de combler l'appétit si vous la prenez en accompagnement, mais seule aussi, en salade. Encore faut-il ne pas la noyer sous une sauce vinaigrette ou mayonnaise !

• Riche en fibres, la laitue régule le **transit intestinal** et facilite l'expulsion des gaz.

• **Diurétique**, elle aide à éliminer les toxines de l'organisme.

• Elle facilite le sommeil, car elle contient notamment du **tryptophane**, un acide aminé aux propriétés sédatives.

À ÉVITER SI

• Consommez-en avec modération si vous prenez un traitement à base d'**anticoagulants**, car la laitue est **riche en vitamine K1** (qui intervient dans le processus de coagulation du sang), pouvant interagir avec ces médicaments.

LE LAPIN

Le lapin est une viande maigre classée dans les volailles. Souvent délaissé, c'est pourtant un aliment diététique, peu calorique, qui convient notamment aux personnes qui font un régime ou aux diabétiques. Il contient peu de matières grasses et est riche en protéines. Pensez à l'inviter de temps en temps dans vos assiettes !

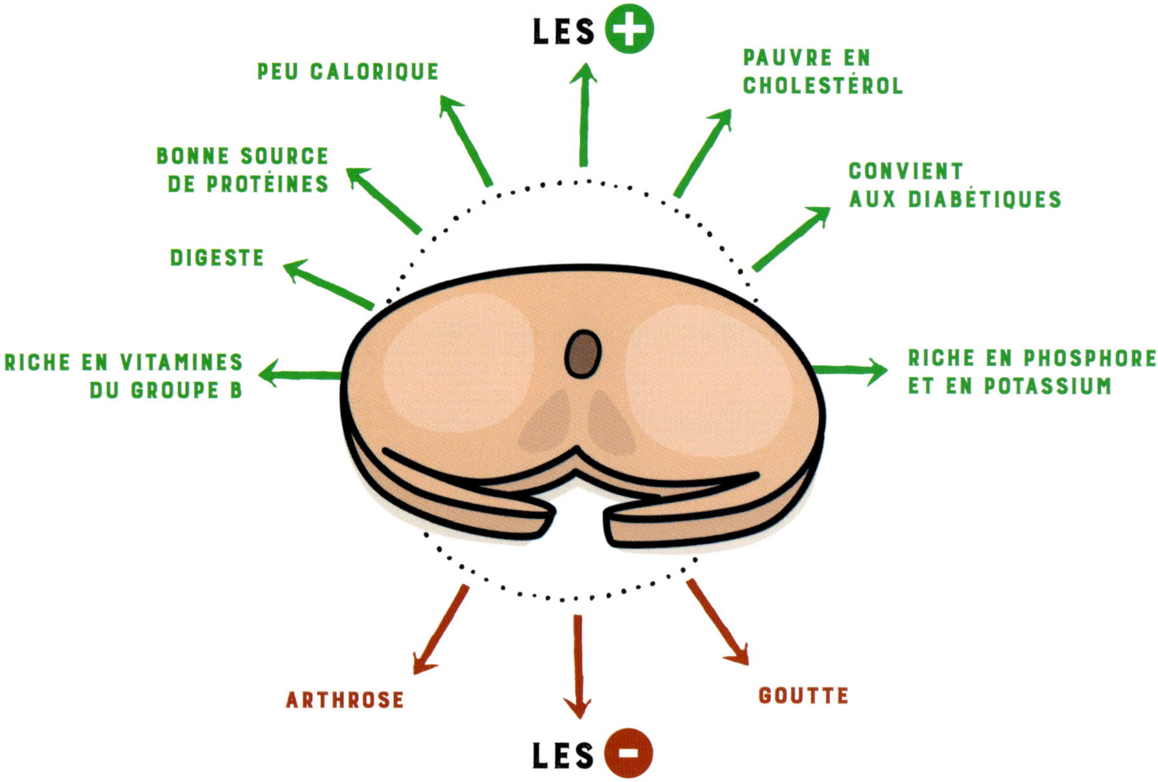

POUR 100 G DE LAPIN

- 165 kcal
- 20,5 g de protéines
- 9,2 g de lipides
- traces de glucides

LES ATOUTS SANTÉ

• Le lapin renferme des minéraux, surtout du **potassium** (340 mg pour 100 g), du **phosphore** (200 mg pour 100 g), mais aussi du sodium, du magnésium et du calcium, ainsi que des oligoéléments (zinc, sélénium, fer, cuivre) et des vitamines (E, B3, B2, B5, B9, B12). Même si sa teneur en fer (2,27 mg pour 100 g) est faible, il y en a plus que dans le poulet par exemple.

• Le lapin a un **bon profil lipidique** : 40 % des acides gras présents dans la viande de lapin sont des acides gras saturés (plus que dans le poulet, mais moins que dans les viandes rouges). 35 % sont des acides gras mono-insaturés, reconnus pour abaisser le taux de cholestérol total. Le reste est constitué d'acides gras polyinsaturés. On y trouve aussi des **oméga-3**, leur teneur dépend du mode d'élevage et de la cuisson. Il contient une faible quantité de cholestérol par rapport aux viandes rouges.

• La viande de lapin apporte environ 20 g de **protéines** pour 100 g. Les besoins en protéines chez l'adulte sont d'environ 1 g par kilo de poids et par jour, mais varient selon l'âge, le sexe et l'activité physique. Pensez donc au lapin !

RECONNU PAR LA SCIENCE

Une étude montre que les lipides extraits de la viande de lapin présentent une quantité d'acides gras capables de diminuer le taux de cholestérol sanguin. L'effet hypocholestérolémiant des lipides de la viande de lapin est supérieur à celui des autres viandes.

• Il est facile à digérer. Sa chair est tendre en raison de sa faible teneur en élastine.

• En outre, il ne contient aucun sucre, aliment donc particulièrement adapté pour les diabétiques.

À ÉVITER SI

• À consommer avec modération en cas de **goutte** ou d'**arthrose**, en raison de l'acide urique qui a un effet négatif sur les articulations et les ligaments.

Pour bien le choisir, achetez-le avec une chair rose et claire, de préférence un lapin fermier. Vous pouvez le conserver 48 heures au réfrigérateur. Ne le faites pas trop cuire, sinon sa chair sera molle et fibreuse. Sa chair n'ayant pas beaucoup de goût, ajoutez-y des épices, des herbes ou cuisinez-le avec de la moutarde ou en civet avec du vin.

LES LÉGUMES SECS

Haricots secs, pois secs, pois chiches, lentilles, pois cassés, fèves… les légumes secs sont connus depuis l'Antiquité. Disponibles toute l'année, ils servent à confectionner des plats familiaux équilibrés et bon marché. Côté santé, ils permettent de faire le plein de vitamines et contribuent à lutter contre les fringales et le surpoids.

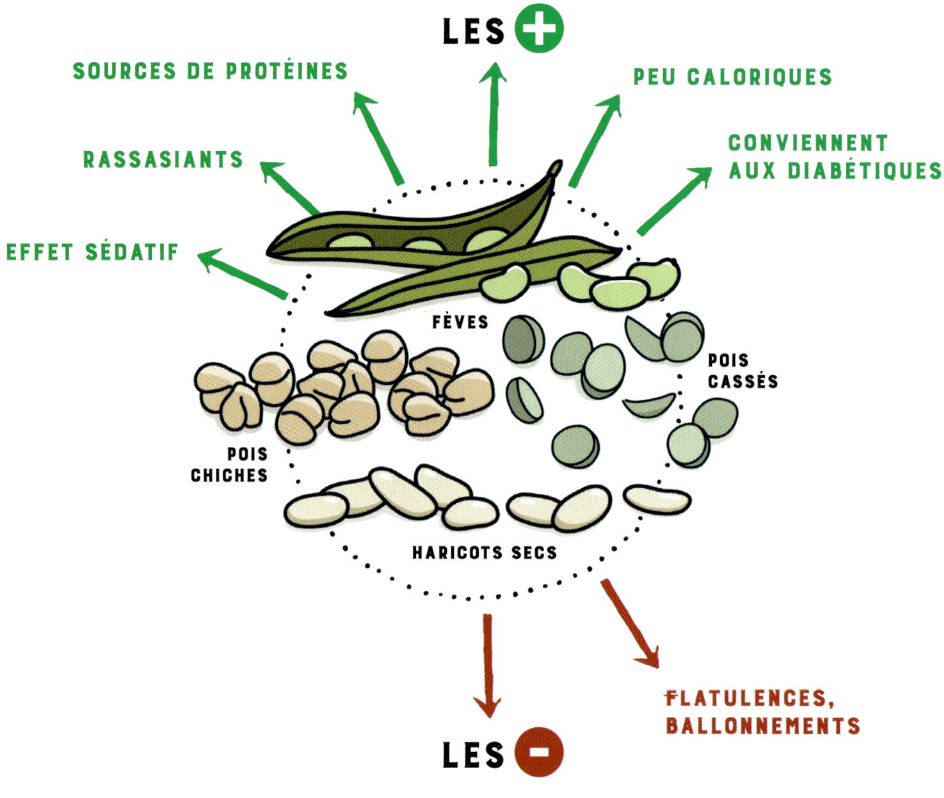

POUR 100 G DE POIS CHICHES

- 139 kcal
- 8,86 g de protéines
- 1,09 g de lipides
- 21,1 g de glucides
- 4,8 g de fibres

POUR 100 G DE POIS CASSÉS

- 121 kcal
- 8,5 g de protéines
- 1,09 g de lipides
- 14 g de glucides
- 10,6 g de fibres

POUR 100 G DE HARICOTS ROUGES

- 111 kcal
- 8,58 g de protéines
- 0,52 g de lipides
- 14,4 g de glucides
- 7,34 g de fibres

LES ATOUTS SANTÉ

• Ils renferment des **minéraux** (surtout du potassium, mais aussi du magnésium, du sodium et du calcium), des **oligoéléments** (manganèse, cuivre, zinc, sélénium, fer) et des **vitamines** (E, B9, provitamine A) avec des teneurs variables selon les légumes secs. Certains (comme les lentilles) apportent de bonnes doses de fer (de 1,7 à 2,8 mg pour 100 g cuits), bien utile pour **prévenir et soigner l'anémie**.

• **Riche en fibres**, les légumes secs sont indiqués pour faciliter le transit intestinal.

• Ils sont aussi **riches en protéines** que la viande ou le poisson. Mais celles-ci ne contiennent pas tous les acides aminés essentiels, d'où l'importance de les combiner, par exemple des haricots rouges avec du riz, des pois chiches avec de la semoule…

• Ils **rassasient** en apportant **peu de calories**. Leur consommation diminue les envies de sucreries et de grignotage. De plus, ils contiennent en général peu de lipides, sauf les pois chiches.

• Ils **facilitent le sommeil**. En effet, leurs sucres sont diffusés de façon progressive, ce qui favorise le taux de sérotonine dans l'organisme. Cette substance agit sur l'humeur et aide à réguler le sommeil.

• Stars des aliments à **index glycémique bas**, les légumes secs évitent les augmentations brutales de la glycémie et les pics d'insuline. C'est la raison pour laquelle les médecins les recommandent aux diabétiques et aux sportifs, pour éviter les baisses de régime.

À ÉVITER SI

• Ils ne sont **pas toujours digestes** et peuvent engendrer des flatulences, des ballonnements ou autres douleurs abdominales. Pour faciliter leur digestion, faites-les tremper avant la cuisson ou consommez-les en purée.

LES DIFFÉRENTS LÉGUMES SECS

- **Les fèves :** ce sont de grosses graines aplaties, de couleur jaunâtre. On les retrouve notamment dans le cassoulet.
- **Les haricots secs :** les graines sont allongées, réparties en plusieurs types. On trouve les flageolets (verts, petits, en forme de rein), les lingots (grosses graines brillantes), les cocos (gros grains presque ronds, blancs ou roses) et les haricots noirs.
- **Les lentilles :** les graines sont de différentes couleurs (voir page suivante).
- **Les pois cassés :** ce sont des petites graines arrondies, ridées ou lisses, de couleur verte. Ces pois, une fois secs, sont débarrassés de leur enveloppe. Ils se divisent en deux cotylédons hémisphériques.
- **Les pois chiches :** les graines sont rondes et ridées de couleur brun clair. On les retrouve notamment dans le couscous.

LA LENTILLE

Connue depuis la nuit des temps, la lentille est une graine de légumineuses. Elle est disponible durant toute l'année. Verte, blonde, rouge ou rosée, il en existe différentes variétés. C'est un aliment complet, nutritif, pratique et facile à cuisiner, n'hésitez donc pas à l'inclure dans vos repas.

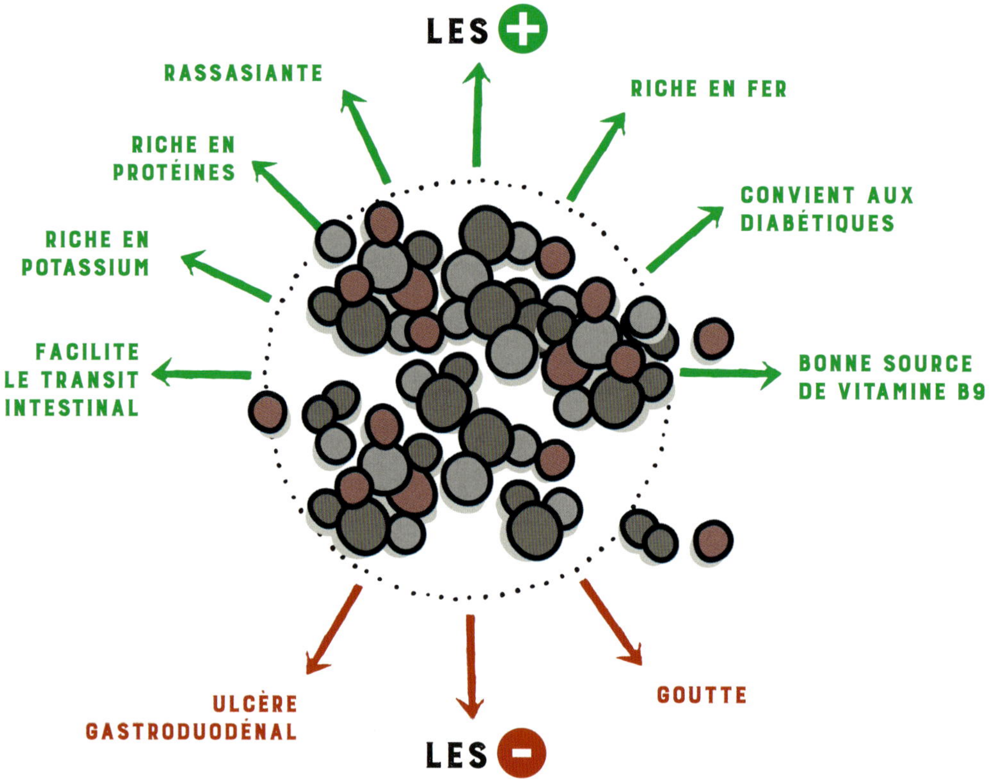

POUR 100 G DE LENTILLES CUITES

- 112 kcal
- 8,1 g de protéines
- 0,55 g de lipides
- 16,6 g de glucides
- 4,2 g de fibres

Pour bien les choisir, les lentilles doivent être lisses, entières et intactes, avec une couleur franche et une peau brillante. Veillez surtout à ce qu'elles n'aient pas commencé à germer. Conservez-les dans une boîte hermétique à l'abri de la chaleur et de la lumière.

LES ATOUTS SANTÉ

• C'est une **bonne source de minéraux**, surtout du potassium (229 mg pour 100 g de lentilles cuites), mais aussi du phosphore, du sodium, du magnésium et du calcium, d'**oligoéléments** (zinc, fer, manganèse, cuivre, sélénium) et de **vitamines** (E, B9, B3, B5, K1). Elles sont conseillées aux femmes enceintes en raison de leur teneur élevée en vitamine B9, importante pour la croissance et le développement du fœtus.

• Elles ont une **forte teneur en protéines végétales** et conviennent bien aux végétariens. Comme leur taux de méthonine, un acide aminé essentiel, est faible, il est conseillé de les associer à un produit céréalier à base de blé, de riz ou de soja.

• Une portion de 100 g de lentilles cuites apporte 112 kcal. Elles ont l'avantage d'avoir une assimilation lente et un **pouvoir rassasiant** non négligeable, grâce notamment à leurs glucides complexes et à leur richesse en fibres, alors ne vous en privez pas ! Dans 200 g de lentilles cuites, il y a plus de 8 g de fibres, soit le tiers de nos besoins quotidiens (de 25 à 30 g sont conseillés par jour pour un adulte). De plus, les fibres solubles peuvent contribuer à la prévention des maladies cardiovasculaires, en diminuant notamment l'absorption des acides biliaires.

• Les lentilles ont un index glycémique très faible (25 pour les lentilles vertes, 30 pour les lentilles brunes), favorisant ainsi la satiété et **limitant la sécrétion d'insuline** par l'organisme. Les lentilles peuvent donc être consommées par les personnes ayant du diabète.

ACHETEZ FRANÇAIS

Préférez les petites lentilles produites en France : verte du Berry, lentillon de Champagne, blonde de Saint-Flour ou encore la lentille verte du Puy. Très réputée, cette dernière s'est distinguée par une AOP (appellation d'origine protégée) depuis 1996. D'une saveur exceptionnelle, elle a une maturation très rapide, une très bonne tenue à la cuisson, et surtout, elle cuit relativement vite.

• Riches en fer, elles sont conseillées en cas d'**anémie** ou de règles importantes.

• Elles ont une teneur intéressante en **antioxydants** (flavonoïdes...) connus dans le cadre de la réduction du taux de triglycérides sanguins.

À ÉVITER SI

• Elles sont plus digestes que d'autres légumineuses, mais mieux vaut quand même les rincer avant cuisson. Jetez l'eau de trempage et ajoutez du sel en fin de cuisson pour éviter qu'elles ne durcissent.

• Les lentilles seraient contre-indiquées pour les personnes souffrant d'**ulcère gastroduodénal.**

• Elles sont aussi déconseillées pour celles souffrant de **goutte** en raison de leur teneur en acide urique. En effet, quand le taux d'acide urique dans le sang augmente, il existe un risque élevé de faire une crise de goutte.

LA MANGUE

Il existe de nombreuses variétés qui diffèrent par la couleur de leur épiderme et de leur chair, mais aussi par leur texture et leur parfum. Ce fruit exotique, bien pourvu en vitamines antioxydantes, est sans surcharge calorique. Vous le trouverez toute l'année à déguster cru, en salade, dans des pâtisseries, des sorbets et même en accompagnement d'un poisson ou d'une volaille.

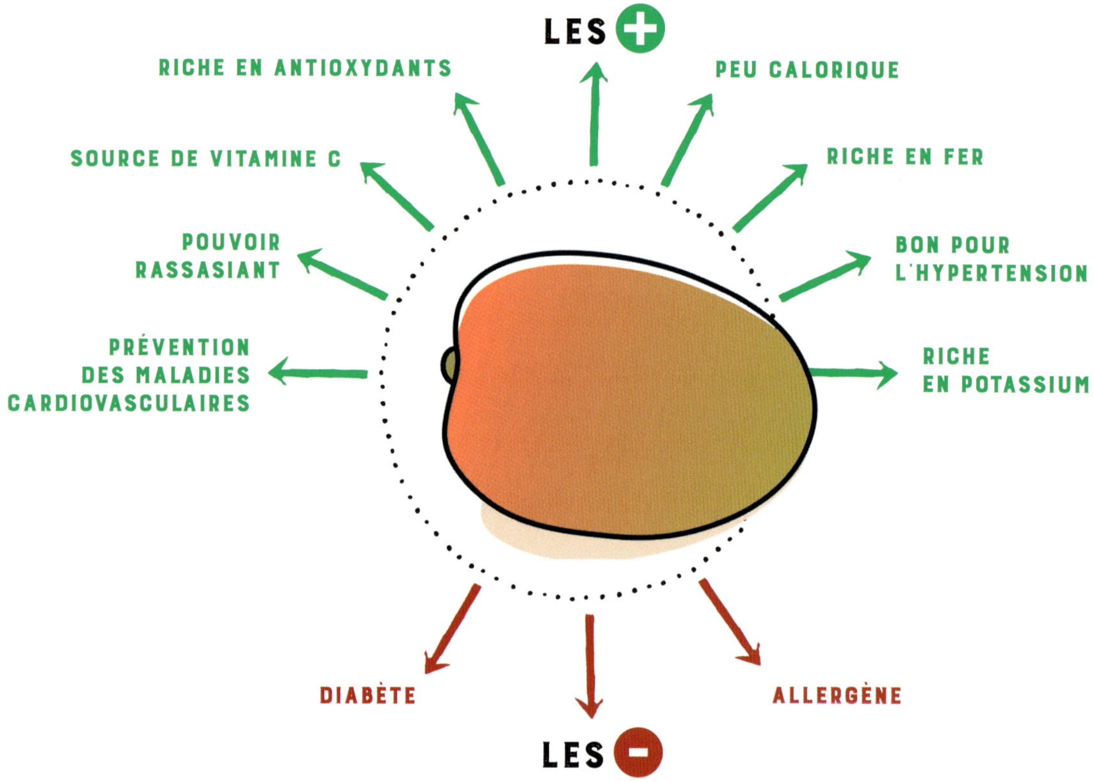

POUR 100 G DE MANGUE

- 63,5 kcal
- 0,7 g de protéines
- 0,2 g de lipides
- 13,6 g de glucides
- 1,76 g de fibres

LES ATOUTS SANTÉ

• La mangue est réputée pour sa teneur exceptionnelle en vitamines : **vitamine C** (37 mg pour 100 g), **vitamine E** (elle en contient plus que la plupart des autres fruits frais) et **provitamine A** (1,22 mg pour 100 g). Elle est donc indiquée pour les personnes dont les besoins sont accrus en ces vitamines : femmes enceintes, fumeurs, personnes âgées... Une demi-mangue couvre les besoins quotidiens en bêta-carotène. C'est l'un des fruits qui en est le mieux pourvu. Le taux augmente avec la coloration rouge foncé du fruit et avec son degré de maturité. La mangue a donc des **propriétés antioxydantes** bien utiles, notamment en prévention du risque de maladies cardiovasculaires.

• Elle est également bien pourvue en minéraux, **surtout du potassium** (180 mg pour 100 g), mais aussi du phosphore, du magnésium et du calcium. **Pauvre en sodium** (2 mg pour 100 g), elle est conseillée pour les personnes qui cherchent à faire baisser leur tension artérielle. Elle contient aussi des oligoéléments (manganèse, cuivre, zinc). Elle est particulièrement riche en **fer**. Un fruit intéressant pour les femmes enceintes, pour celles qui ont des règles abondantes ou pour les adolescentes.

• La mangue contient aussi des **polyphénols**. Leur capacité antioxydante permet de protéger les cellules du corps des dommages causés par les radicaux libres. Leur quantité et leur composition diffèrent selon les variétés.

• C'est un fruit **modérément calorique**.

• Ses fibres bien tolérées favorisent un bon **transit intestinal**. Les fibres solubles sont surtout sous forme de pectine, ce qui donne à la mangue un effet de satiété. Plus le fruit est mûr, plus la teneur en fibres augmente.

Pour bien la choisir, ne vous fiez pas à sa couleur et testez plutôt sa souplesse d'une légère pression du doigt. Elle doit être souple, mais pas molle. Récoltée avant la fin de sa maturité, elle mûrit bien à température ambiante. Ne la mettez surtout pas au réfrigérateur. Une fois mûre, consommez-la rapidement.

RECONNU PAR LA SCIENCE

Des études montrent que la mangue contient de la mangiférine (un xanthonoïde) qui aurait des vertus bénéfiques contre le diabète, le stress oxydatif et l'hypercholestérolémie. Mais la mangue en renferme relativement peu.

Une étude publiée en 2006 dans le *Journal of Nutrition* montre que le jus de mangue posséderait des vertus anticancer sur certaines cellules.

À ÉVITER SI

• Certaines personnes peuvent faire une **allergie** à la mangue.

• Pour les **diabétiques**, il est recommandé de la consommer en fin de repas afin d'atténuer la vitesse de pénétration de ses sucres.

LE MELON

Le melon de type charentais est le plus courant sur nos étals. Mais il existe de nombreuses autres variétés : jaune ou vert, bien rond ou légèrement ovale, à chair orangée ou verte. Parfumé, sucré et désaltérant, c'est une véritable gourmandise d'autant plus appréciée que sa légèreté et sa faible valeur calorique lui permettent d'être invité dans nos assiettes en entrée comme en dessert. En outre, il recèle plus d'un trésor pour notre santé.

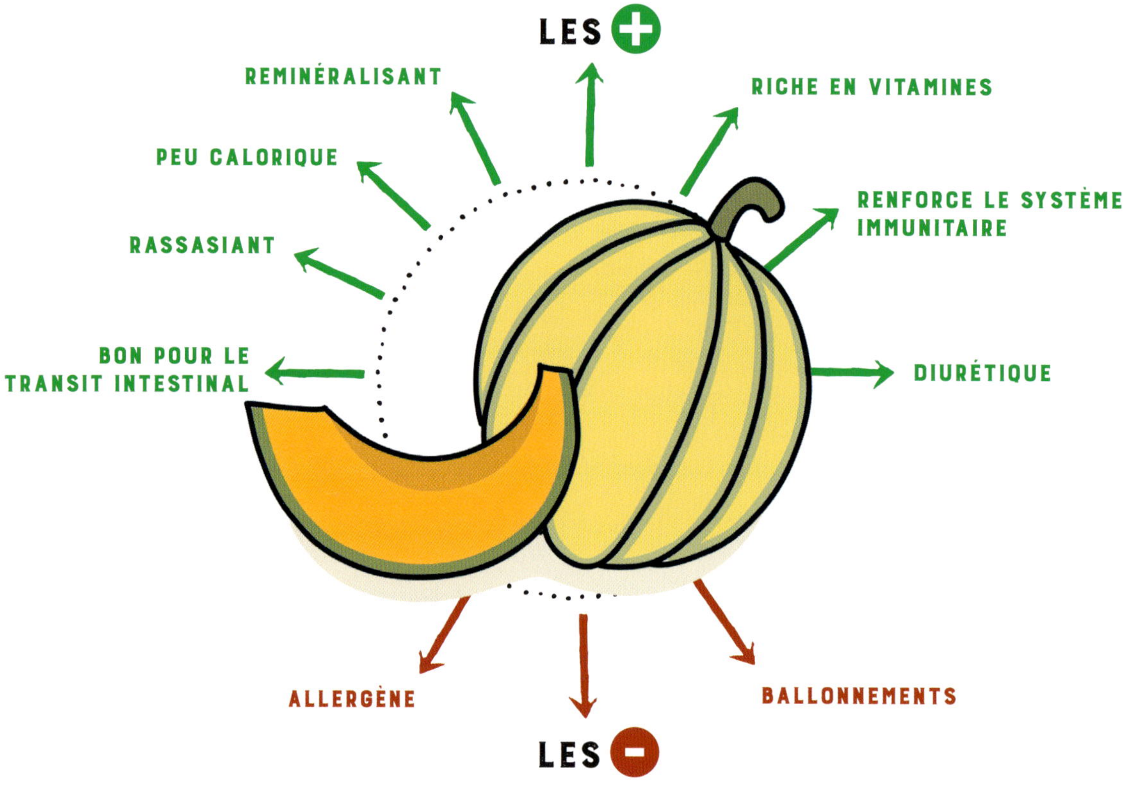

POUR 100 G DE MELON

- 32,1 kcal
- 0,71 g de protéines
- 0,14 g de lipides
- 6,49 g de glucides
- 0,85 g de fibres

LES ATOUTS SANTÉ

• Le melon regorge de **potassium** (à raison de 329 mg pour 100 g), il contient d'autres minéraux (calcium, magnésium, phosphore, sodium) et des **oligoéléments** (manganèse, fer, cuivre, zinc, sélénium).

• C'est aussi une bonne source de **vitamines**. Avec la mangue et l'abricot, le melon fait partie des fruits qui contiennent le plus de **bêta-carotène** : 100 g permettent de couvrir la moitié de l'apport quotidien conseillé. Lemelon (surtout à chair coloré) contient aussi de la **vitamine C**. Ce duo d'**antioxydants** (vitamine C et provitamine A) protège notre organisme d'un vieillissement cellulaire prématuré, limite les risques de développer certains cancers et neutralise le stress oxydatif agresseur de nos artères, prévenant ainsi les maladies cardiovasculaires.C'est une bonne source de vitamine B9, indiquée aux femmes enceintes pour le bon développement du fœtus.

• Vous pouvez consommer ce fruit au pouvoir rassasiant élevé sans culpabiliser, car le quart d'un melon fournit seulement 32 kcal. Contrairement à ce que sont goût sucré pourrait laisser croire, il se situe en effet parmi **les fruits les moins riches en sucre**, avec une teneur moyenne de 6 g pour 100 g.

LE SAVIEZ-VOUS ?
Si vous en cultivez dans votre jardin, tournez-le d'un quart de tour tous les deux jours dès qu'il commence à grossir, pour qu'il soit bien sucré et atteigne une maturité uniforme.

Pour bien le choisir, soupesez-le : plus il est lourd, plus il est sucré. Son écorce doit être souple. Observez son pédoncule : il doit être craquelé et se détacher facilement (indice de maturité). Sentez-le : il doit être parfumé, mais sans sentir trop fort. Attention, il existe de véritables trafics avec les melons. Certains producteurs peu scrupuleux n'hésitent pas à leur faire des piqûres pour leur donner plus de goût. Il se conserve une semaine au frais, dans une boîte hermétique afin que son odeur ne se propage pas aux autres aliments.

• **Diurétique**, riche en potassium, mais surtout en eau (91 %), le melon favorise l'élimination des toxines. Il est indiqué en cas de rétention d'eau, car le potassium favorise l'élimination hydrique.

• Riche en fibres solubles, il est conseillé pour réveiller les **intestins paresseux**. Elles absorbent l'eau contenue dans le tube digestif, ce qui augmente le volume des selles et stimule les contractions de l'intestin. Le melon est efficace contre la constipation.

À ÉVITER SI

• Certaines personnes sont **allergiques** au melon.

• À consommer avec modération si vous avez les **intestins sensibles**, car ces fibres peuvent être irritantes et provoquer des **ballonnements**.

LE MIEL

Les miels varient par leur consistance, leur couleur, leur saveur… non seulement à cause des fleurs que les abeilles vont butiner, mais aussi en fonction du sol, de l'exposition et de la manière dont ils sont préparés. Grâce à ses antibiotiques naturels, le miel permet de lutter contre les allergies, les infections et même certains problèmes cutanés.

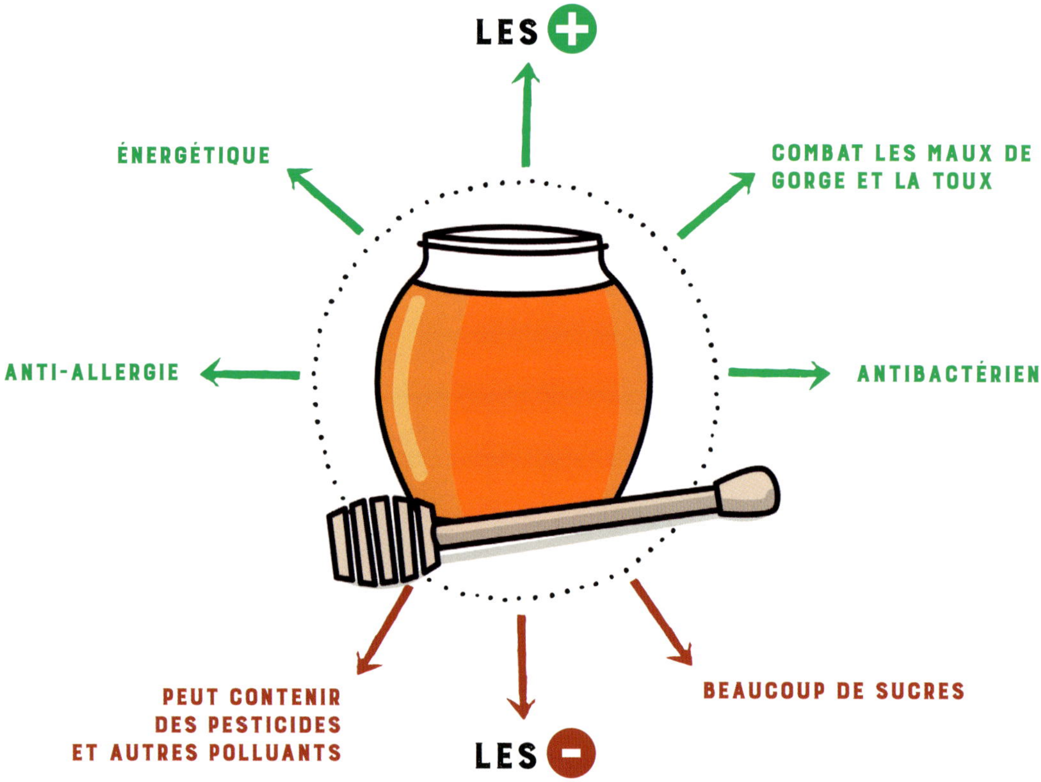

POUR 100 G DE MIEL

- 327 kcal
- 0,39 g de protéines
- 0,06 g de lipides
- 81,1 g de glucides
- 0,06 g de fibres

LES ATOUTS SANTÉ

• **Très énergétique**, le miel est composé aux trois quarts de glucides (saccharose, glucose et fructose), le reste étant essentiellement de l'eau. Il renferme de petites quantités de minéraux (potassium, magnésium, phosphore, calcium, sodium) et d'oligoéléments (manganèse, fer, cuivre, zinc, sélénium), et les vitamines sont quasi absentes.

• Chaque miel a ses particularités, mais tous ont des propriétés **antiseptiques**.

À CHAQUE MIEL, SES BIENFAITS !

• **Le miel d'acacia** est considéré comme un régulateur intestinal ; il est recommandé pour les jeunes enfants. On l'utilise pour sucrer tisanes et yaourt.

• **Le miel de châtaignier** est réputé bénéfique pour la circulation sanguine. Il est plus riche en micronutriments (potassium, magnésium, manganèse…), c'est pourquoi il est conseillé aux personnes fatiguées et surmenées.

• **Le miel d'eucalyptus** est indiqué en cas de rhumes, dans une infusion ou un jus de citron.

• **Le miel de pissenlit** a une action diurétique. Il entre dans la composition de nombreux miels de montagne.

• **Le miel de sapin**, riche en oligoéléments, est antianémique, antiseptique et diurétique.

Pour bien le choisir, ne prenez surtout pas de miel qui a été chauffé : ce processus détruit les enzymes. Soyez très vigilant, car certains produits de mauvaise qualité contiennent du sucre ajouté. Lisez bien les étiquettes et vérifiez les mentions « miel obtenu par simple centrifugation mécanique » ou « miel obtenu par extraction à froid », garantissant un miel extrait naturellement.

À ÉVITER SI

• Si vous en connaissez la provenance, évitez les miels produits dans des ruches situées à proximité des grands axes routiers ou autre zone polluée (usines, cultures intensives…). Achetez de préférence votre miel dans les boutiques de diététique ou spécialisées dans la vente de miel.

• À consommer avec modération en cas de **régime**, en raison de sa forte teneur en glucides.

RECONNU PAR LA SCIENCE

Parmi tous les miels, un miel en particulier suscite l'intérêt de nombreux scientifiques. Il s'agit du miel de manuka, un arbrisseau néozélandais. Il aurait une forte concentration en méthylglyoxal, une molécule aux propriétés antibactériennes et anti-inflammatoires remarquables, mis en évidence en 2008 par des chercheurs allemands. Dans ce miel, le méthylglyoxal peut atteindre 850 mg/kg. Dans d'autres miels, il n'est présent qu'à hauteur de 10 mg/kg environ. Une découverte prometteuse pour inhiber les bactéries même les plus résistantes.

LA MÛRE

À la fin de l'été, partez à la cueillette des mûres sauvages dans les haies de ronces. Les mûres cultivées, elles, sont plus sucrées mais moins parfumées. De la famille des Moracées, le mûrier est un arbre rustique cultivé pour ses fruits acidulés-sucrés. D'un rouge noirâtre, la mûre est formée de carpelles rassemblés, modifiés en petites drupes appelées « drupéoles » et qui restent adhérentes au réceptacle floral. Sa composition nutritionnelle est très intéressante.

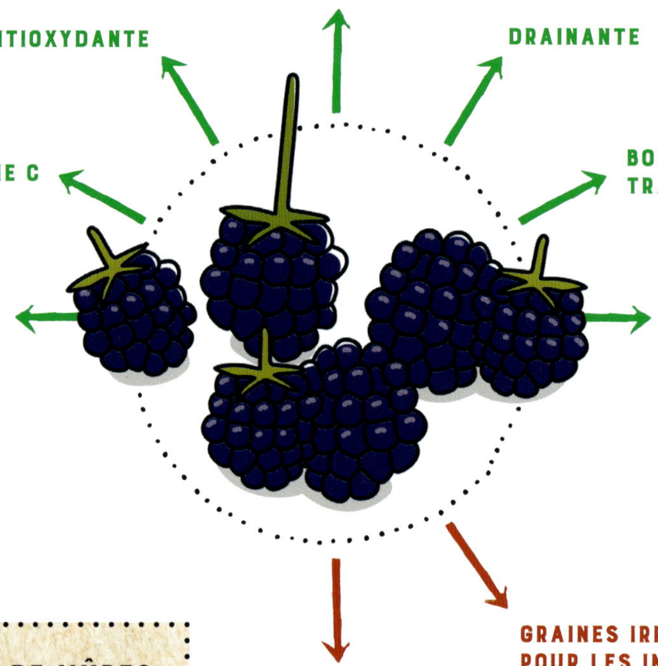

POUR 100 G DE MÛRES FRAÎCHES (DE RONCE)

- 45,4 kcal
- 0,9 g de protéines
- 0,2 g de lipides
- 6,02 g de glucides
- 6,6 g de fibres

Pour bien les choisir, vérifiez qu'elles sont entières et sans traces de moisissure. Elles sont presque molles à bonne maturité. Fragiles, vous pouvez les conserver trois jours dans le bac à légumes du réfrigérateur.

LES ATOUTS SANTÉ

• La mûre fournit un **large éventail de minéraux** (potassium, calcium, phosphore, magnésium, sodium) et d'oligoéléments (fer, manganèse, zinc, cuivre). Le jus de mûres notamment apporte une bonne quantité de fer.

• Elle est riche en vitamines du groupe B, provitamine A, E, mais surtout en **vitamine C** (15 mg pour 100 g).

• Son intérêt nutritionnel vient de la présence de polyphénols aux **propriétés antioxydantes**, utiles pour neutraliser les radicaux libres et impliqués dans la prévention des maladies cardiovasculaires et de certains cancers.

• Pour améliorer la **circulation sanguine** et soulager la sensation de jambes lourdes, mangez des mûres et autres fruits de couleur violette, comme les cassis ou les myrtilles. Cette propriété est due aux anthocyanes, qui facilitent notamment le retour veineux.

RECONNU PAR LA SCIENCE

Une étude *in vitro* a montré que, parmi plusieurs petits fruits, la mûre est en tête pour contrer l'oxydation du mauvais cholestérol (LDL).

Des études ont indiqué que les anthocyanidines extraites des mûres protègent les cellules intestinales de l'oxydation.

• Sa **richesse en fibres** bien tolérées (en particulier des pectines) lui permet de favoriser le transit intestinal. Les mûres sauvages sont plus riches en fibres que les mûres cultivées.

À ÉVITER SI

• Vous avez les **intestins fragiles**, car les graines peuvent s'avérer irritantes.

LE SAVIEZ-VOUS ?

La mûre désigne deux fruits : le fruit du mûrier sauvage ou cultivé (petit fruit de la ronce du genre *Rubus*) et le fruit du mûrier noir (du genre *Morus*, l'arbre des vers à soie). Le goût de la mûre sauvage est plus parfumé que celui de la mûre de culture, plus douce et acidulée.

Dans la mythologie grecque, le mûrier est issu du sang des Titans répandu au cours de leur lutte contre les dieux. Les Grecs appelaient ce fruit *sykamion* et le consommaient en sirop contre le mal de gorge.

Dans le Nord-Pas-de-Calais et en Haute-Savoie, la mûre est aussi appelée « mûron » ou « meuron ».

LA MYRTILLE

Riche en eau (83 %), très parfumée et juteuse, la myrtille donne une note acidulée à vos pâtisseries, yaourts ou coulis. Vous pouvez en ajouter quelques-unes mixées dans un pâté maison ou dans la farce des volailles. Utilisée depuis toujours, elle est également réputée pour ses propriétés désinfectantes, antiseptiques et astringentes.

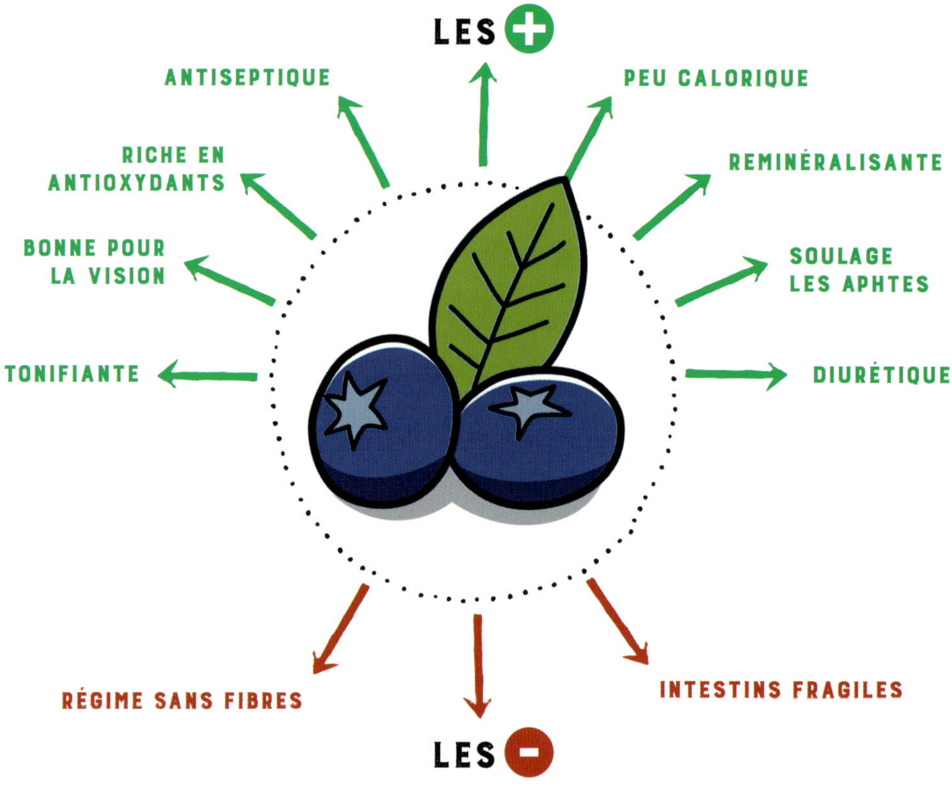

POUR 100 G DE MYRTILLES

- 60,2 kcal
- 0,64 g de protéines
- 0,24 g de lipides
- 11,6 g de glucides
- 2,47 g de fibres

LES ATOUTS SANTÉ

- Désaltérante et rafraîchissante, la myrtille est un fruit **peu calorique et modérément sucré**, qui convient donc aux personnes surveillant leur poids. Pensez à en prendre nature ou en confiture.

- C'est une **source de divers minéraux** (potassium, phosphore, calcium, magnésium), d'oligoéléments (fer, zinc) et de vitamines (C, E, du groupe B).

- Elle contient **plusieurs types d'antioxydants** dont des **anthocyanes** (polyphénols). Ces pigments, responsables de la couleur bleue de la myrtille, ont de multiples atouts. Comme tous les antioxydants, ils protègent l'organisme du vieillissement, des maladies cardiovasculaires et de certains cancers. Les anthocyanes stimulent entre autres la synthèse de la rhodopsine (essentielle pour la vision de nuit). C'est pourquoi la myrtille est réputée pour son **action sur la vision**, en cas de fatigue oculaire ou pour améliorer la vision nocturne.

Pour bien la choisir, prenez-la intacte, sans meurtrissures sur la peau. Sa maturité se repère à son arôme et à sa couleur bleu soutenu. C'est un fruit fragile qui se consomme rapidement.

- Elle est riche en **fibres bien tolérées**. Les baies séchées sont conseillées en cas de flatulences ou de diarrhée légère.

- Le jus de myrtilles est indiqué en gargarismes pour **soigner les aphtes**.

- **Antibiotique naturel**, elle protège l'organisme contre les infections.

À ÉVITER SI

- Vous avez les **intestins fragiles**, car la myrtille peut s'avérer irritante.

- Vous faites un **régime sans fibres**, car sa teneur est très forte.

RECONNU PAR LA SCIENCE

En 2010, des études (menées par le USDA Human Nutrition Center) ont montré que la myrtille arrivait en tête parmi quarante fruits et légumes frais pour les propriétés antioxydantes.

Une étude finlandaise (décembre 2014) a conclu que les myrtilles sauvages *(Vaccinium myrtillus)* peuvent neutraliser une alimentation riche en graisses grâce à leur forte concentration en polyphénols.

Plus récemment, une autre étude (publiée en 2015 dans le *Journal of the Academy of Nutrition and Dietetics*), réalisée par des chercheurs de l'université de Floride, a mis l'accent sur les bénéfices d'une consommation journalière de myrtilles pour prévenir les risques d'hypertension artérielle chez les femmes ménopausées.

LE NAVET

Le navet est une racine de la famille des Brassicacées, comme les choux. Aujourd'hui, une trentaine de variétés sont inscrites au Catalogue officiel français des espèces et variétés potagères, mais seulement quelques-unes d'entre elles sont répandues. Cette racine gorgée d'eau n'est pas aussi fade que sa réputation le laisse entendre. De plus, c'est un allié pour passer l'hiver en pleine forme !

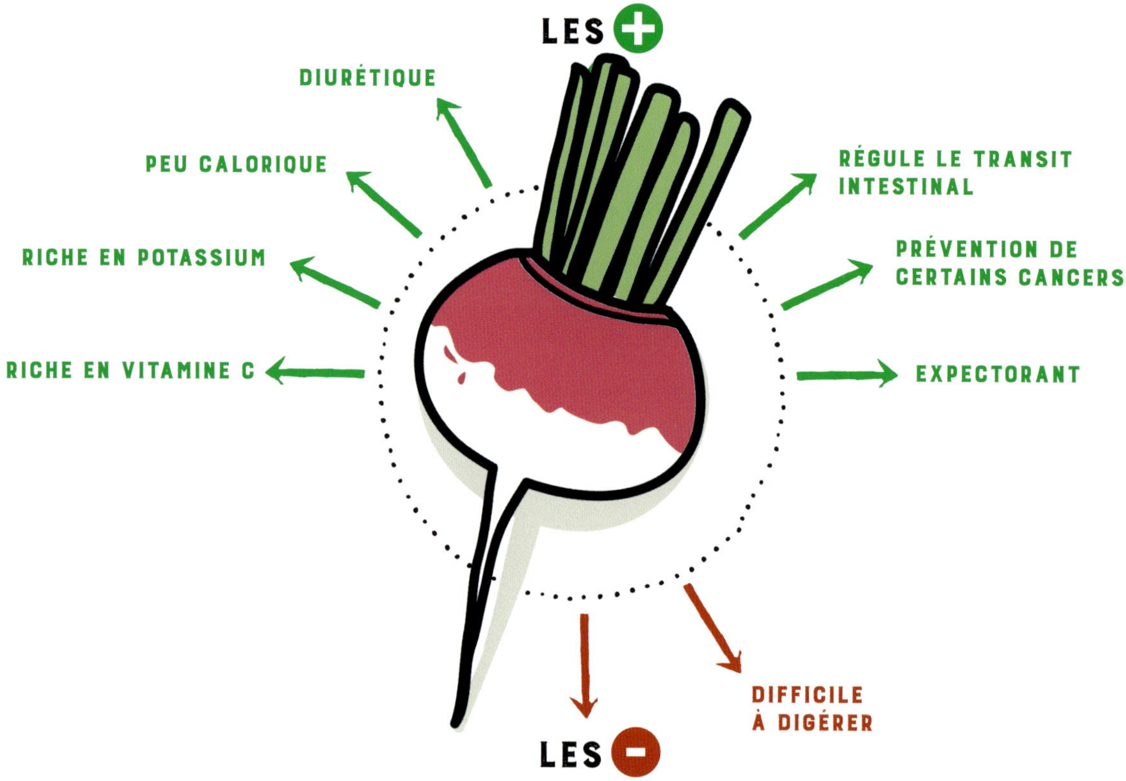

POUR 100 G DE NAVET CUIT

- 21,4 kcal
- 0,71 g de protéines
- 0,2 g de lipides
- 3,1 g de glucides
- 2,2 g de fibres

LES ATOUTS SANTÉ

• Légume basique de l'hiver, le navet est très **peu calorique** (en effet, 100 g de navet cuit n'apportent que 21 kcal). **Diurétique**, il est recommandé dans le cadre d'un régime minceur. Il aide à renforcer les défenses naturelles de l'organisme.

• Le navet est riche en minéraux, **surtout du potassium** (235 mg pour 100 g de navet cuit), du magnésium, du calcium, du phosphore, du sodium, en oligoéléments (zinc, fer, sélénium, cuivre, manganèse) et en vitamines (C, B9, B5, provitamine A).

• Sa **richesse en fibres** (80 % de fibres insolubles) lui permet d'être efficace contre la paresse intestinale et la constipation.

• Il renferme des **glucosinolates**, des composés qui, une fois hachés ou mastiqués, se transforment en molécules actives (isothiocyanates) qui pourraient jouer un rôle de prévention de certains cancers.

• Il est réputé en phytothérapie pour ses **propriétés expectorantes** et pour apaiser les toux nerveuses.

RECONNU PAR LA SCIENCE

Une étude a montré que les feuilles de navet contiennent une quantité élevée de flavonoïdes (de trois à dix fois plus que dans les autres crucifères) aux propriétés antioxydantes.

Souvent apparenté au navet, le rutabaga a une chair plus jaune. Pauvre en calories et diurétique, il est riche en potassium et en vitamine C. Un légume idéal quand on surveille sa ligne. Il se consomme cuit, sans la peau. Des études essaient de voir ses éventuels effets sur certains cancers.

À ÉVITER SI

• Attention, les substances riches en **soufre** présentes dans le navet peuvent le rendre difficile à digérer pour certaines personnes.

Pour bien le choisir, prenez-le très blanc avec du rose au collet (l'endroit où naissent les feuilles). Un bon navet doit dégager une odeur, mais ni forte ni piquante. Il n'est pas nécessaire de l'éplucher et faites-le cuire le moins possible. Les navets primeurs (navet de Milan, de Croissy, nantais…) sont souvent « forcés » pour être récoltés de février à juin. Les variétés de saison (navet de Nancy, Jaune boule d'or, de Norfolk…), de forme bien arrondie, sont récoltées à la fin de l'été ou au début de l'automne. Quant aux variétés tardives (comme le Blanc dur d'hiver) ou d'arrière-saison, elles arrivent sur les étals à la fin de l'automne et au début de l'hiver.

LA NOISETTE

La noisette peut se consommer fraîche l'été ou sèche le reste de l'année, en vrac, dans sa coque ou décortiquée. Ce fruit oléagineux a un pouvoir rassasiant élevé. Il donne de l'énergie et aide à prévenir les risques de maladies cardiovasculaires.

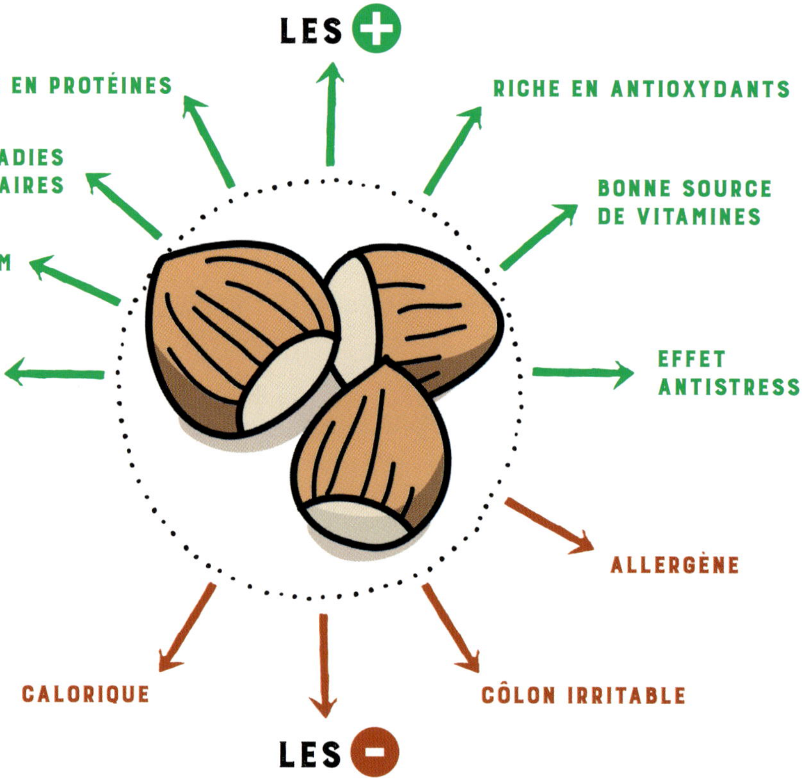

POUR 100 G DE NOISETTES

- 683 kcal
- 16,4 g de protéines
- 63 g de lipides
- 5,62 g de glucides
- 8,2 g de fibres

LES ATOUTS SANTÉ

• La noisette offre un **apport énergétique élevé**. Plus d'un tiers de son apport calorique est assuré par les lipides, avec une forte teneur en acides gras mono-insaturés, surtout de l'acide oléique (oméga-9), ce qui lui permet de prévenir le risque de maladies cardio-vasculaires. Idéal aussi pour les sportifs ! Prenez-en une poignée avant et pendant une activité physique.

• La noisette **regorge de vitamines** (B3, B9, B6, B1, E). Avec seulement 25 g de noisettes fraîches, on couvre près de 40 % des besoins quotidiens en vitamine E (15 % pour des noix fraîches).

• Elle renferme aussi des **minéraux** (potassium, calcium, phosphore, magnésium) et des **oligoéléments** (zinc, fer, manganèse, cuivre). Son plus : un effet antistress grâce à sa teneur en magnésium (88 mg pour 100 g) et sa biodisponibilité. Une dizaine de noisettes avant un examen scolaire ou un entretien d'embauche peut avoir des effets bénéfiques.

• **Riche en protéines** (16,4 g pour 100 g), elle convient bien aux végétariens. Mais sachez que ces protéines sont déficitaires en certains acides aminés essentiels comme la lysine.

Pour bien la choisir, secouez-la. Si vous n'entendez rien, c'est un signe de fraîcheur. Sèche, elle doit avoir une coque marron, brillante, exempte de fissures.

• La noisette renferme différents **antioxydants** (tanins, acides phénoliques, flavonoïdes, vitamine E) qui permettent de réduire les dommages causés par les radicaux libres.

À ÉVITER SI

• La noisette fait partie des **aliments à risque d'allergie**. N'en donnez pas aux enfants avant un an. Outre les problèmes d'allergie, ceux de moins de 4 ans ne doivent pas en manger, car ils peuvent s'étouffer avec une noisette entière.

• Consommez-les avec modération si vous faites un régime, car elles sont **très caloriques**.

• Vous avez un **côlon irritable**, car il n'appréciera peut-être pas ces fibres dures à peine mâchées.

RECONNU PAR LA SCIENCE

Des études ont montré que les fibres et le phytostérol, dont la noisette est riche, font baisser le mauvais cholestérol (LDL).

D'autres travaux ont prouvé qu'une consommation régulière (à raison de dix noisettes par jour) de fruits oléagineux (comme la noisette, mais aussi la noix ou l'amande) a des effets positifs sur la santé avec une diminution du risque de maladies cardiovasculaires et de diabète de type 2.

LA NOIX

Il existe diverses variétés de noix : Franquette, Corne, Mayette, Marbot, de Grenoble, du Périgord… plus ou moins dépendantes de certaines régions. Présente sur les étals de mi-septembre à mi-octobre, la noix fraîche est récoltée avant sa complète maturité. Aliment phare de l'automne, ce fruit oléagineux possède des vertus incontestables.

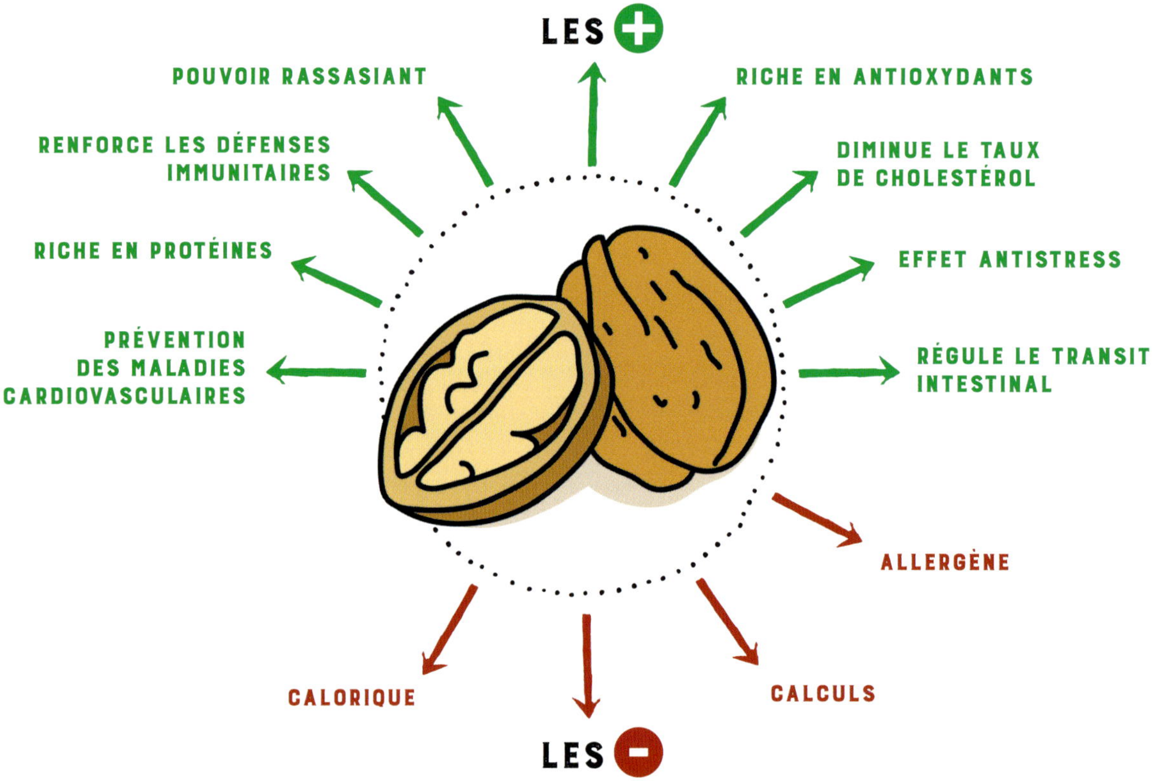

POUR 100 G DE NOIX SÉCHÉES

- 654 kcal
- 11 g de protéines
- 51 g de lipides
- 5 g de glucides
- 5,5 g de fibres

LES ATOUTS SANTÉ

• La noix est riche en minéraux (**surtout du potassium**, à raison de 690 mg pour 100 g, mais aussi du magnésium, du phosphore, du calcium, du sodium), en vitamines (B9, B6, C, E) et en oligoéléments (cuivre, fer, zinc, manganèse). C'est **l'un des fruits les plus riches en cuivre**, indiqué pour **renforcer le système immunitaire** et combattre les infections virales et microbiennes.

• La noix est particulièrement riche en **acides gras polyinsaturés**, ce qui lui permet de favoriser la diminution du taux de cholestérol. Ses oméga-3 contribuent en particulier à la protection des risques de maladies cardiovasculaires et permettent de **limiter les effets du stress.** La noix contient aussi des oméga-6.

• Elle a des apports en **protéines** très supérieurs à ceux des autres fruits. Ces protéines renferment les acides aminés essentiels.

• **Riche en fibres**, elle permet de réguler le transit intestinal.

• **Sa richesse en arginine**, un acide aminé, améliore la souplesse artérielle, limitant le processus de sténose, et en fait surtout une bonne alliée de la circulation sanguine.

RECONNU PAR LA SCIENCE

Des études ont montré l'impact de la consommation de noix sur le taux des lipides sanguins. Une consommation quotidienne de noix diminue le cholestérol total et surtout le mauvais cholestérol (LDL).

À ÉVITER SI

• De nombreuses personnes sont **allergiques** aux noix comme à d'autres fruits à coque. Isolés ou associés, différents symptômes peuvent intervenir : cutanés (urticaire, rougeurs...), digestifs (nausées, vomissements, crampes abdominales...), respiratoires (difficultés à respirer, œdème de Quincke) ou encore cardiovasculaires (vertiges, pouls faible), pouvant aller jusqu'à un choc anaphylactique.

• Consommez-en avec modération en cas de calculs, en raison de la présence d'oxalates.

• Elle est **très calorique.** Surveillez votre consommation si vous faites un régime. Comme elle a un pouvoir rassasiant élevé, contentez-vous d'une petite poignée.

Pour les choisir, secouez-les. Si vous entendez la noix bouger dans sa coquille, c'est qu'elle est desséchée. Les noix fraîches se consomment dans les 48 heures, tandis que les noix sèches se conservent plusieurs mois dans un endroit frais.

L'ŒUF

L'œuf a plus d'un tour dans sa coquille. C'est un aliment protéique d'excellente qualité, nourrissant et parfaitement digeste quand sa préparation ne baigne pas dans la matière grasse. Il est désormais réhabilité par les nutritionnistes pour ses protéines, ses lipides et ses vitamines.

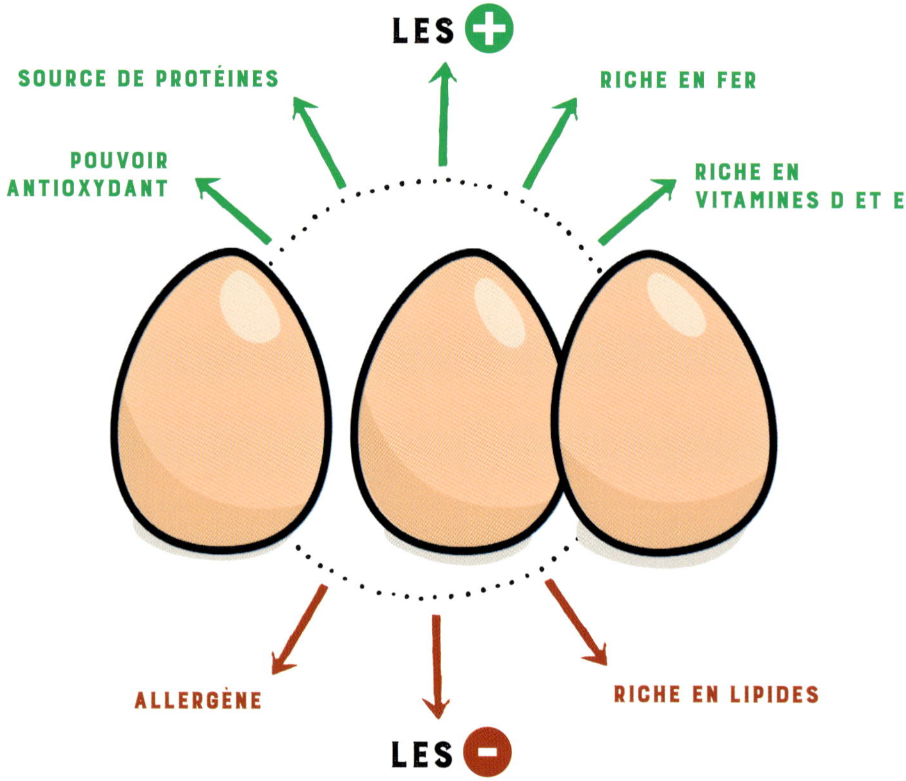

POUR 1 ŒUF DE CALIBRE MOYEN

- 75 kcal
- 6,5 g de protéines
- 5,4 g de lipides
- 0,2 g de glucides

Pour bien les choisir, préférez des œufs extra-frais (pondus il y a moins de neuf jours) et plutôt bio (label AB). Conservez-les trois semaines au maximum, à l'abri de la lumière, de l'air et de l'humidité, dans la zone la moins froide du réfrigérateur (à 4 °C au plus), idéalement la pointe vers le bas. Pour s'assurer qu'un œuf est frais, plongez-le dans un récipient rempli d'eau : s'il coule, c'est bon signe.

LES ATOUTS SANTÉ

• L'œuf n'est pas un aliment complet, comme on l'entend dire parfois : il n'apporte ni fibres, ni calcium et peu de sucre. Mais il est d'une exceptionnelle richesse nutritionnelle. D'abord par ses **protéines** parfaitement équilibrées : un œuf entier en contient 6 g. Il renferme notamment de la choline, précurseur de l'acétylcholine, un neurotransmetteur qui joue un rôle dans le **système nerveux central** où elle est impliquée dans la mémoire.

• L'œuf contient des **antioxydants** (lutéine et zéaxanthine) qui ont la capacité de prévenir les troubles de la vision en luttant notamment contre la dégénérescence maculaire liée à l'âge.

• Côté lipides, ils sont contenus dans le jaune. Ce sont surtout des **triglycérides** et des **phospholipides**. Leur composition en acides gras varie selon l'alimentation de la poule.

• L'œuf renferme aussi des minéraux (magnésium, phosphore) et des oligoéléments (surtout du fer et du zinc). Riche en vitamines D et E, il contient aussi des vitamines du groupe B.

• Il est **modérément énergétique** : environ 15 kcal dans le blanc, mais 75 kcal dans le jaune pour un œuf moyen.

RECONNU PAR LA SCIENCE

Des études ont montré que les personnes non diabétiques qui consommaient un œuf par jour n'avaient pas de risque accru d'infarctus ou d'AVC par rapport à celles qui en mangeaient seulement un par semaine.

Selon une étude publiée en 2012 dans le *New England Journal of Medecine*, « les enfants allergiques ayant reçu, de manière régulière et progressive, des petites doses de blanc d'œuf finissent par le supporter ».

À ÉVITER SI

• Certaines personnes, surtout les enfants, peuvent y être **allergiques**. Même si les manifestations sont généralement peu sévères (vomissements, eczéma...), le risque d'un choc anaphylactique existe. Mieux vaut être prudent et éviter de donner de l'œuf à un enfant de moins de un an.

• Limitez votre consommation si vous devez surveiller votre **apport en lipides**, par exemple si vous souffrez d'**hypercholestérolémie**.

• Si vous avez des soucis de digestion, évitez les œufs crus plus difficiles à digérer.

LE SAVIEZ-VOUS ?

Depuis janvier 1997, l'étiquetage des œufs est réglementé. Les œufs sont classés selon leur poids qui dépend de la race de la poule et de son âge. Il existe quatre calibres : S pour les petits œufs de moins de 43 g, M (le plus répandu) pour les œufs moyens pesant de 53 et 63 g, L pour les gros œufs pesant de 63 à 73 g et XL pour les très gros œufs d'un poids supérieur à 73 g.

L'OIGNON

Selon les variétés, son poids varie, mais aussi sa forme (ronde, allongée, aplatie) et sa couleur (blanche, jaune ou rouge). On distingue les oignons primeurs (cébettes), récoltés avant maturité, et les oignons secs (ou de garde), qui se conservent plus longtemps. L'oignon est un classique en cuisine. Comme l'ail, on lui prête de nombreuses vertus.

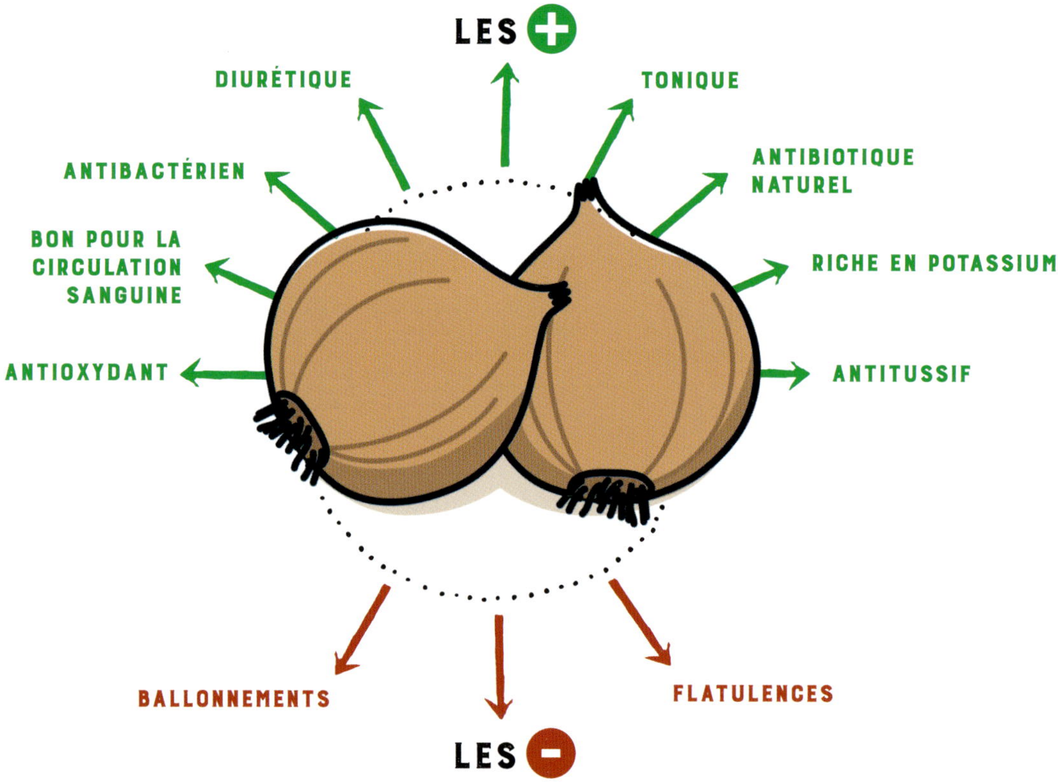

POUR 100 G D'OIGNON CRU

- 43,2 kcal
- 1,25 g de protéines
- 0,58 g de lipides
- 7,37 g de glucides
- 1,42 g de fibres

LES ATOUTS SANTÉ

• L'oignon est riche en minéraux (**surtout du potassium**, mais aussi en phosphore, calcium, sodium, magnésium), en oligoéléments (fer, manganèse, cuivre, zinc, sélénium) et en vitamines (C, B9, B6).

• Diurétique, il est indiqué **contre la rétention d'eau**. Il aide à éliminer l'acide urique.

• Il est **riche en antioxydants**, bien connus pour protéger les cellules du corps contre les dommages occasionnés par les radicaux libres. Il renferme un flavanoïde (la quertécine) indiqué pour diminuer le taux du mauvais cholestérol (LDL).

• Consommé régulièrement ou en alternance avec l'ail ou l'échalote, l'oignon participe à **la prévention des problèmes de circulation sanguine**. Il serait bénéfique pour sa capacité (moins que l'ail) à diminuer l'agrégation des plaquettes, ce qui pourrait limiter les risques de thrombose, et donc de maladies cardiovasculaires.

RECONNU PAR LA SCIENCE

Une étude chinoise publiée en 2012 dans le *Journal of the Science of Food and Agriculture* a montré que la consommation d'ail améliore le taux des lipides sanguins en diminuant le taux du cholestérol total et celui des triglycérides. Elle aurait aussi la capacité de faire baisser la tension des hypertendus.

Des études montrent que la consommation régulière d'aliments de la famille des Alliacées (oignon, ail, échalote…) a un effet protecteur contre certains cancers.

• L'oignon a des vertus adoucissantes quand il est cuit, d'où son intérêt pour aider à éliminer les mucosités et calmer la toux.

• **Antibiotique naturel**, il renforce les défenses naturelles. Consommer de l'oignon (comme de l'ail) dans nos plats aiderait à lutter contre le rhume grâce à ses vertus anti-infectieuses.

• **Antiseptique** et **antibactérien**, on le conseille en usage externe pour soulager une piqûre d'insecte ou une petite plaie.

Pour bien choisir un oignon primeur, prenez-le ferme et brillant, avec des tiges vertes, vigoureuses et croquantes. Il se conserve une semaine dans le bac à légumes du réfrigérateur. L'oignon sec, lui, se garde deux mois au sec et à l'abri de la lumière. Pour éviter de pleurer en épluchant un oignon sec, faites-le sous l'eau, car la substance irritante est soluble dans l'eau.

À ÉVITER SI

• En raison de ses composé soufrés, l'oignon est souvent peu digeste (surtout cru) et peut être responsable de **flatulences** et de **ballonnements**.

L'ORANGE

Connue depuis des siècles, l'orange fait notamment partie des produits phares de la diététique chinoise traditionnelle. Vous en trouverez durant toute l'année, mais c'est l'hiver qu'elle est la plus savoureuse. Pensez-y pour vous donner du pep's !

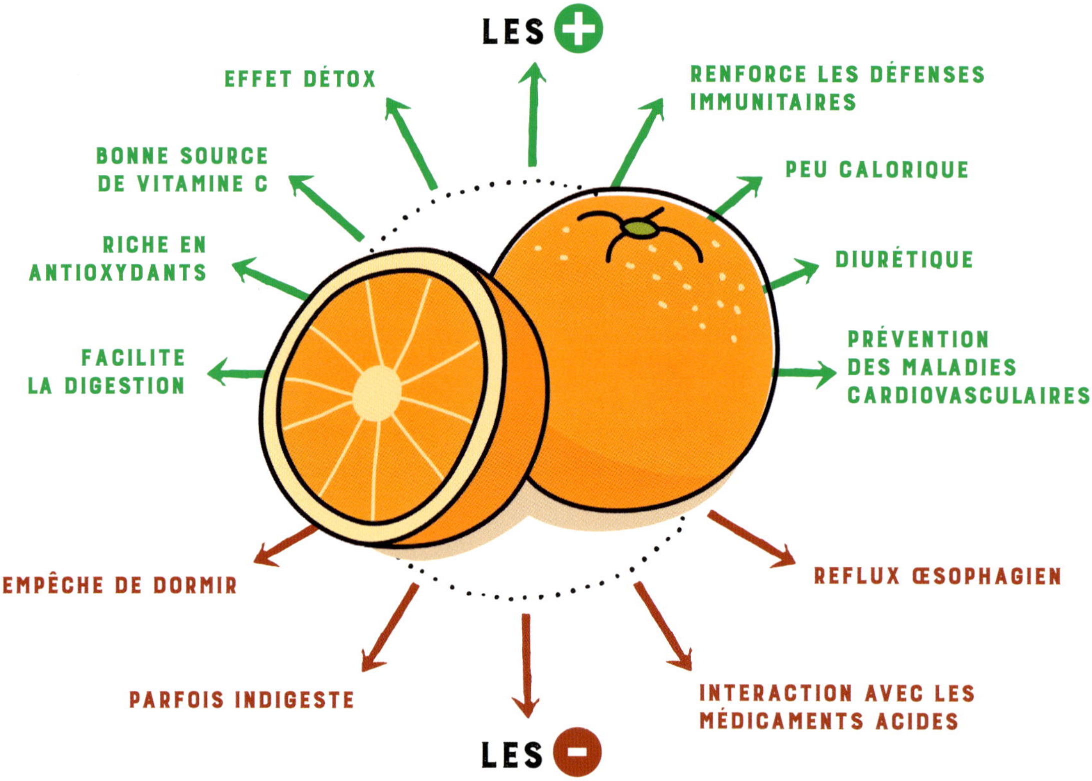

POUR 100 G D'ORANGE

- 46,5 kcal
- 0,95 g de protéines
- 0,26 g de lipides
- 8,32 g de glucides
- 1,82 g de fibres

LES ATOUTS SANTÉ

- L'orange est réputée pour sa **richesse en vitamine C** : une orange moyenne compte environ 80 mg de vitamine C, le jus de deux oranges couvre pratiquement les besoins quotidiens en cette vitamine. Ce fruit permet de **donner du tonus** et de **renforcer les défenses naturelles**, notamment pour affronter les maladies hivernales.

- Elle contient **aussi d'autres vitamines** (B9, B3 et E) et **des minéraux** (calcium, potassium, magnésium, phosphore, sodium), mais peu d'oligoéléments (fer, zinc, manganèse).

- Son apport énergétique est modéré : 90 kcal pour une orange moyenne de 200 g. Ce qui est peu quand on sait qu'un yaourt nature 0 % compte 42 kcal pour 100 g.

- Lorsqu'elle est bien colorée, l'orange est riche en bêta-carotène, un **antioxydant** essentiel ayant une action de protection sur les **maladies cardiovasculaires** et le vieillissement prématuré. Cette action, conjuguée à celle de la vitamine C, est renforcée par la présence de vitamine E.

Pour bien la choisir, prenez-la ferme et lourde, avec une peau lisse sans taches noires ni moisissure. Ne vous fiez pas ni à l'épaisseur de la peau, ni à sa couleur, qui dépend du climat sous lequel l'orange a poussé. Préférez les oranges issues de l'agriculture bio (label AB) afin d'éviter les traitements chimiques avant ou après récolte.

RECONNU PAR LA SCIENCE

Des études ont montré que la vitamine C, consommée quotidiennement sous forme de jus d'orange, permettrait de réduire l'oxydation des lipides sanguins et retarderait le processus oxydatif, tous deux des facteurs de risque de maladies cardiovasculaires.

- Idéale **après un repas copieux**, ses acides organiques naturels stimulent les sécrétions digestives et facilitent la bonne assimilation des aliments. Pour bien digérer un repas riche, buvez un jus d'orange en apéritif ou consommez une orange à la fin du repas.

- Une orange consommée au petit déjeuner aide au transit intestinal. Elle fournit une quantité de **fibres** (près de la moitié de pectines) bien tolérées par l'organisme.

À ÉVITER SI

- N'en prenez pas le soir au dîner ou avant, car elle pourrait vous **empêcher de dormir**, en raison de sa teneur en vitamine C.

- Évitez d'en consommer en même temps que des **médicaments acides**. Espacez d'au moins trois heures la prise du médicament et la consommation d'une orange.

- En cas de reflux œsophagiens ou en phase aiguë de hernie hiatale. L'orange peut en effet causer une **irritation de la muqueuse œsophagienne** ou provoquer des **brûlures épigastriques**.

- Chez certaines personnes, elle peut être indigeste prise le matin à jeun.

LE PAMPLEMOUSSE

Désaltérant et rafraîchissant, ce qu'on appelle « pamplemousse » est en fait un « pomelo », hybride entre le pamplemoussier et l'oranger doux. Les variétés de ce fruit se distinguent par la couleur de leur chair : blanche, rose ou rouge. Cet agrume présente de nombreux atouts nutritionnels. Riche en vitamine C, c'est un allié de choix pour garder la forme durant tout l'hiver.

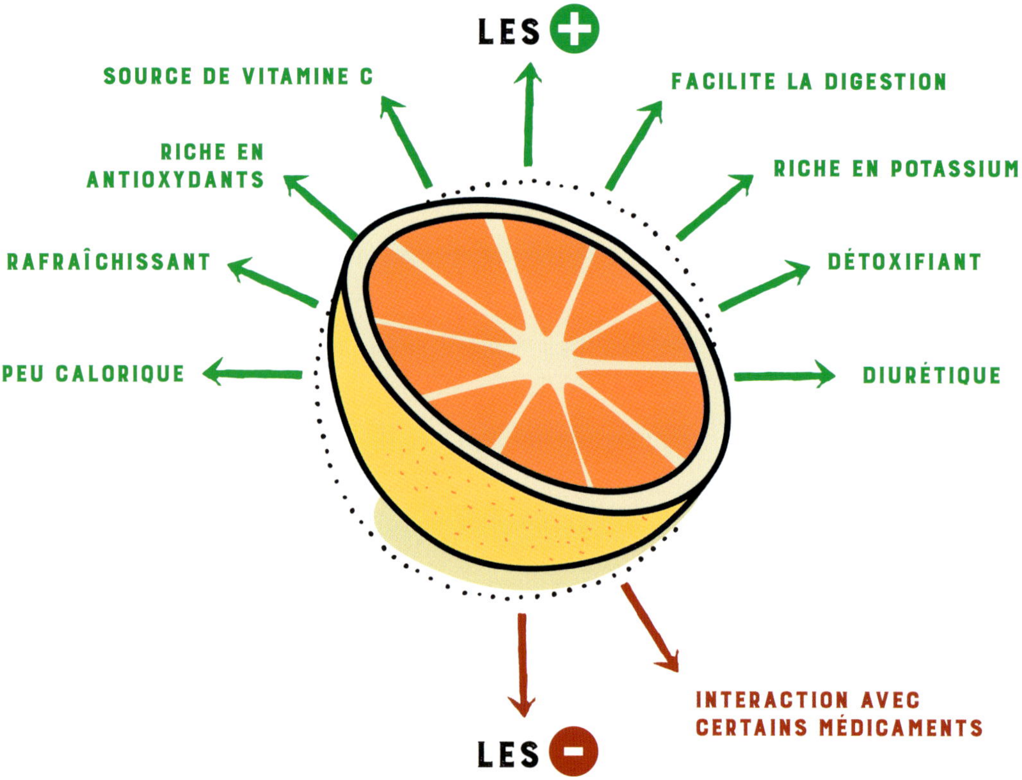

POUR 100 G DE PAMPLEMOUSSE

- 35,9 kcal
- 0,8 g de protéines
- 0,1 g de lipides
- 6,2 g de glucides
- 1,3 g de fibres

LES ATOUTS SANTÉ

• Le pamplemousse est riche en antioxydants, en particulier en **vitamine C**. Un demi-pamplemousse couvre en effet 60 % des besoins quotidiens recommandés pour un adulte en vitamine C. Il contient aussi d'autres vitamines (du groupe B, E, provitamine A). Il fournit 35 % des apports journaliers en vitamine A : les variétés à chair rose ou rouge en contiennent plus que les variétés à chair jaune.

• Il est **peu calorique** et possède un index glycémique modéré (25). C'est pourquoi les nutritionnistes le recommandent dans le cadre d'un régime minceur. Il a longtemps été à la mode. Il réduit les pics d'insuline, donc **moins de risque de grignotage entre les repas**.

• Cet agrume est une **bonne source de potassium** mais il contient aussi du magnésium, du calcium et du phosphore. Il renferme un peu d'oligoéléments (fer, zinc). La variété rose est plus riche en potassium (167 mg pour 100 g) et en flavonoïdes, qui jouent tous deux un rôle important dans la circulation sanguine, la prévention cardiaque et l'immunité.

Pour bien le choisir, fiez-vous à son poids : il doit être dense et lourd. Prenez-le sans taches, à la peau lisse, brillante et ferme, qui adhère bien à la chair. Un pamplemousse à chair jaune a une légère amertume en bouche. Tandis que celui à chair rose ou rouge est plus sucré, plus juteux et légèrement acidulé. Une fois ouvert, consommez-le immédiatement.

RECONNU PAR LA SCIENCE

Des études scientifiques ont montré que les flavonoïdes contenus dans le jus de ce fruit peuvent réduire le mauvais cholestérol (LDL) et augmenter le bon (HDL).

D'autres travaux montrent également que, chez certains patients atteints d'hypercholestérolémie, la consommation de deux pamplemousses par jour a la propriété de diminuer les taux de cholestérol et de triglycérides sanguins.

• Le pamplemousse **facilite le bon fonctionnement digestif** grâce à ses acides organiques (1,48 mg pour 100 g) aux propriétés alcalinisantes et à ses fibres (1,3 g pour 100 g). Sa saveur acidulée augmente les sécrétions gastriques et sa légère amertume stimule la sécrétion biliaire. Pris en entrée, il permet une bonne assimilation du repas.

À ÉVITER SI

• La consommation de cet agrume peut **interagir avec certains médicaments** (benzodiazépines, immunodépresseurs...) et annuler leur effet.

LA PAPAYE

Il existe de nombreuses variétés de papayes, mais peu sont commercialisées. Disponible sur nos étals durant toute l'année, ce fruit exotique est une grosse baie allongée ou sphérique, vert jaunâtre devenant jaune orangé à maturité. Vous pouvez la consommer fraîche, séchée ou en jus.

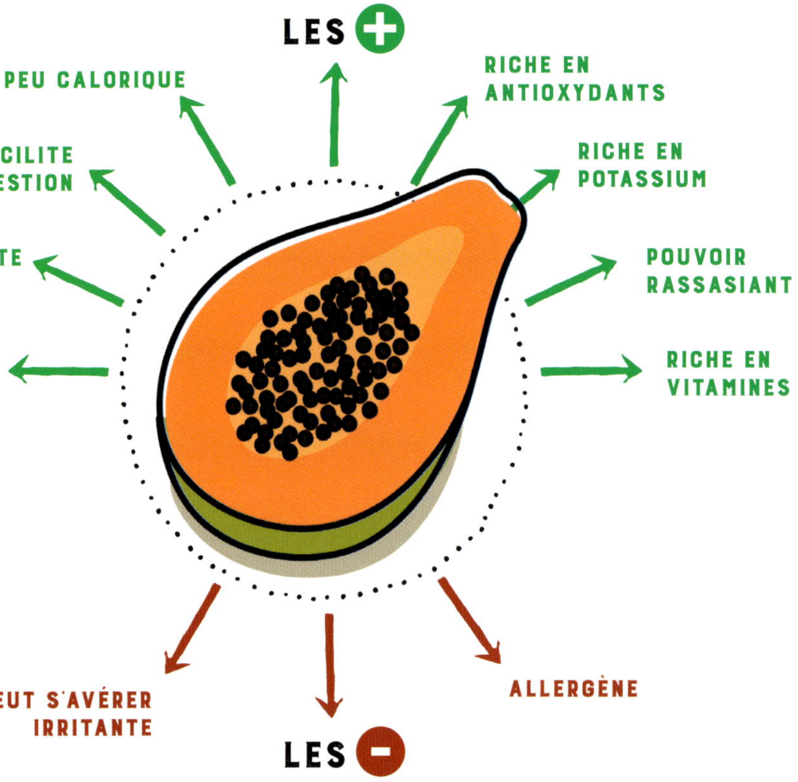

POUR 100 G DE PAPAYE

- 43,3 kcal
- 0,55 g de protéines
- 0,22 g de lipides
- 7,81 g de glucides
- 2,03 g de fibres

Pour bien la choisir, fiez-vous surtout à sa couleur et à son odeur. Elle doit être ferme et odorante, sans brunissure. Si vous l'achetez verte (avec une chair blanchâtre et ferme), elle pourra mûrir chez vous à température ambiante. Attendez au moins que le tiers du fruit soit jaune orangé pour le consommer : sa chair sera alors juteuse et parfumée.

LES ATOUTS SANTÉ

• La papaye est **riche en vitamines** (provitamine A, du groupe B, E, et surtout de la vitamine C, avec près de 60 mg pour 100 g). Une portion de 180 g de papaye fournit l'apport journalier recommandé en vitamine C : une quantité record, plus qu'avec un agrume !

• C'est aussi une bonne source d'oligoéléments (zinc, fer) et de minéraux, **surtout du potassium** (193 mg pour 100 g), mais aussi du calcium et du magnésium.

• Les principaux composés phénoliques au pouvoir **antioxydant** que renferme la papaye sont des catéchines. Elle contient aussi un autre antioxydant protecteur de la famille des caroténoïdes. Consommez-la bien mûre si vous désirez profiter au maximum de ses vertus antioxydantes.

• Côté calories, comptez 43 kcal pour 100 g. **Son apport glucidique est variable selon sa maturité** : consommée verte, la papaye apporte 2,3 g de glucides pour 100 g ; à maturité, son taux de sucre augmente pour atteindre 7,81 g pour 100 g. Rien d'alarmant quand on sait que la plupart des taux de glucides des fruits dépassent 10 % !

• Elle **facilite la digestion,** notamment après un repas copieux et trop riche en graisses. La papaye contient en effet une enzyme, la **papaïne**, qui participe au processus de digestion des protéines. Elle peut réguler le transit intestinal grâce à sa teneur en fibres. La papaye a un pouvoir rassasiant élevé.

• Les composés de la papaye agiraient sur les capitons responsables de l'**aspect peau d'orange** (qui se forme lorsque l'évacuation de l'eau et des toxines ne se fait plus correctement). La papaïne est utile pour drainer. Elle est aussi vendue comme complément alimentaire pour remédier aux **brûlures d'estomac**.

À ÉVITER SI

• À forte dose, la consommation de papaye peut **irriter la paroi de l'œsophage** chez les personnes sensibles.

• Certaines personnes sont **allergiques** à la papaïne. Il peut aussi y avoir une réaction croisée avec l'allergie au latex.

LE SAVIEZ-VOUS ?

Litchi, papaye, mangue, fruit de la Passion… : les fruits exotiques se retrouvent de plus en plus sur nos étals et sont responsables d'allergies chez certains. Le diagnostic est souvent facile. Si les symptômes sont modérés, il suffit d'exclure le fruit de son alimentation sans recourir au médecin. En cas d'allergie aux pollens, l'allergie aux fruits exotiques peut apparaître dès la première prise du fruit.

LA PASTÈQUE

Une pastèque pèse entre 3 et 5 kg, et peut atteindre jusqu'à 9 kg ! Sous sa peau épaisse, sa chair fondante est gorgée d'eau et de vitamines. Un fruit d'été idéal, car il n'est pas trop sucré et est très hydratant. Vous pouvez l'acheter entière, par quart ou moitié, ou encore par tranches.

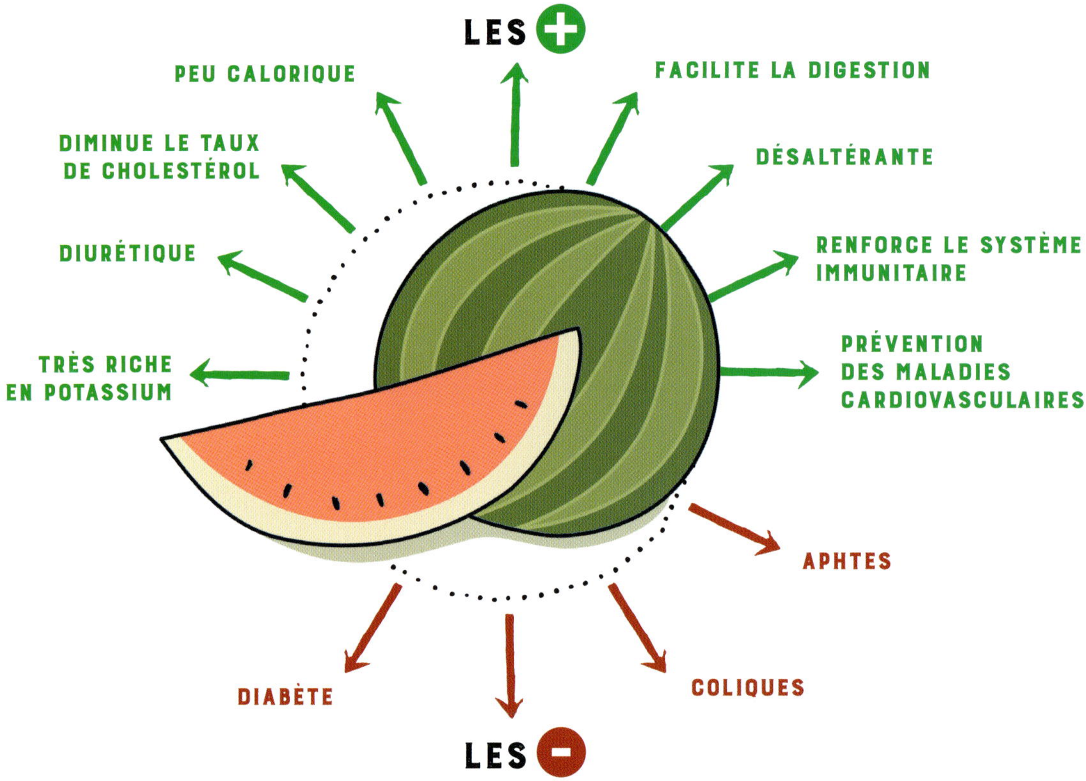

POUR 100 G DE PASTÈQUE

- 34 kcal
- 0,60 g de protéines
- 0,08 g de lipides
- 7,28 g de glucides
- 0,4 g de fibres

Pour bien la choisir, fiez-vous à son poids. Pour être mûre, une pastèque doit être lourde, ferme et sonner creux. Son écorce doit être lisse, uniforme et brillante. Si vous n'achetez qu'une tranche, vérifiez que sa chair est d'un beau rouge. Il existe maintenant des variétés sans pépins.

LES ATOUTS SANTÉ

- C'est une **bonne source de potassium**, elle contient aussi en moindre quantité du phosphore, du magnésium, des oligoéléments (fer, zinc, cuivre, manganèse) et des **vitamines** (C, du groupe B, E, provitamine A).

- Rafraîchissante, désaltérante et légère, la pastèque a un faible apport énergétique : 34 kcal pour une tranche de 100 g.

- Elle **améliore la digestion**, diminue les flatulences et elle est indiquée pour lutter contre la constipation.

- Les principaux composés **antioxydants** de la pastèque sont des caroténoïdes, du bêtacarotène et plus particulièrement du lycopène. Ce dernier a un effet **hypocholestérolémiant** : il diminue le taux de lipides sanguins. Une fois coupée, mangez-la rapidement, car sinon, sa teneur en lycopène diminue. De plus, la teneur diffère selon les variétés. La concentration en lycopène est beaucoup plus élevée que dans la tomate.

- La pastèque est l'une des sources les plus importantes de citrulline. Non retenu par l'intestin ni par le foie, cet acide aminé est mis à disposition de l'organisme après ingestion et peut ainsi agir directement. Sa teneur varie en fonction de la variété et de sa maturité. Dans l'organisme, la citrulline est convertie en arginine, qui joue un rôle sur les **systèmes cardiovasculaire et immunitaire** et qui aurait des actions bénéfiques sur la santé des vaisseaux. Les pastèques à chair jaune ou orangée en contiennent plus que celles à chair rouge.

RECONNU PAR LA SCIENCE

Des recherches ont montré qu'une consommation de fruits, comme la pastèque, riches en antioxydants diminue le risque de maladies cardiovasculaires et de certaines maladies chroniques.

Une étude pilote a démontré que la consommation de suppléments de pastèque en poudre améliorait la fonction artérielle chez des personnes souffrant d'hypertension.

- La chair de pastèque est **gorgée d'eau** (91 %), ce qui lui permet d'hydrater (idéale pendant les chaleurs de la période estivale) et de faciliter l'élimination. Vous pouvez intégrer sans crainte une belle tranche de pastèque dans un régime.

- La pastèque convient aux intestins les plus fragiles, si vous pensez bien à enlever les pépins.

À ÉVITER SI

- Vous êtes sujet aux **aphtes**.

- Vous avez du **diabète**, car avec son index glycémique élevé, la pastèque provoque des pics de glycémie.

- Vous êtes sujet aux **coliques** et aux diarrhées, car la pastèque est un laxatif doux.

- À l'étranger, évitez les tranches de pastèque qui peuvent provoquer la **turista**. Préférez-la entière.

LA PATATE DOUCE

La patate douce est un gros tubercule bien connu chez nous dans l'aïoli et qui commence à être plus présente dans nos assiettes. Son profil nutritionnel est proche de celui de la pomme de terre : une teneur élevée en glucides et un apport intéressant en vitamine C et en potassium. Mais la patate douce présente une originalité : elle renferme une forte teneur en bêta-carotène, un puissant antioxydant.

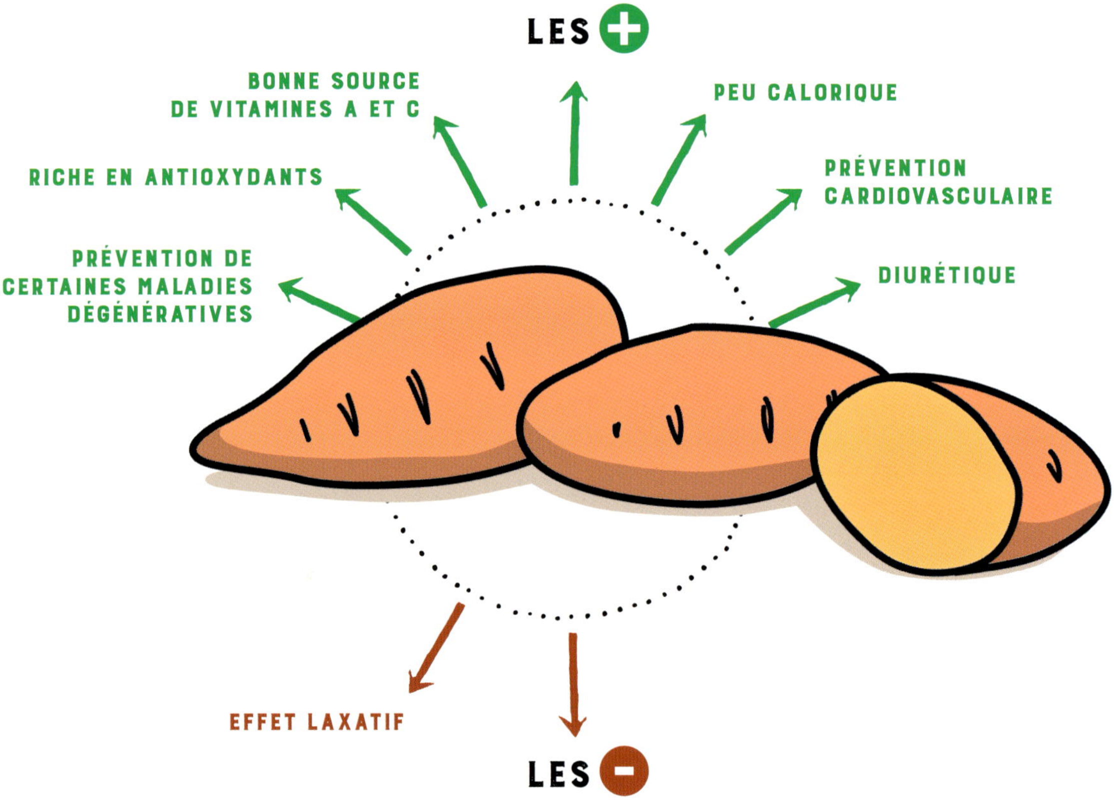

POUR 100 G DE PATATE DOUCE CUITE

- 79,1 kcal
- 1,69 g de protéines
- 0,14 g de lipides
- 16,3 g de glucides
- 2,9 g de fibres

LES ATOUTS SANTÉ

- La patate douce est riche en minéraux (**surtout en potassium**, phosphore, calcium, magnésium et sodium), en oligoéléments (manganèse, cuivre, zinc, fer) et en vitamines (provitamine A, C, K 1, B9, B5, B6). Sa teneur en **vitamine C** notamment est intéressante : pensez à l'inclure dans vos menus si vous êtes fatigué pour vous donner du tonus.

- Elle a un **effet diurétique** par sa richesse en potassium (352 mg pour 100 g) et son faible apport en sodium (31 mg pour 100 g).

- Elle a une **teneur élevée en bêta-carotène** (10,5 mg pour 100 g), surtout les variétés à chair orange, ce qui lui confère des vertus antioxydantes.

- Elle renferme d'autres antioxydants : des anthocyanes (de la famille des flavonoïdes) et des composés phénoliques. La consommation de patate douce a donc des effets positifs sur **la prévention des maladies cardiovasculaires et de certaines maladies dégénératives**. Par ailleurs, les antioxydants diminuent l'oxydation du mauvais cholestérol (LDL).

Pour bien la choisir, elle doit être lourde et ferme. Sa chair peut être blanche, jaune, orange ou violette. Il existe trois goûts principaux : goût sec et farineux, goût sucré et onctueux, et goût de carotte sucrée. Préférez une patate douce à chair orange plus goûteuse et nutritive. Conservez-la dans un endroit sec, frais, bien aéré et à l'abri de la lumière pour éviter qu'elle ne germe.

LE SAVIEZ-VOUS ?

Cette plante à tubercules fait partie de la famille des Convolvulacées, et non pas des Solanacées, comme les pommes de terre. Introduite par Christophe Colomb en Europe, la patate douce ne peut se développer que dans le sud de l'Europe, car elle a besoin de chaleur pour grandir. Sa végétation ne démarre qu'au-dessus de 15 °C, l'idéal étant de 25 °C. Aujourd'hui, la faible production française se fait surtout en Provence et dans le Languedoc-Roussillon. Ailleurs, elle est principalement cultivée aux Antilles et en Polynésie.

- Pensez à en donner aux enfants comme aliment de diversification, pour changer de la pomme de terre classique !

À ÉVITER SI

- Vous avez des selles molles à répétition, il vaut mieux la consommer crue, car elle est plus **laxative** cuite.

LA PÊCHE

Sucrée et parfumée, à chair blanche ou jaune, la pêche se consomme nature, mais se marie aussi à des desserts ou des plats. Rafraîchissante et modérément calorique, elle regorge de vitamines et d'antioxydants. Sa saison est courte : c'est le fruit de l'été par excellence !

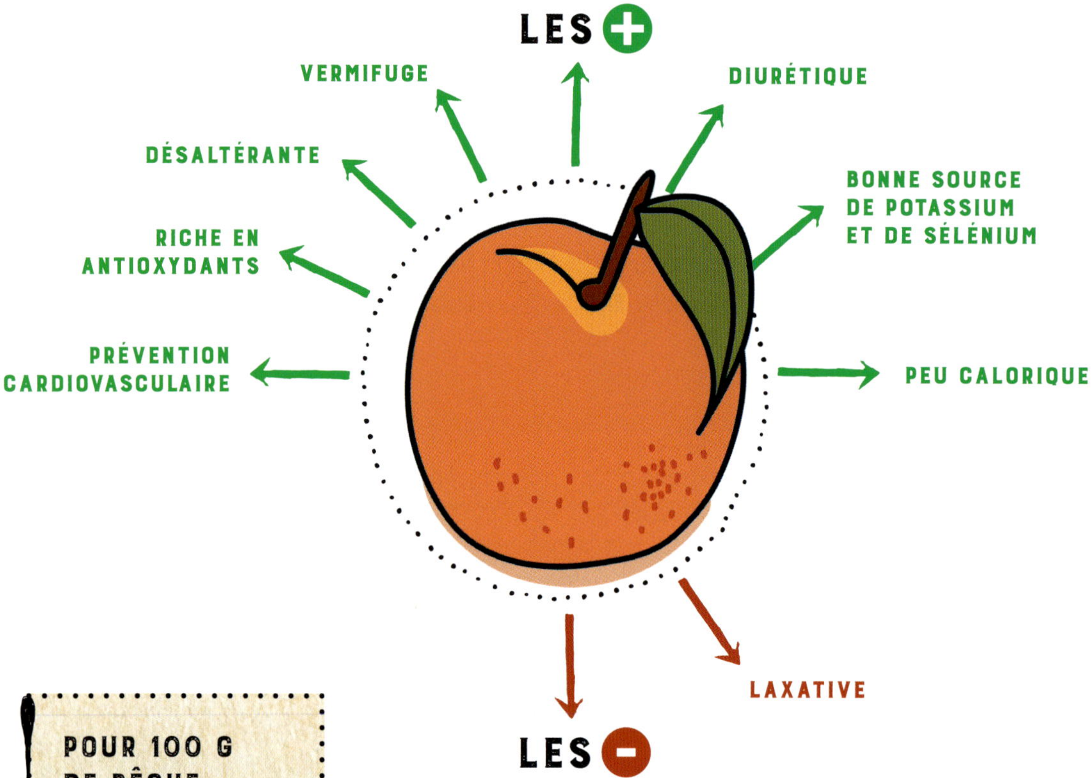

POUR 100 G DE PÊCHE

- 53,4 kcal
- 0,9 g de protéines
- 0,25 g de lipides
- 10,2 g de glucides
- 2,85 g de fibres

Pour bien la choisir, ne vous fiez pas à la couleur de sa chair comme signe de maturité. C'est plutôt une peau souple et son parfum qui indiquent qu'elle est mûre. Qu'elle soit blanche ou jaune, sa couleur n'influe pas sur l'arôme de la pêche.

LES ATOUTS SANTÉ

- La pêche est riche en minéraux, **surtout du potassium** (215 mg pour 100 g) et, en quantité moindre, en magnésium, en phosphore et en calcium.

- Elle a aussi des teneurs intéressantes en oligoéléments : zinc, fer, manganèse et **surtout du sélénium** en quantité plus élevée que dans d'autres fruits frais. Cet oligoélément est bien utile pour lutter contre les radicaux libres.

- Les pêches (comme ses cousines les nectarine jaunes) sont de bonnes sources de bêta-carotène (162 µg pour 100 g), **au fort pouvoir antioxydant**.

- La pêche se **digère facilement**, car elle est peu acide et ses fibres tendres sont bien tolérées. Préférez-la mûre, notamment pour les jeunes enfants qui apprécieront ce fruit juteux et doux nature ou en compote.

- **Diurétique**, elle favorise la digestion. Elle est bien tolérée par les estomacs fragiles. Légèrement laxative, elle est indiquée contre la constipation.

- C'est un **goûter** idéal, remplaçant avantageusement les viennoiseries ou autres gâteaux. Une pêche moyenne apporte 10 kcal de plus qu'un yaourt 0 % !

- **Riche en eau** (85 %) et juteuse, la pêche et la nectarine sont des fruits rafraîchissants et désaltérants, parfaits pour bien s'hydrater durant les chaleurs estivales. Elles permettent d'éliminer ainsi les toxines.

- Elle est riche en antioxydants indiqués pour empêcher la formation du **mauvais cholestérol** (LDL) et réduire ainsi le risque de maladies cardiovasculaires.

- Elle aurait une **action vermifuge**, aidant à éliminer les oxyures (petits vers blancs).

À ÉVITER SI

- Vous souffrez de diarrhées ou de coliques, car elle a un **effet laxatif** chez certaines personnes.

LE SAVIEZ-VOUS ?

La grande famille des pêches issues de l'espèce *Prunus persica* compte plus de 300 variétés. Les plus consommées sont les pêches, les nectarines, les brugnons et les pêches plates (pavies). La pêche de vigne est une variété n'apparaissant qu'à la fin de l'été. Le noyau permet de les différencier : celui de la nectarine se détache facilement de la chair tandis que celui du brugnon adhère à la pulpe. Autre différence : la pêche a une peau veloutée tandis que celle de la nectarine est lisse et brillante.

LE PETIT POIS

Le petit pois ne fait son apparition en France qu'au XVIIe siècle. C'est sous le règne de Louis XVI que les petits pois deviennent à la mode. La saison du petit pois à écosser est bien courte (d'avril à juillet), profitez-en au maximum, car il fournit des nutriments très diversifiés. Il est un véritable concentré de fibres et de protéines.

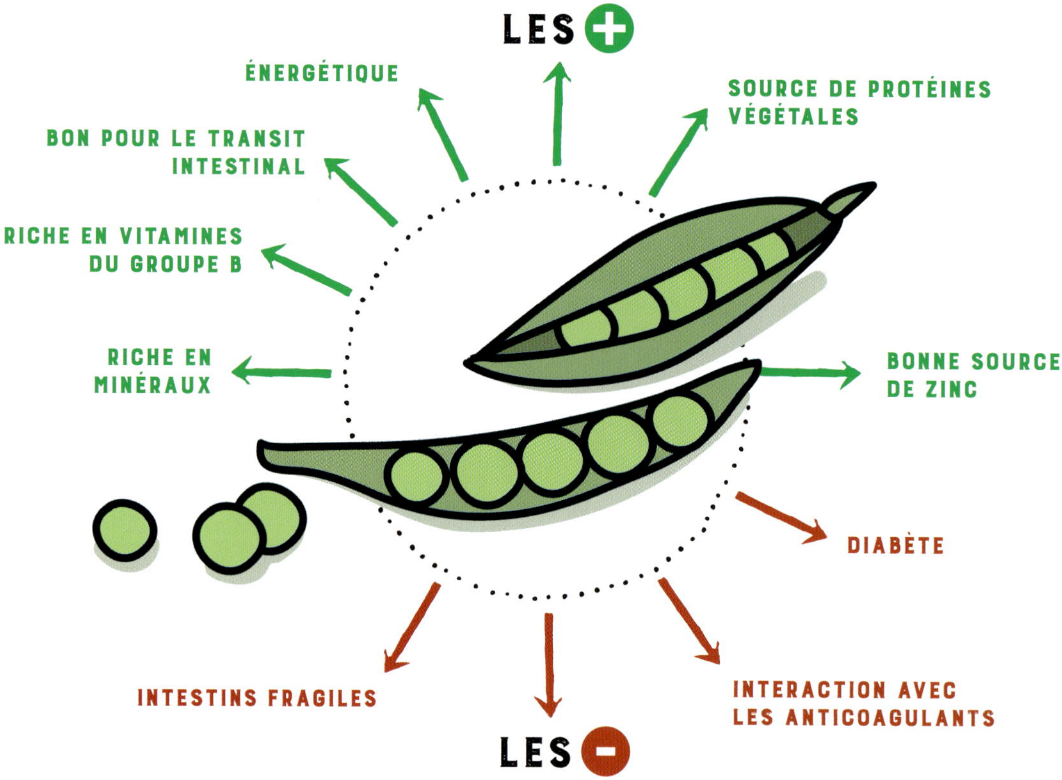

POUR 100 G DE PETITS POIS CUITS

- 70,8 kcal
- 5,18 g de protéines
- 0,55 g de lipides
- 8,27 g de glucides
- 6 g de fibres

Pour bien le choisir, le petit pois frais doit être vendu dans sa cosse vert tendre, bien renflée et ferme. Si la cosse a jauni, les petits pois risquent d'être farineux. Non écossés, vous pouvez les conserver 48 heures dans le bac à légumes du réfrigérateur. Une fois écossés, ils ne se gardent que 24 heures dans une boîte hermétique.

LES ATOUTS SANTÉ

• Les petits pois sont une bonne source de minéraux (sodium, potassium, phosphore, magnésium, calcium) et d'oligoéléments (fer, zinc, cuivre, manganèse, sélénium). Notons sa **teneur élevée en zinc**, un antioxydant naturel qui participe à la lutte contre les radicaux libres responsables du vieillissement prématuré des cellules. Une portion de 200 g permet de couvrir le tiers des besoins d'un homme adulte.

• Le petit pois renferme aussi des vitamines (provitamine A, B9, B3, B5, B1, C, K1, E). Les **vitamines du groupe B** y sont plus concentrées que dans les autres légumes frais.

• Il contient une quantité élevée de **protéines végétales**, mais est déficitaire en un acide aminé important, la méthionine. Ce déficit peut être compensé si vous associez les petits pois avec des céréales ou des protéines animales (viande, poisson, œuf).

• Dans le petit pois jeune, on trouve des **glucides** au goût plutôt sucré (saccharose, fructose et glucose) qui se transforment en amidon à 80 % dans le petit pois à complète maturité.

• Le petit pois est riche en fibres utiles pour réguler **le transit intestinal** et lutter contre la constipation. Les fibres du petit pois jeune (pectines, hémicelluloses) sont plus tendres que celles du petit pois arrivé à maturité (cellulose, lignine).

• On mange rarement plus de 150 g de petits pois, vous pouvez donc l'intégrer de temps en temps dans un régime, car son apport énergétique et glucidique reste modéré.

BON À SAVOIR

Les pois gourmands, ou pois mange-tout, sont des petits pois récoltés très jeunes, au début de la formation du grain. Chez eux, tout est bon ! La gousse des petits pois classiques contient une membrane rigide inconsommable, tandis que la gousse du pois gourmand est consommable avec ses grains. Bien pourvu en fibres tendres, le pois gourmand convient particulièrement aux intestins fragiles, aux enfants et aux personnes âgées.

À ÉVITER SI

• À consommer avec modération si vous prenez des **anticoagulants**, car les petits pois sont **riches en vitamine K1** (nécessaire entre autres à la coagulation du sang) qui peut interagir avec ces médicaments.

• Les **diabétiques** insulino-dépendants devront **calculer les équivalences en glucides** : 200 g de petits pois apportent environ 17 g de glucides, soit l'équivalent de 33 g de pain complet.

• Si vous avez les **intestins sensibles**, préférez-le jeune et bien tendre, car il sera plus digeste et mieux toléré. Et assurez-vous qu'il n'a subi aucun début de fermentation durant le stockage.

LE PIMENT

Le poivron et le piment sont issus du même genre Capsicum, de la famille des Solanacées. Les poivrons sont en fait des piments doux. Verts, rouges, orange ou jaunes, on les cultive dans de nombreux pays, notamment en Inde qui produit près de 40 % de la consommation mondiale. En plus d'être appréciés en cuisine, les piments sont utilisés pour leurs propriétés médicinales.

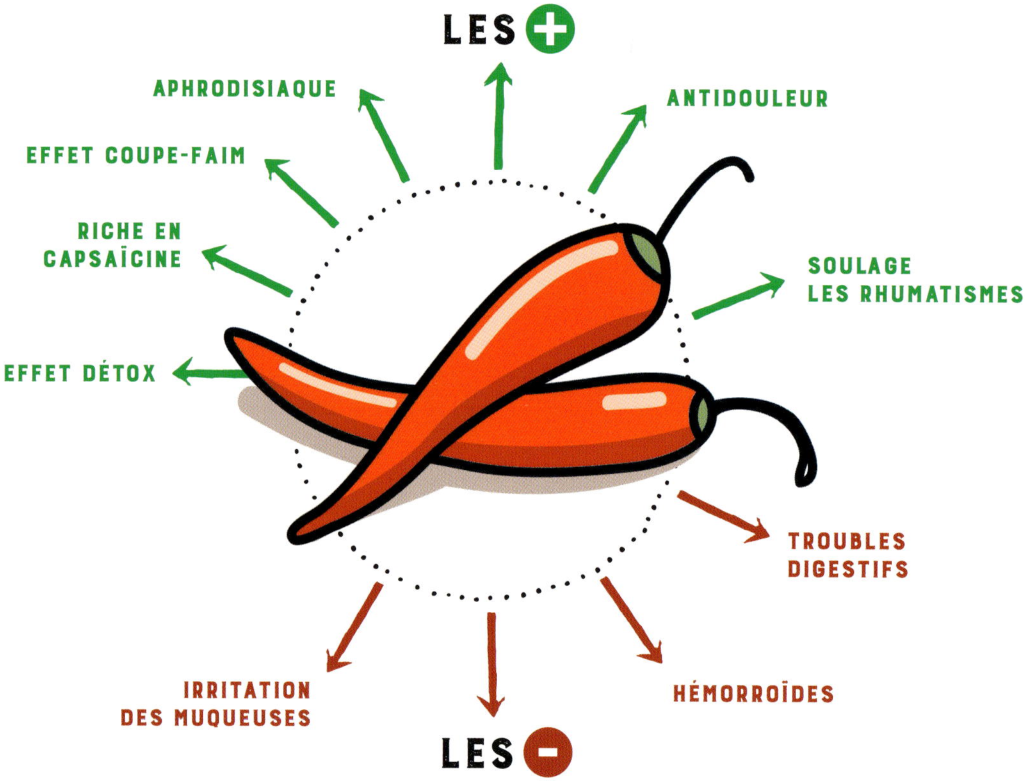

POUR 100 G DE PIMENT

- 27 kcal
- pas de protéines
- pas de lipides
- 7 g de glucides
- 3,3 g de fibres

LE SAVIEZ-VOUS ?

Les piments sont représentés par des espèces du genre *Capsicum*. La plus importante est *Capsicum annum* dont fait partie le poivron. Il en existe plus de trois cents variétés.

LES ATOUTS SANTÉ

• Les piments contiennent des minéraux (magnésium, potassium), des oligoéléments (fer, cuivre, manganèse) et des vitamines (C, B6, K, E).

• Ils renferment surtout de la **capsaïcine,** une substance qui leur confère leur goût piquant : elle agit sur la **sensation de satiété** et permet de diminuer l'apport alimentaire. De plus, les piments aident à éliminer les déchets et à détoxifier l'organisme.

• Certains piments, comme le piment de Cayenne, soulagent les **rhumatismes**, l'arthrose, l'**arthrite**. C'est la capsaïcine qui agit sur les récepteurs de la douleur. On l'utilise aussi en application locale externe (gel, crème…) pour calmer notamment une douleur articulaire.

• Les piments contiennent des **antioxydants** (capsaïcine, quercétine, lutéoline, vitamine E) qui luttent contre les radicaux libres.

• Les piments sont aussi réputés **aphrodisiaques**, même consommés avec modération !

Pour bien le choisir, examinez-le et pressez-le légèrement : il doit être ni creux, ni dur, mais bien coloré, avec une peau lustrée, exempte de taches et de parties molles. Les piments frais se conservent une semaine dans un sac en papier, dans le bac à légumes de votre réfrigérateur.

LE SAVIEZ-VOUS ?

En 1912, Wilbur Scoville , un pharmacologue inventa une échelle (l'échelle de Scoville) qui va de 0 (pour le poivron) à 10 (piment habanero). Cette échelle permet de noter le côté piquant du piment, en renseignant sur le taux de capsaïcine. Responsable de la force du piment, cette substance stimule les terminaisons nerveuses au niveau des muqueuses et de la peau. Plus la teneur en capsaïcine est élevée, plus le piment est piquant et fort.

À ÉVITER SI

• Les piments peuvent s'avérer **irritants** et provoquer une vive sensation de chaleur ou de brûlure.

• À éviter en cas d'**ulcère d'estomac**, de r**eflux gastro-œsophagien** ou en cas de **syndrome de l'intestin irritable**.

• La consommation de piments accentue les crises d'**hémorroïdes**.

RECONNU PAR LA SCIENCE

Une étude parue dans la revue *British Journal of Nutrition* a montré que consommer du piment régulièrement aide à protéger l'organisme contre le mauvais cholestérol (LDL).

Une autre étude menée au Royaume-Uni a établi que la capsaïcine pourrait détruire de façon sélective les cellules cancéreuses de certains cancers.

LA POIRE

D'une saveur agréable et différente selon les variétés, la poire, qui contient 85 % d'eau, est un fruit désaltérant et rafraîchissant. Peu calorique, elle renferme un bon éventail de nutriments et des fibres abondantes. N'hésitez pas à la consommer, d'autant qu'on en trouve toute l'année sur les étals.

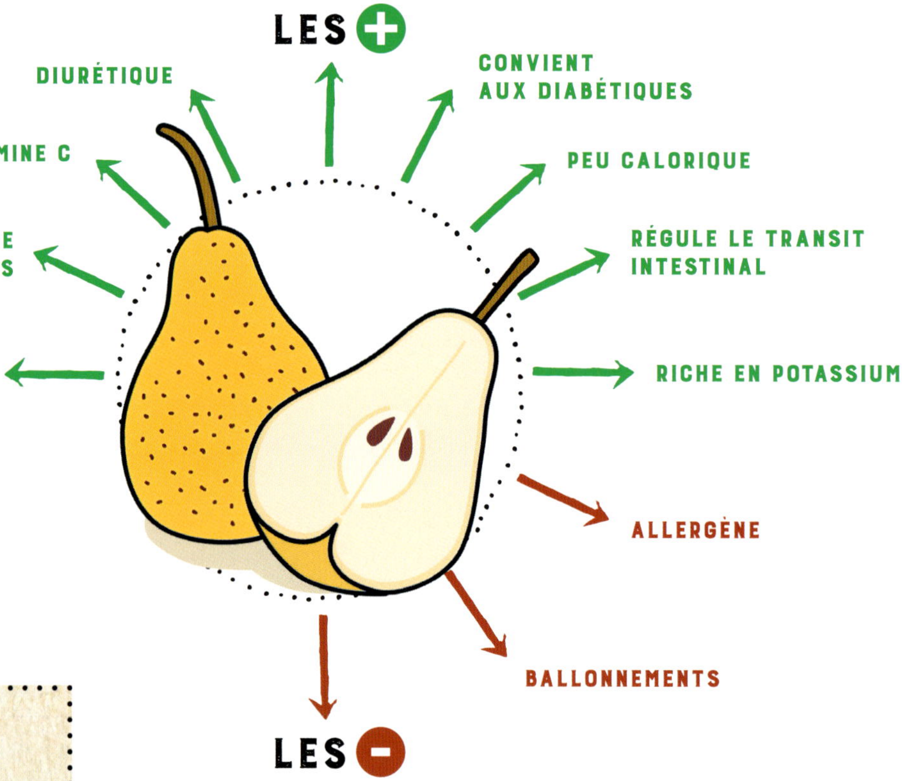

POUR 100 G DE POIRE

- 53 kcal
- 0,38 g de protéines
- 0,22 g de lipides
- 10,8 g de glucides
- 3,03 g de fibres

Pour bien la choisir, elle doit être souple autour du pédoncule et avoir une peau lisse et bien tendue. Vous pouvez la conserver plusieurs semaines à température ambiante. Achetez des poires mûres à consommer rapidement et des poires plus fermes qui mûriront chez vous. C'est un fruit climactérique, c'est-à-dire qu'il continue à mûrir après sa cueillette.

LES ATOUTS SANTÉ

• La poire renferme des minéraux (**surtout du potassium**, mais aussi du phosphore, du calcium, du magnésium et du sodium) et un peu d'oligoéléments (fer, cuivre, zinc, sélénium, manganèse).

• Elle regorge de **vitamines** (K1, C, provitamine A, B9, B5, B3). Sa teneur en **vitamine C**, par exemple, varie de 5 à 10 mg pour 100 g selon les variétés et le degré de maturité.

• Consommez-la crue avec la peau pour bénéficier de sa forte teneur en fibres utiles à la **régularisation du transit intestinal** et à la **digestion**. Elle est indiquée en cas de constipation. Les deux tiers des fibres sont des fibres insolubles. La peau en contient plus que la chair.

• Les tanins sont présents en quantité plus ou moins importante selon les variétés. Ils sont responsables de la saveur légèrement astringente des poires pas assez mûres.

• Grâce à sa teneur élevée en potassium (130 mg pour 100 g) et en tanins, et à ses vertus diurétiques et dépuratives, la poire facilite l'élimination de l'acide urique dans les urines, sa surproduction étant à l'origine de la crise de goutte. La poire est aussi utile pour **soulager les rhumatismes**.

• Elle renferme de nombreux **antioxydants** (composés phénoliques, vitamine E, flavonoïdes comme la quercétine), utiles en prévention des maladies cardiovasculaires.

• Les glucides de la poire sont constitués surtout de fructose, un glucide lent dont l'énergie est utilisée très progressivement par l'organisme. Elle convient donc aux diabétiques, car son **index glycémique est faible**.

LE SAVIEZ-VOUS ?

On compte une dizaine de variétés disponibles toute l'année sur nos étals. Parmi les meilleures : la Conférence (une poire très allongée avec un épais épiderme jaune-vert, à la chair juteuse, parfumée et légèrement acidulée), la Comice (de forme arrondie, jaune pâle, avec une chair fondante et sucrée), la Williams (en forme de cloche, à l'épiderme brillant, jaune à maturité, à la chair bien juteuse et sucrée), la Guyot (une poire d'été très rafraîchissante) ou encore la Passe Crassane (une grosse poire ronde à l'épiderme rugueux jaune clair et à la chair fondante).

• Vous pouvez en consommer si vous faites un régime, car une belle poire en dessert n'apporte que 75 kcal environ : elle ne pèse donc **pas lourd sur l'addition calorique !**

À ÉVITER SI

• La poire renferme du sorbitol qui peut provoquer **ballonnements**, **gaz intestinaux** et **diarrhées**. En cas d'irritation gastrique, mangez-la cuite.

• Certaines personnes peuvent faire une **allergie** à la poire crue.

LE POIREAU

Légume très ancien, le poireau, de la famille des Alliacées, est classé en fonction de sa taille et de sa période de production. On le retrouve ainsi toute l'année sur les étals. Riche en eau, il présente d'excellents atouts nutritionnels pour notre santé.

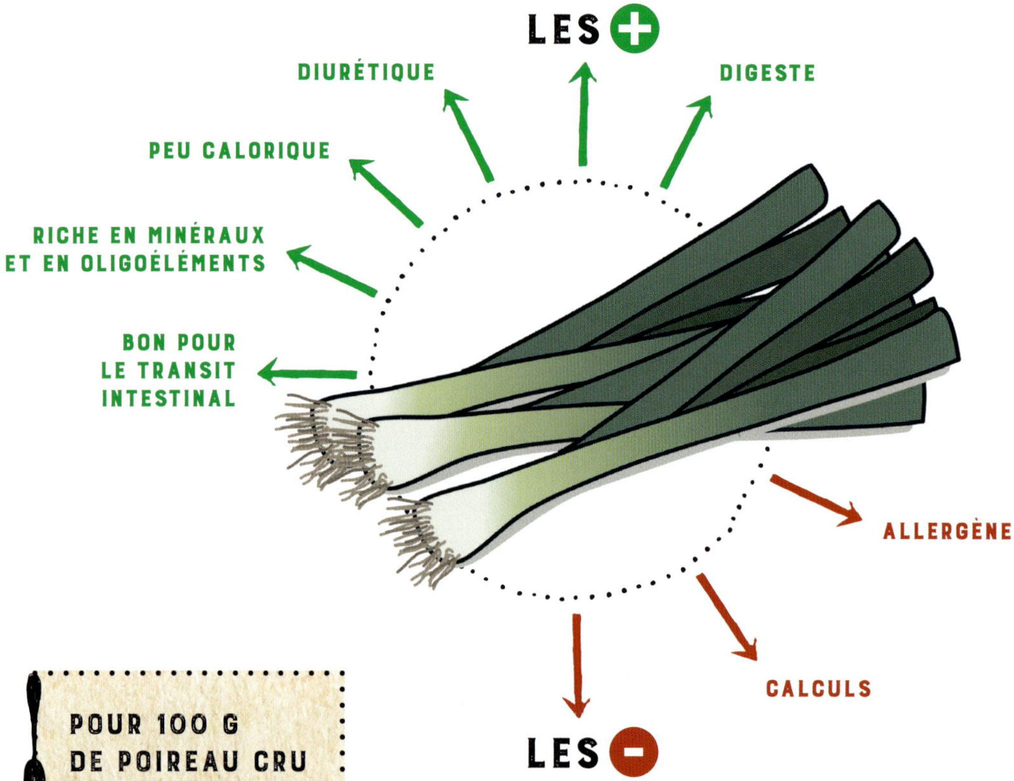

POUR 100 G DE POIREAU CRU

- 29,2 kcal
- 2,08 g de protéines
- 0,28 g de lipides
- 3,35 g de glucides
- 2,46 g de fibres

POUR 100 G DE POIREAU CUIT

- 24,6 kcal
- 0,81 g de protéines
- 0,2 g de lipides
- 3,28 g de glucides
- 3,2 g de fibres

LES ATOUTS SANTÉ

• Le poireau est bien pourvu en minéraux (surtout du potassium, phosphore, magnésium, calcium, sodium) et en oligoéléments (fer, sélénium, zinc, cuivre, manganèse).

• Les **teneurs vitaminiques** varient selon la partie du poireau : elles sont moins élevées dans le « blanc » et plus abondantes dans le « vert ». Les variations sont très marquées pour la provitamine A, moins pour les autres vitamines (C, B9, B3, B6, K1). À titre d'exemple, le « vert » est cent fois plus concentré en carotènes et deux fois plus en vitamine C que le « blanc ».

• Il est particulièrement **riche en fibres** qui permettent de stimuler le transit intestinal. Les pectines sont plus abondantes dans le « blanc » que dans le « vert », les fibres sont surtout représentées par des celluloses et des hémicelluloses.

• Les composés **soufrés** sont abondants et à l'origine de l'odeur caractéristique du poireau.

Pour bien le choisir, vérifiez que les feuilles sont bien dressées, d'un vert bien soutenu, sans flétrissures. La racine doit avoir une forme renflée, la tige être bien droite, ferme, avec le blanc qui doit représenter au minimum le quart de sa longueur. Vous pouvez le conserver jusqu'à cinq jours à température ambiante (si votre logement est trop chauffé, mettez-le dans le bac à légumes de votre réfrigérateur).

RECONNU PAR LA SCIENCE

Une étude montre que l'administration d'extraits de poireau chez l'animal contribue à diminuer le taux du mauvais cholestérol (LDL). Les flavonoïdes et les saponines contenus dans le poireau pourraient jouer un rôle dans cette diminution.

D'autres études tentent de montrer que le fait d'en consommer régulièrement protégerait contre les risques de cancers de l'estomac et de l'intestin.

• C'est un **aliment minceur** apprécié, à condition de ne pas le noyer sous une vinaigrette ou une sauce riche. Composé à 91 % d'eau, le poireau est peu énergétique. L'essentiel de son apport calorique provient de ses glucides, surtout composés de fructose et de glucose.

• La présence de fructosanes associés à la richesse du potassium et à un taux modeste de sodium expliquerait les vertus **anti-rétention** d'eau du poireau. De plus, les fructosanes confèrent au poireau sa saveur sucrée et surtout une action diurétique.

À ÉVITER SI

• Certaines personnes peuvent faire une **allergie** au poireau, avec des réactions croisées avec l'ail ou l'oignon.

• Évitez d'en consommer si vous souffrez de **calculs rénaux ou urinaires**, car le poireau est riche en oxalates.

LES POISSONS GRAS

Thon, anchois, sardine, saumon, hareng frais, maquereau, flétan, truite saumonée... ont tout pour plaire. Ils représentent une excellente source d'oméga-3 et sont nécessaires au fonctionnement du cerveau, de la rétine et du système nerveux. Ils sont également riches en vitamine D, indispensable pour fixer le calcium sur les os et prévenir l'ostéoporose. Invitez-les à table au minimum deux fois par semaine.

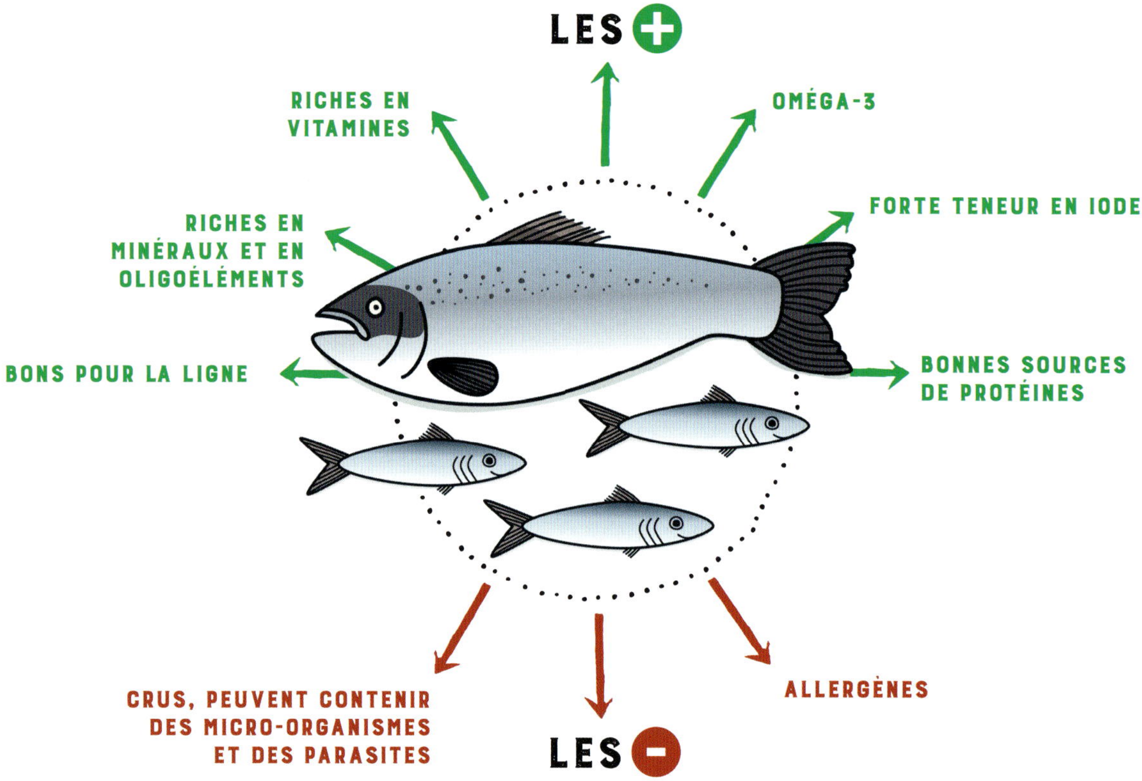

Pour bien les conserver, tous ces poissons étant fragiles, transportez-les si possible dans un sac isotherme, videz-les immédiatement ou demandez à votre poissonnier de le faire. Ils se conservent 48 heures au maximum au réfrigérateur. Mais vous pouvez aussi les congeler.

LES ATOUTS SANTÉ

• Les poissons gras sont en général bien pourvus en **minéraux**, **oligoéléments** et **vitamines**.

• Ils constituent une **excellente source d'iode**. Cet oligoélément est indispensable à la synthèse des hormones, au développement de l'organisme et à la régulation du métabolisme. À titre d'exemple, pour 100 g, le flétan en contient 40 µg et l'anchois 55.

• Ils sont **modérément énergétiques : de 110 à 220 kcal pour 100 g.**

• **Autant que la viande, les poissons gras sont riches en protéines** au fort pouvoir rassasiant.

• Ils sont recommandés dans le cadre d'un régime minceur. Les acides gras sont mobilisés par le corps et favorisent la **fonte des graisses** (la lipolyse). Néanmoins, si vous faites un régime, consommez avec modération les sushis au thon ou au saumon. Comme ils sont petits, on peut être tenté d'en consommer davantage, ce qui fait augmenter le nombre de calories par repas. De plus, il faut faire attention aux sauces qui les accompagnent, certaines sont trop sucrées ou trop salées !

• Les poissons gras contiennent **de 5 à 12 % de lipides**, soit jusqu'à quinze fois plus qu'un poisson maigre ! Parmi les poissons gras, **privilégiez les poissons sauvages**, notamment parce qu'ils sont moins gras que les poissons d'élevage. Saumon, maquereau, hareng ou sardine ont un taux de graisses supérieur au thon.

• Par ailleurs, les poissons gras sont particulièrement **riches en acides gras polyinsaturés (dont les oméga-3)**, indiqués pour **leur effet protecteur sur le système cardiovasculaire** (en abaissant la quantité de triglycérides dans le sang ou en diminuant la pression artérielle chez les personnes souffrant d'hypertension). Ils agissent également sur le **bon fonctionnement du cerveau.** La sardine est l'une des meilleures sources d'oméga-3.

RECONNU PAR LA SCIENCE

En 1999, une étude de l'université d'Harvard a montré l'efficacité des oméga-3 de la sardine dans la stabilisation de l'humeur. Depuis, d'autres études ont mis en évidence le rôle de ces acides gras dans la communication entre les neurones avec un impact positif sur les performances intellectuelles et le moral.

Les oméga-3 provenant des poissons gras auraient aussi des effets sur la dépression, la maladie d'Alzheimer et la dégénérescence maculaire liée à l'âge (DMLA).

À ÉVITER SI

• **Attention au poisson cru.** Il est susceptible de contenir des micro-organismes et des parasites (comme le ver *Anisakis*) que la cuisson permet de tuer. Les précautions de base : videz le poisson frais aussitôt acheté et préférez une découpe en fines tranches plutôt qu'en cubes afin de détecter à l'œil nu d'éventuels parasites.

• Certains poissons gras (thon, sardine) sont riches en histamine naturelle. Ils peuvent déclencher des réactions de type **allergique**.

LES PRINCIPAUX POISSONS GRAS

• **L'anchois :** riche en protéines, il est aussi une bonne source d'acides gras mono-insaturés et polyinsaturés. Sa chair renferme de bonnes teneurs en minéraux (phosphore, potassium), en oligoéléments (iode, fer) et en vitamines (D, du groupe B, provitamine A). Pour bien le choisir, il doit avoir un corps brillant, l'œil vif et les extrémités recourbées : trois signes de fraîcheur.

POUR 100 G D'ANCHOIS CRUS
- **109 kcal**
- **19,4 g de protéines**
- **3,48 g de lipides**
- **pas de glucides**

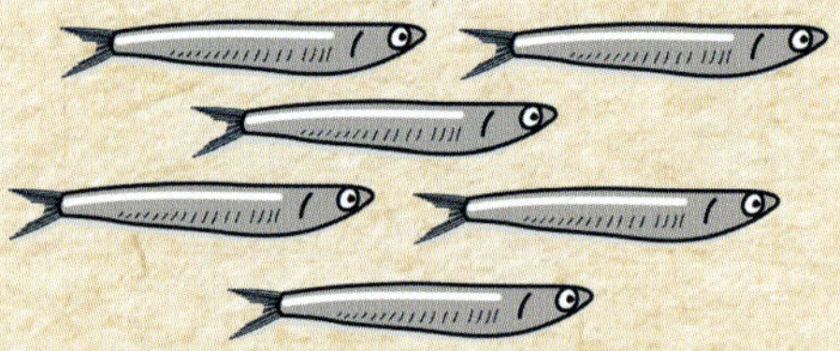

• **Le hareng :** il est une bonne source de minéraux (phosphore, magnésium, sodium), d'oligoéléments (fer, cuivre, iode) et de vitamines (provitamine A, du groupe B, D, E). Pour bien le choisir, il doit avoir un aspect ferme, des écailles brillantes et des yeux rouges.

POUR 100 G DE HARENG FUMÉ
- **142 kcal**
- **16,5 g de protéines**
- **8,49 g de lipides**
- **traces de glucides**

• **Le maquereau :** avec la sardine, c'est l'un des poissons gras les plus riches en oméga-3. Très nutritif, il a une bonne teneur en vitamines D et du groupe B. C'est aussi une bonne source d'oligoéléments (iode, fer, sélénium). Pour bien le choisir, il doit être ferme et raide, avec une robe brillante et des ouïes rouge foncé.

POUR 100 G DE MAQUEREAU CUIT AU FOUR
- **238 kcal**
- **23,9 g de protéines**
- **15,8 g de lipides**
- **traces de glucides**

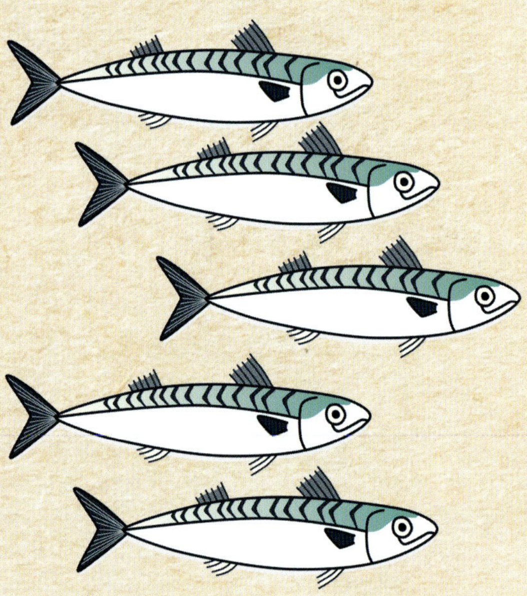

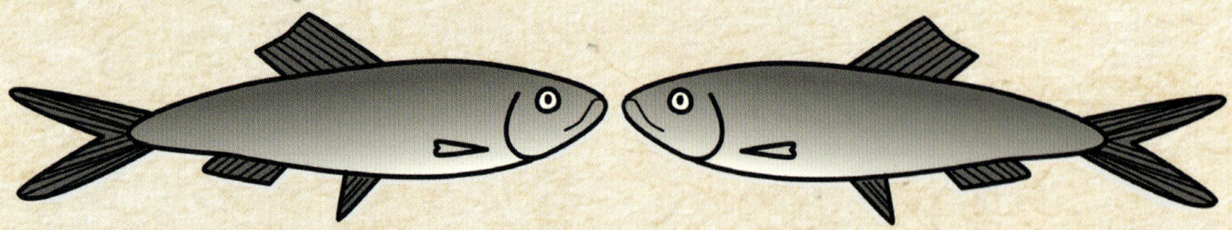

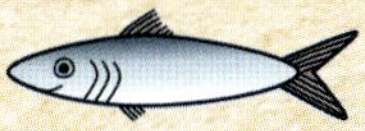
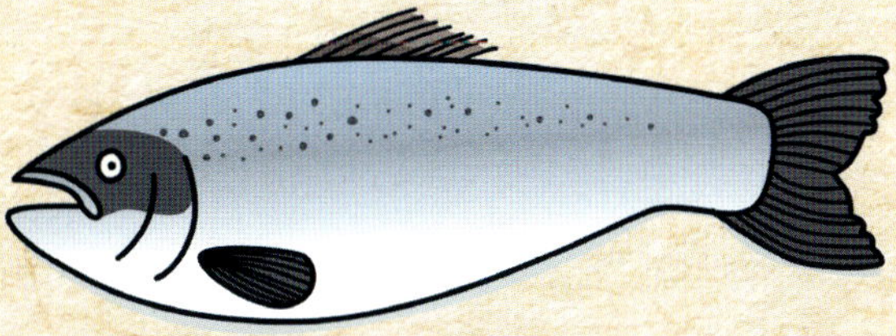

• **La sardine :** elle contient des minéraux (phosphore, magnésium, calcium, sodium), des oligoéléments (fer, iode) et des vitamines (du groupe B, A, D). Elle apporte de nombreux acides gras polyinsaturés, les oméga-3. Attention, une sardine à l'huile est plus calorique et apporte davantage d'acides gras saturés. Pour savoir si elle est bien fraîche, vérifiez que son aspect est luisant, sans taches et qu'elle est ferme au toucher.

POUR 100 G DE SARDINES GRILLÉES
- 214 kcal
- 30 g de protéines
- 10,4 g de lipides
- traces de glucides

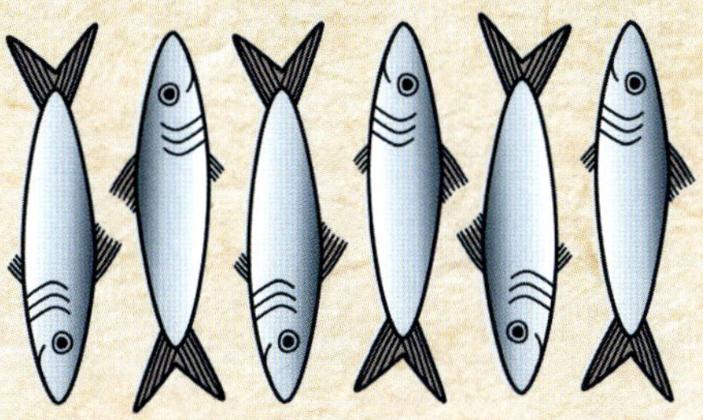

• **Le saumon :** il contient des minéraux (sodium, magnésium, phosphore, potassium, calcium), des oligoéléments (fer, manganèse, zinc, iode) et des vitamines (B3, B5, E, D). Sa couleur dépend de l'espèce, mais doit être uniforme. Le meilleur saumon fumé est gras et moelleux, tout en étant ferme. Les filets doivent être épais.

POUR 100 G DE SAUMON CRU D'ÉLEVAGE
- 181 kcal
- 19,9 g de protéines
- 11,3 g de lipides
- traces de glucides

• **Le thon :** il renferme des minéraux (phosphore, potassium, sodium, magnésium, calcium), des oligoéléments (iode, fer, zinc) et des vitamines (D, E, K1, B3, B12). Une bonne odeur et une belle couleur sont signes de fraîcheur. Le filet ou la tranche doivent avoir une couleur nette et homogène, rouge foncé pour le thon rouge, plutôt rosée pour le thon blanc, surtout pas noirâtre. La chair doit être bien ferme.

POUR 100 G DE THON BLANC CUIT À LA VAPEUR
- 167 kcal
- 30 g de protéines
- 5,24 g de lipides
- traces de glucides

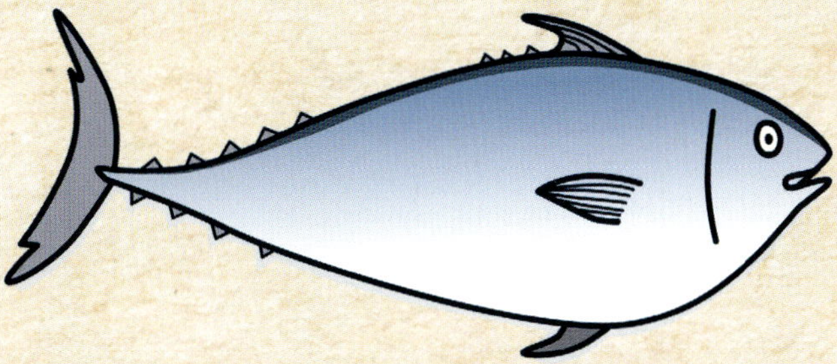
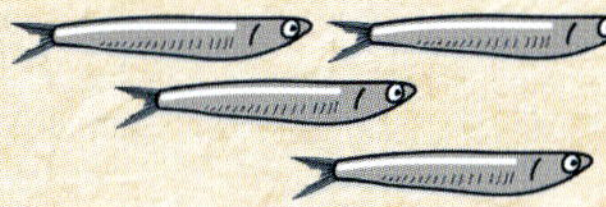

LE POIVRE

Le poivre est l'une des épices les plus répandues au monde. C'est le fruit d'une plante appelée Piper nigrum de la famille des Pipéracées. Les fruits sont récoltés encore verts. Ils sont bouillis et mis à sécher durant une dizaine de jours. On obtient alors les grains noirs et desséchés du poivre. Bien connu de la médecine ayurvédique, le poivre a de multiples bienfaits pour notre santé.

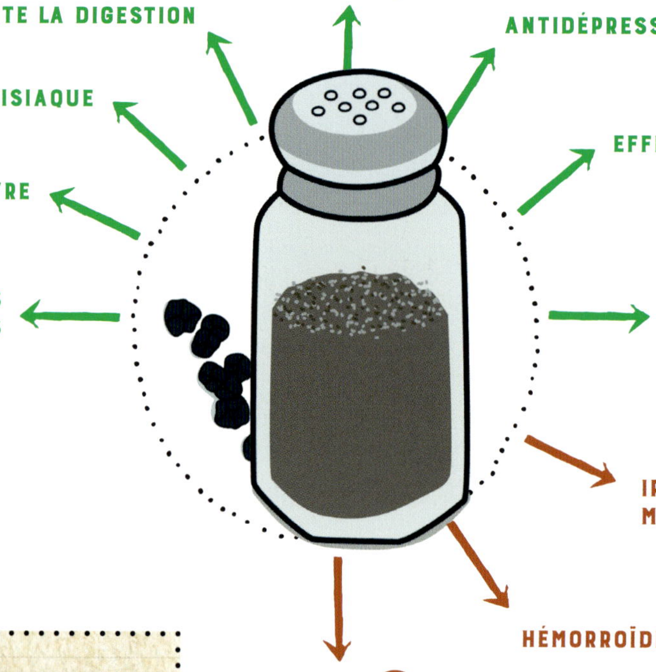

POUR 10 G DE POIVRE NOIR MOULU

- 30,4 kcal
- 1,09 g de protéines
- 0,33 g de lipides
- 4,45 g de glucides
- 2,65 g de fibres

Pour bien le choisir, préférez le poivre en grains plutôt que moulu. Non seulement il a plus de goût, mais il a encore tous ses nutriments. Pour le conserver, mettez-le dans un contenant hermétique, au sec.

LES ATOUTS SANTÉ

• Le poivre a le pouvoir de stimuler les papilles et de favoriser la salivation, ce qui **facilite la digestion**. Il est indiqué comme stimulant de l'appétit et pour traiter les troubles digestifs, en cas de nausées, de ballonnements, de flatulences et de constipation.

• La pipérine (un alcaloïde contenu dans le poivre) permet d'augmenter la biodisponibilité des nutriments du poivre. Elle augmenterait aussi la production de bêta-endorphine dans le cerveau (agissant comme un **antidépresseur naturel**), ainsi que la production de sérotonine (un neurotransmetteur jouant un rôle dans le bien-être émotionnel, la régulation de l'humeur, de l'anxiété et du sommeil).

• N'hésitez pas à l'associer à du gingembre et à du curcuma, deux épices aux vertus **antioxydantes** qui vont être potentialisées par le poivre.

• Le poivre a un **effet détoxifiant**. Pensez à lui pour favoriser l'élimination des toxines.

RECONNU PAR LA SCIENCE

Une étude sud-coréenne publiée dans le *Journal of Agricultural and Food Chemistry* a montré que le poivre noir est utile contre le surpoids, car il stimulerait la décomposition des cellules graisseuses.

Une équipe de chercheurs anglais a montré que la pipérine aide à stimuler la pigmentation chez des souris atteintes de vitiligo (apparition progressive de zones dépigmentées sur le corps).

• **Fébrifuge** et **antibactérien**, le poivre peut être employé en cas de fièvre et pour soulager des rhumatismes ou des douleurs dentaires.

• Il aurait des **vertus aphrodisiaques**. Un plat bien poivré vaut un plat pimenté pour relancer nos envies amoureuses !

• Autre avantage : le poivre permet aussi de **moins saler**.

LE SAVIEZ-VOUS ?

Comme les olives, le poivre se récolte à différents stades de maturité : vert (obtenu par la conservation des baies immatures), rouge (baies arrivées à pleine maturité), noir (obtenu à partir de baies parvenues presque à maturité, fermentées, puis séchées), blanc (baies mûres débarrassées de leur péricarpe). L'arôme du poivre noir s'avère plus fort et plus piquant que le poivre vert. Le poivre blanc a des propriétés gustatives plus douces.

À ÉVITER SI

• En cas de **problèmes gastriques** (ulcère, par exemple).

• Et à consommer avec modération en cas d'hémorroïdes, car il peut s'avérer **irritant pour les muqueuses**.

LE POIVRON

Tous les poivrons sont verts à l'origine : ils sont cueillis verts alors qu'ils sont immatures, tandis que les poivrons rouges, orange et jaunes sont récoltés à maturité. Très peu calorique, le poivron est bien pourvu en fibres et en micronutriments protecteurs. Il allège facilement les salades de riz ou de semoule en renforçant leur intérêt nutritionnel.

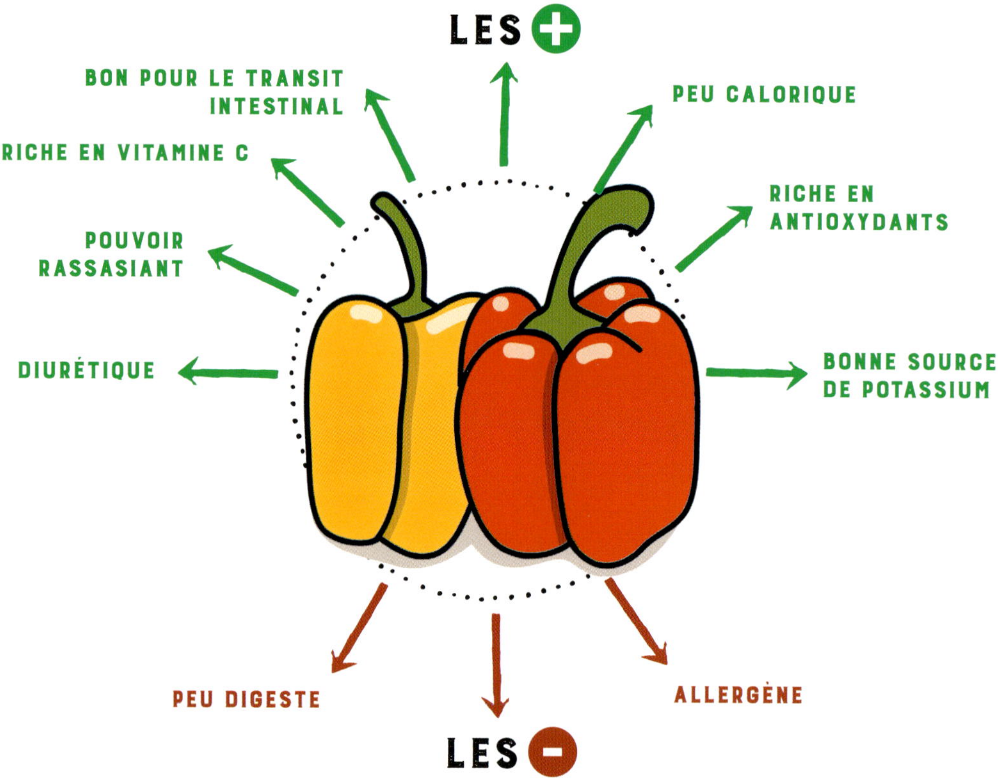

POUR 100 G DE DE POIVRON CRU

Poivron vert
- 21,3 kcal
- 0,8 g de protéines
- 0,3 g de lipides
- 3,08 g de glucides
- 1,52 g de fibres

Poivron rouge
- 34,3 kcal
- 1 g de protéines
- 0,4 g de lipides
- 5,73 g de glucides
- 1,9 g de fibres

LES ATOUTS SANTÉ

- Le poivron est riche en minéraux, **surtout du potassium** (187 mg pour 100 g de poivron rouge cru), mais aussi du magnésium, du phosphore, du calcium et du sodium, et en oligoéléments (fer, sélénium, zinc, manganèse, cuivre).

- Il est aussi riche en vitamines (C, K, du groupe B, provitamine A surtout quand il est rouge). Le poivron se classe parmi les **meilleures sources de vitamine C**, une teneur aussi intéressante que l'orange ou le kiwi : 100 g de poivron couvrent en effet 100 % de nos besoins quotidiens. Préférez-le cru, car sa cuisson peut détruire jusqu'à 60 % de sa teneur en vitamine C. Grâce à cette dernière, le poivron diminue les risques d'apparition d'arthrite.

- Le poivron (surtout le vert) contient des composés phénoliques (flavonoïdes…) et des caroténoïdes aux **vertus antioxydantes** indiquées pour lutter contre les radicaux libres responsables du vieillissement.

- N'hésitez pas à l'incorporer à vos menus, même si vous faites un **régime**. Une portion de 50 g de poivron vert cru ne fournit que 10 kcal. Et une portion de 150 g de poivron vert cuit correspond à 42 kcal, soit moins qu'un yaourt nature à 0 % de matière grasse de 125 g (52 kcal) !

Pour bien le choisir, prenez-le ferme, charnu, à la peau lisse, tendue et brillante, exempt de taches et de meurtrissures. La couleur n'influe pas sur sa fraîcheur. Plus un poivron est petit, plus il est piquant.

- Il permet de **modérer l'appétit**. C'est en effet un aliment rassasiant, donc pas besoin d'en manger de grosses quantités. Les nutritionnistes le recommandent dans les programmes minceur.

- Sa teneur en **fibres** (celluloses et hémicelluloses) facilite le transit intestinal et il est utile en cas de constipation.

- Avec ses propriétés **diurétiques**, le poivron agit sur l'organisme de façon à limiter l'absorption des graisses. Il stimule naturellement les sécrétions digestives ainsi que la motricité du tube digestif.

À ÉVITER SI

- Pelez le poivron si vous avez un **estomac fragile**. Pour cela, pochez-le dans de l'eau bouillante pendant 5 minutes.

- Certaines personnes peuvent développer une **allergie**, notamment au poivron vert cru.

RECONNU PAR LA SCIENCE

Des chercheurs de l'université de Washington ont démontré que consommer des poivrons de deux à quatre fois par semaine réduirait de 30 % le risque d'être atteint par la maladie de Parkinson.

LA POMME

Les propriétés de la pomme sont réputées depuis des siècles. Un dicton dit d'ailleurs : « Une pomme chaque matin éloigne le médecin. » Différentes selon les variétés, ses qualités ne seront profitables que si l'on a laissé le fruit mûrir et qu'il a bien été stocké : une cave serait l'idéal, à défaut, dans un endroit frais.

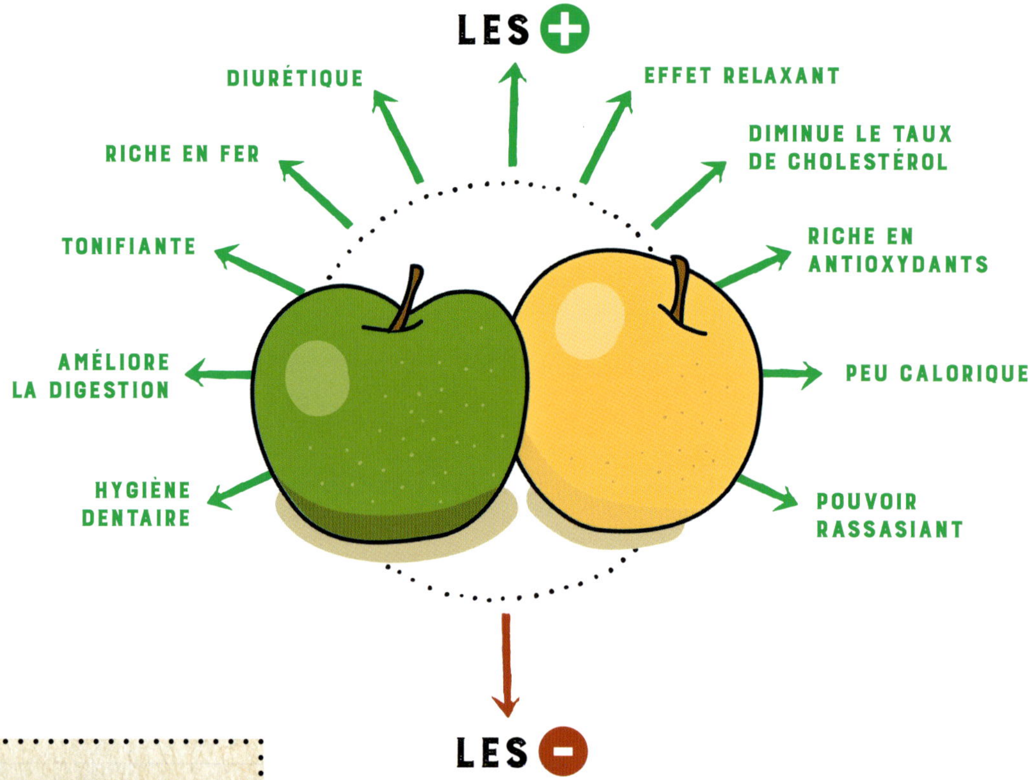

POUR 100 G DE POMME

- 54 kcal
- 0,3 g de protéines
- 0,4 g de lipides
- 12,6 g de glucides
- 2,5 g de fibres

Pour bien la choisir, quelle que soit la variété, une pomme doit être parfumée, bien ferme, avec une peau lisse, sans meurtrissures, ni piquée, et avec un pédoncule bien vert. Achetez dans ce cas des pommes issues de l'agriculture bio (label AB).

LES ATOUTS SANTÉ

• La pomme, surtout crue, renferme de nombreux minéraux (potassium, phosphore, calcium, magnésium), oligoéléments (fer, zinc) et vitamines (C, du groupe B, E). La peau renferme cinq fois plus de vitamine C que la pulpe. Mieux vaut donc croquer la pomme sans la peler. Une pomme cuite perd entre 25 et 30 % de ses vitamines.

• En cas d'**anémie** : mangez deux pommes crues par jour. Contre la fatigue, la déminéralisation, le manque de tonus, vous pouvez aussi boire un verre de jus de pomme par jour.

• Une pomme moyenne apporte 80 kcal, soit moins de 5 % des besoins caloriques par jour. Ses glucides (12,6 g pour 100 g) fournissent l'essentiel de ses calories. Les protéines et les lipides sont peu abondants. Consommer une pomme en dehors des repas permet de limiter la consommation d'aliments trop sucrés, et c'est un très bon **modérateur d'appétit**.

• Elle est **riche en fibres** : cellulose et hémicellulose (concentrées dans la peau), lignine (dans le cœur) et pectine (l'essentiel se trouvant dans les pépins). Cette dernière forme un gel dans le tube digestif, qui emprisonne une partie des graisses au passage, ce qui permet de restreindre leur absorption par l'organisme.

• Elle permet de **réguler le transit intestinal** et d'améliorer la fonction digestive. En cas de constipation, mangez deux pommes cuites avec leur peau. Cuite, la pomme devient en effet laxative et accélère le transit sans irritation. En cas de diarrhées, prenez pendant quelques jours des pommes crues râpée. Ne buvez pas dans ce cas de jus de pomme, trop laxatif !

• **Son action diurétique** est liée à sa richesse en eau (près de 85 %) et en potassium (120 mg pour 100 g) ainsi qu'à sa faible teneur en sodium (2 mg pour 100 g) et à la présence de sorbitol.

RECONNU PAR LA SCIENCE

Des études ont montré l'action de la pomme sur le cholestérol (manger trois pommes par jour en deux mois peut faire chuter de 10 % le mauvais cholestérol LDL).

Une étude parue en juin 2000 dans la revue *Nature* a mis en évidence que le potentiel antioxydant contenu dans 100 g de pomme non épluchée serait équivalent à 1,5 g de vitamine C. Ces composés antioxydants combinés entre eux et ajoutés au bienfait de la vitamine C et de la pectine, sont indiqués pour réduire la croissance de cellules cancéreuses (du foie, du côlon).

• La pomme a des **vertus apaisantes et sédatives**. Croquer dans une pomme le soir amène un sommeil paisible en cas d'insomnies, de difficultés d'endormissement, de réveils nocturnes et de cauchemars.

• Deux ou trois pommes par jour (pendant quarante-cinq jours en moyenne) peuvent aider à normaliser un **taux de cholestérol** excessif et à diminuer un taux de sucre sanguin trop élevé.

• La pomme est conseillée aux sportifs en raison de ses **atouts nutritionnels** qui leur permettent de tenir l'effort sur le long terme si elle est consommée avant l'activité physique.

• Croquer dans une pomme en fin d'un repas permet de **nettoyer les dents** et de les blanchir.

À ÉVITER SI

• En cas de **diarrhée**, ne buvez pas de jus de pomme, qui est laxatif.

LA POMME DE TERRE

On l'a longtemps accusée d'être responsable de nos kilos superflus. En fait, c'est une bonne source de sucres lents pour une valeur calorique modérée. Sur le plan nutritionnel, elle joue un rôle important et rééquilibrant.

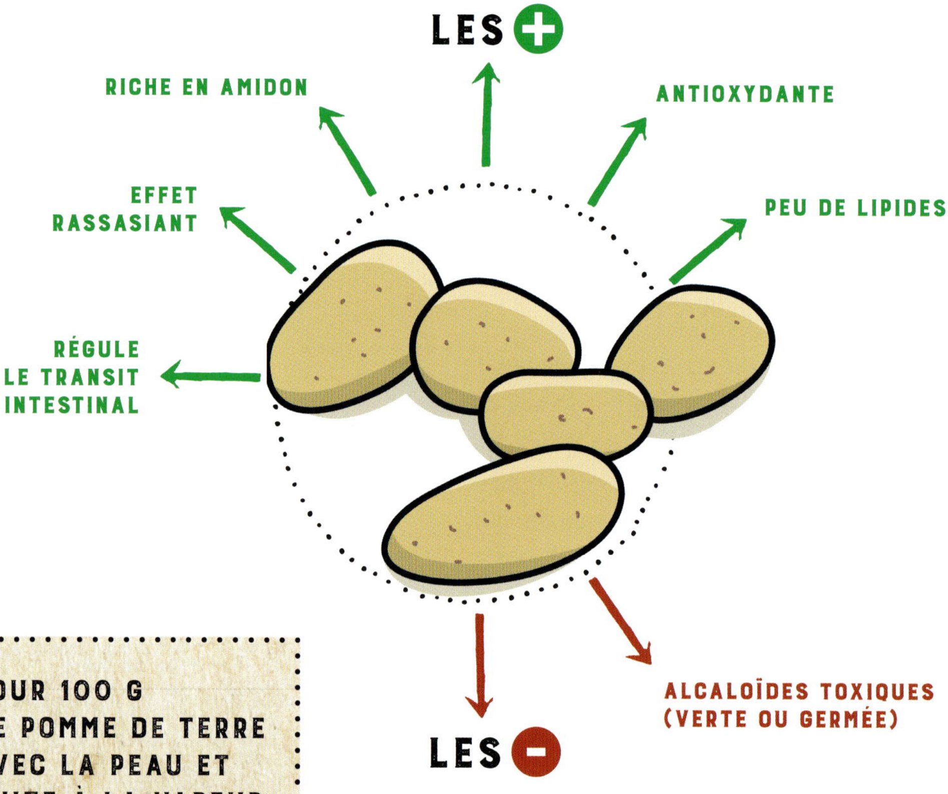

POUR 100 G DE POMME DE TERRE AVEC LA PEAU ET CUITE À LA VAPEUR

- 89,5 kcal
- 1,87 g de protéines
- 0,22 g de lipides
- 19,1 g de glucides
- 1,8 g de fibres

Pour bien la choisir, vérifiez que le tubercule est ferme sous les doigts. Sa couleur doit être homogène, sans noircissement, ni verdissement. La pomme de terre ne doit porter aucune trace de germination. À conserver au frais et à l'abri de la lumière.

LES ATOUTS SANTÉ

• La pomme de terre (surtout la primeur) apporte un peu de **minéraux** (potassium et magnésium, deux minéraux indispensables au bon fonctionnement du système nerveux), des **oligoéléments** (fer, cuivre, zinc) et des vitamines (C, B9, B6). C'est l'un des rares féculents à contenir de **la vitamine C**. Outre son rôle d'antioxydant. Cette vitamine favorise une **meilleure absorption du fer**. Sa teneur varie selon le mode de cuisson et si les pommes de terre sont épluchées ou non. Pour conserver le maximum de vitamine C, préférez les pommes de terre cuites à la vapeur avec leur peau plutôt que sautées ou rissolées sans leur peau.

• Elle apporte des fibres facilement assimilables (surtout des hémicelluloses et des pectines), indiquées pour le bon fonctionnement du **transit intestinal**. Préférez-les cuites à l'eau ou à la vapeur plutôt qu'en frites !

• Ses **glucides** sont essentiellement constitués par de l'amidon (90 %). Cette haute teneur en amidon permet de **dispenser de l'énergie** tout au long de la journée. La cuisson permettra à cet amidon d'être assimilé par l'organisme. Consommez de préférence ce légume à l'heure du déjeuner. Vous éviterez ainsi le coup de pompe du début d'après-midi. Un peu moins calorique que les pâtes, la pomme de terre procure la même sensation de **satiété**, ce qui permet de limiter la sensation de faim et, par conséquent, le grignotage.

• Les protéines végétales ont une valeur biologique inférieure aux protéines animales, mais les acides aminés essentiels sont bien représentés dans la pomme de terre (y compris la lysine déficitaire dans les céréales). Quant aux lipides, ils n'apparaissent qu'à l'état de traces.

LE SAVIEZ-VOUS ?

Les pommes de terre de conservation sont consommées tout au long de l'année (Charlotte, BF 15, Roseval, Bintje…) par rapport aux pommes de terre primeurs, appelées également « pommes de terre nouvelles », qui, elles, sont des variétés précoces qui arrivent à maturité en 90 jours (au lieu de 120 pour les variétés de conservation). Elles sont commercialisées de la mi-avril au 31 juillet. Qu'elles soient françaises ou importées, passé la date du 31 juillet, il n'est plus permis de vendre des pommes de terre sous l'appellation « primeur » ou « nouvelle ».

À ÉVITER SI

• Ne consommez pas de pommes de terre vertes ou germées. La pomme de terre produit **différents alcaloïdes** dont deux sont **toxiques** : la solanine et la chaconine. Ne consommez jamais les germes (ils en contiennent cent fois plus que la chair), ni la peau des pommes de terre germées (vingt fois plus). Stockez les tubercules à l'obscurité et au sec. Rejetez toute pomme de terre un peu verte, non pas parce qu'elle n'est pas tout à fait mûre, mais simplement parce qu'elle a été trop exposée à la lumière et a réagi en produisant de la chrophylle et des alcaloïdes.

LE PORC

Que ce soit sous forme de viande ou de charcuterie, le porc est la première viande consommée en France. La viande de porc a de nombreux atouts nutritionnels : elle renferme notamment des protéines essentielles, du fer héminique (la forme la mieux assimilée par notre organisme), du phosphore et des vitamines (surtout du groupe B).

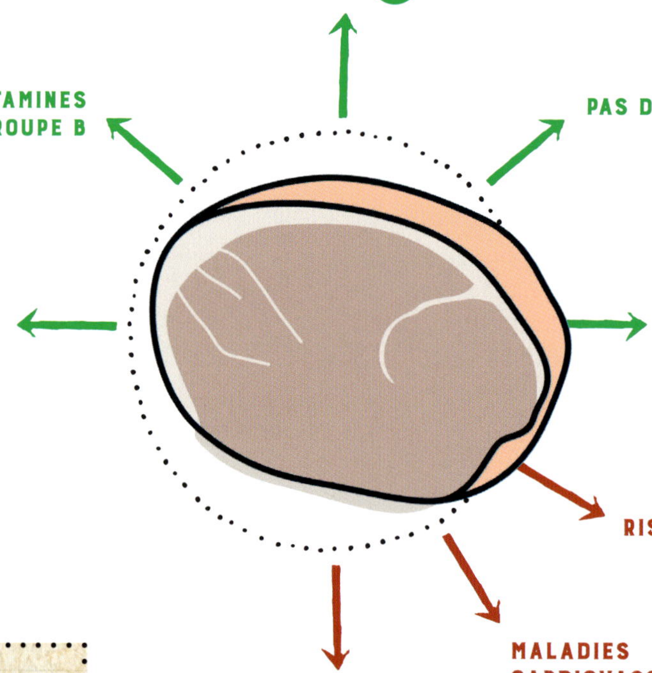

POUR 100 G DE FILET MIGNON DE PORC CUIT

- 168 kcal
- 26,1 g de protéines
- 7,08 g de lipides
- pas de glucides

POUR 100 G DE CÔTE DE PORC GRILLÉE

- 276 kcal
- 25,8 g de protéines
- 19,1 g de lipides
- pas de glucides

LES ATOUTS SANTÉ

• La viande de porc est riche en minéraux (sodium, magnésium, calcium, phosphore, potassium) et en oligoéléments (fer, zinc, sélénium). Sa teneur en zinc est intéressante : on en trouve plus dans le foie, l'épaule, le filet ou le rognon de porc que dans le jambon ou le bacon. Le zinc participe notamment aux réactions immunitaires et à la fabrication du matériel génétique.

• Le porc est surtout bien pourvu en vitamines du groupe B (B3, B12, B1, B6, B2).

• Il apporte des **protéines** de bonne qualité : 100 g de viande de porc couvrent 45 % des besoins quotidiens en protéines chez l'adulte.

• La majorité des lipides sont des **acides gras insaturés**, soit de « bonnes graisses ». Mais sa teneur en gras varie en fonction du morceau. L'échine, les côtes premières ou secondes sont, par exemple, plus grasses que la longe. Le gras est souvent à la périphérie : vous pouvez dégraisser les morceaux avant ou après cuisson. La cuisson fait baisser la proportion de ces acides gras.

Pour bien le choisir, sachez que la viande de porc que l'on consomme aujourd'hui provient souvent d'un animal élevé en batterie et nourri de farines composées. Ce type d'élevage donne un porc à la viande sèche qui fond à la cuisson en libérant de l'eau. Préférez un porc élevé en plein air. Sa chair doit être rose, ferme, un peu humide. Vous pouvez la conserver 48 heures au réfrigérateur.

LE SAVIEZ-VOUS ?

Misez sur le boudin noir, riche en fer héminique (22 mg pour 100 g). Il contient tros fois plus de fer que le foie et dix fois plus que la viande rouge. Il est réputé en cas d'anémie, de fatigue générale et pour les femmes au moment des règles. Sachez que le fer existe sous deux formes : le fer héminique (que l'on trouve dans les viandes et les poissons) et le fer non héminique (que l'on trouve notamment dans les fruits, les légumes, les céréales…). Ce dernier est de cinq à dix fois moins absorbé que le fer d'origine animale.

À ÉVITER SI

• Transformé en charcuterie (saucisse, saucisson…), le porc devient une viande grasse, riche en sodium et pas indiqué pour votre ligne ! Les experts en santé recommandent de **diminuer la consommation de charcuteries** (saucisson, jambons, pâtés, bacon…) qui favorisent le **surpoids** et augmentent les **risques de maladies cardiovasculaires**.

• Le porc a longtemps été **porteur de parasites**. Il faut bien le faire cuire. Un porc mal cuit est déconseillé chez les femmes enceintes et les personnes fragiles, en raison du risque de salmonelles, des bactéries à l'origine d'une **toxi-infection alimentaire** appelée la « salmonellose ».

• Limitez la consommation de charcuterie en cas d'acné. Certaines personnes prédisposées à l'acné ont vu leur état s'améliorer en supprimant des aliments comme la charcuterie.

LE POTIRON

Il existe de nombreuses variétés de courges de la famille des Cucurbitacées, les plus connues étant le potiron et le potimarron (plus petit et à la chair plus fine, à la saveur de châtaigne). La variété la plus présente sur nos étals est le potiron rouge vif d'Étampes : il est volumineux, aplati et côtelé. Riche en eau (95 %) et peu énergétique, le potiron présente une haute densité nutritionnelle.

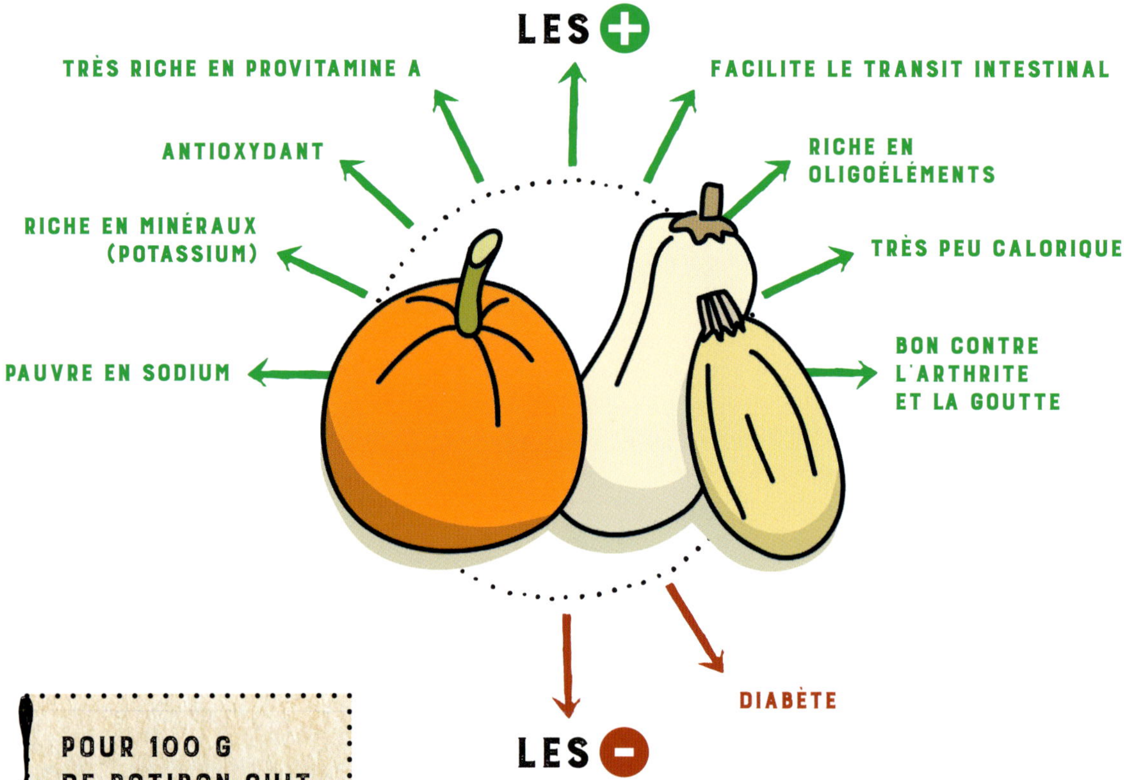

POUR 100 G DE POTIRON CUIT

- 13,6 kcal
- 0,6 g de protéines
- < 0,1 g de lipides
- 1,9 g de glucides
- 1,6 g de fibres

Pour bien le choisir, prenez-le avec une belle couleur orange uniforme, avec une écorce non fissurée et sans taches. Il doit être ferme au toucher et avoir son pédoncule. Gardé entier, il se conserve plusieurs semaines s'il est stocké dans un endroit frais et sec. Une fois entamé, couvrez-le de film alimentaire et mettez-le au réfrigérateur.

LES ATOUTS SANTÉ

• Le potiron fait partie des légumes les mieux pourvus en **pigments caroténoïdes**, de puissants antioxydants qui protègent nos cellules du vieillissement précoce et préviennent les maladies cardiovasculaires et certains cancers. La teneur en bêta-carotène est de 2,05 mg pour 100 g de potiron cuit. Un plus pour les enfants et les femmes enceintes.

• C'est un bon reconstituant grâce à ses **minéraux** : surtout du potassium (223 mg pour 100 g), mais aussi du calcium, du phosphore, du sodium et du magnésium. Il renferme aussi des **oligoéléments** (surtout du zinc, du cuivre, du fer et du manganèse), sans oublier des vitamines (E, K1, C, B9, B3, B5). **Pauvre en sodium**, il est tout indiqué pour l'hypertension.

• Le potiron **soulage les rhumatismes et la goutte**, car il est pauvre en sodium, mais il renferme du cuivre (qui intervient dans l'entretien des cartilages et des os) et du magnésium (un minéral essentiel contre l'inflammation).

• Riche en fibres (surtout de la pectine), il facilite le **transit intestinal**.

• Il est **peu calorique**, mais il a un **index glycémique élevé** (75). Vous pouvez le consommer en soupe ou en gratin et l'associer le soir, par exemple, à des aliments riches en protéines.

• **Riches en protéines et en zinc**, les graines de courge sont indiquées pour soulager les troubles urinaires, lutter contre l'anémie et la fatigue, et renforcer le système immunitaire. Consommées fraîches, elles s'avèrent un vermifuge contre les parasites intestinaux (comme le ver solitaire). Quant à l'huile de pépins de courge, elle est aussi utilisée pour soulager les troubles légers de la prostate.

• Cuite, la chair de potiron a un effet légèrement **diurétique** et **laxatif**. Elle est indiquée en cas d'acidité stomacale, de dyspepsie et de constipation.

À ÉVITER SI

• À consommer avec modération si vous êtes **diabétique**, en raison de son index glycémique élevé.

LE SAVIEZ-VOUS ?

Le potiron se distingue de **la citrouille** qui est plus ronde, d'un orange plus vif et surtout moins savoureuse.

De la famille des Cucurbitacées, **le pâtisson**, ou artichaut d'Espagne, est facilement reconnaissable des autres courges par son fruit de forme aplatie, circulaire, plus ou moins conique. Son pourtour est bosselé plus ou moins régulièrement. Son goût est proche de la courgette ou de l'artichaut. On peut le manger farci, en gratin, en soupe ou dans une purée.

LE POULET

*Le poulet est la volaille la plus vendue en France.
Consommé sans peau, il est peu calorique et surtout moins riche en matières grasses que certains morceaux de viande rouge.
Il est intéressant pour son apport en protéines et en minéraux.*

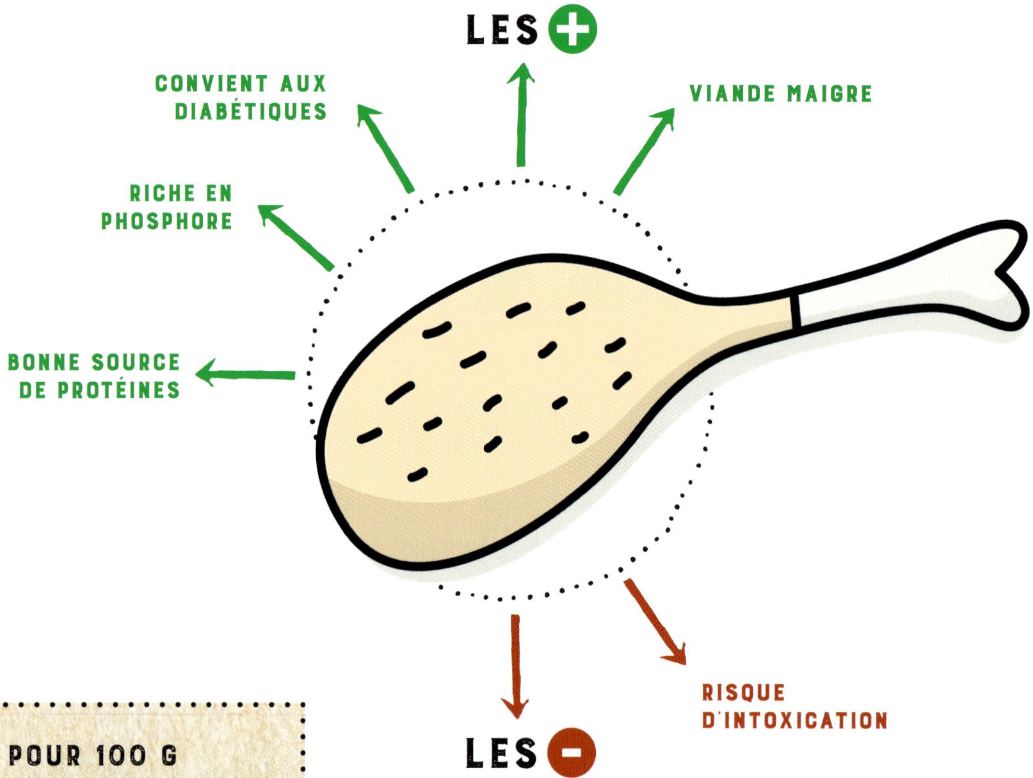

POUR 100 G DE POULET BLANC SANS PEAU

- 121 kcal
- 26,2 g de protéines
- 1,76 g de lipides
- traces de glucides

Pour bien le choisir, n'achetez pas de volaille qui dégage une légère odeur, qui colle au doigt ou qui a une couleur un peu irisée. Privilégiez un poulet fermier label rouge, AOP (appellation d'origine protégée) ou bio, plutôt qu'un poulet élevé en batterie.

LES ATOUTS SANTÉ

• Le poulet est riche en minéraux : du potassium (290 mg pour 100 g), du sodium (415 mg pour 100 g), du magnésium et du calcium, mais surtout du **phosphore** (480 mg pour 100 g). Ce dernier joue notamment un **rôle important pour les os et les dents**.

• Il contient aussi des oligoéléments (sélénium, zinc, fer, cuivre, manganèse) et un peu de vitamines (C, K1, mais surtout du groupe B, B3, B9, B5 et B12).

• C'est une **excellente source de protéines** complètes, renfermant les neuf acides aminés essentiels à l'organisme.

• La viande de poulet apporte **peu de lipides**, en particulier le blanc, fortement recommandé dans les régimes. L'aile, le pilon ou la cuisse en ont davantage. Les lipides sont surtout contenus dans la peau du poulet.

ASTUCE

Pour savoir si le poulet est bien cuit, insérez une sonde dans la partie grasse de la cuisse. Elle doit indiquer une température entre 80 et 85 °C. Si vous n'avez pas de sonde, piquez une fourchette au même endroit : vous devez obtenir un jus clair et l'articulation doit se détacher facilement.

À ÉVITER SI

• La viande peut entrer en contact avec des bactéries (comme les salmonelles) qui risquent de provoquer des **intoxications alimentaires**.

LE SAVIEZ-VOUS ?

Le poulet a été la première volaille à obtenir le label rouge en 1965. Les poulets fermiers label rouge doivent être élevés sur une surface d'une densité maximale de onze poulets par mètre carré. Ils ont accès à un vaste parcours herbeux. Leur alimentation est 100 % végétale, avec de 70 à 80 % de céréales. Ils sont abattus deux fois plus tard qu'un poulet standard.

Le chapon est un jeune coq castré et engraissé. Sa particularité tient surtout à sa teneur en graisses, ce qui donne une chair tendre et fondante. On n'en mange pas tous les jours alors pas de problème si, à Noël, vous délaissez la dinde pour le chapon. Vous en trouverez de novembre à mars. De plus, la viande de chapon renferme des protéines d'excellente qualité comportant les acides aminés essentiels, des vitamines (surtout du groupe B) et des oligoéléments (cuivre, sélénium, zinc, fer). Sa valeur énergétique est modérée.

LA PRUNE

Appartenant à la grande famille des Rosacées, le prunier se décline en plusieurs espèces qui sont à l'origine de plus de deux mille variétés. Mirabelle, quetsche, reine-claude sont les principales variétés de prunes cultivées que vous trouverez sur les étals entre fin juin et septembre. Sinon, il y a aussi les variétés américano-japonaises plus grosses et plus juteuses, mais au goût plus insipide.

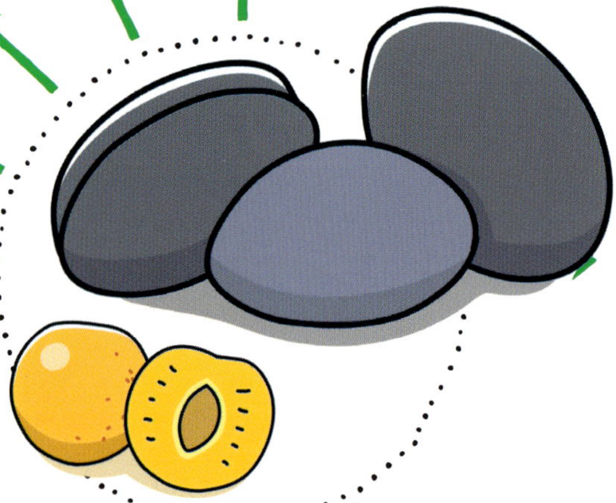
LES +
PEU CALORIQUE
RICHE EN POTASSIUM
BONNE POUR LE TRANSIT INTESTINAL
RICHE EN FIBRES
EFFET LAXATIF
LES −

POUR 100 G DE MIRABELLES

- 61,8 kcal
- 0,72 g de protéines
- < 0,2 g de lipides
- 12,4 g de glucides
- 2,3 g de fibres

POUR 100 G DE REINES-CLAUDES

- 48,7 kcal
- 0,8 g de protéines
- 0,28 g de lipides
- 9,6 g de glucides
- 2,3 g de fibres

LES ATOUTS SANTÉ

• Les prunes sont des fruits sucrés, mais raisonnablement caloriques. Elles sont **riches en eau** : la reine-claude en contient 82 % et la mirabelle 83 %.

• Les prunes sont **riches en minéraux**, surtout du potassium. Elles contiennent aussi du phosphore, du magnésium et du calcium, des **oligoéléments** (fer, cuivre, zinc, manganèse) ainsi que des **vitamines** (provitamine A, C, du groupe B).

• **Riche en fibres**, la prune est légèrement laxative et elle est indiquée en cas de constipation. Elle est aussi riche en **sorbitol** qui aide à soulager les intestins.

Pour bien la choisir, la prune doit être souple au toucher. Trop dure, elle aura du mal à mûrir. Consommez-la rapidement si la peau est fendillée, car elle s'abîme rapidement. Certaines prunes sont recouvertes d'une petite poudre blanche appelée « pruine » : c'est une sorte de cire naturelle que le fruit produit pour se protéger des fortes températures.

À ÉVITER SI

• La prune peut s'avérer **trop laxative** chez certaines personnes.

LE SAVIEZ-VOUS ?

Le pruneau est un fruit séché au four ou au soleil d'une variété de prune cultivée. Il est énergétique et riche en sucres. Sa richesse en potassium lui confère des vertus diurétiques et détoxifiantes pour l'organisme. Nature ou en compote, il est réputé pour ses vertus laxatives, car il est très riche en fibres. Il est indiqué en cas de constipation ou de transit ralenti, notamment chez les personnes âgées. En cas de constipation chronique, mangez deux ou trois pruneaux chaque jour. Il est aussi conseillé si vous faites du sport, car ses sucres libèrent une énergie rapide et durable pour l'organisme. C'est un bon carburant à faible index glycémique. À noter : le pruneau d'Agen bénéficie d'une indication géographique protégée (IGP).

Comme tous les fruits secs, le pruneau a une valeur énergétique relativement élevée, reposant surtout sur les glucides (avec 50 % de glucose). Cette composition lui confère une assimilation progressive et un index glycémique modéré (40). Une poignée de pruneaux est donc tout indiquée lors d'un sport, notamment lors de la période de récupération.

LE QUINOA

On a découvert une variété domestique de quinoa au Pérou lors de fouilles archéologiques datant de plus de 6 000 ans. Considéré comme une pseudo-céréale, le quinoa est en fait une plante herbacée de la même famille que la betterave ou l'épinard : la famille des Chénopodiacées. Il est à la mode depuis quelques années, car c'est un aliment très complet, riche en protéines et exempt de gluten.

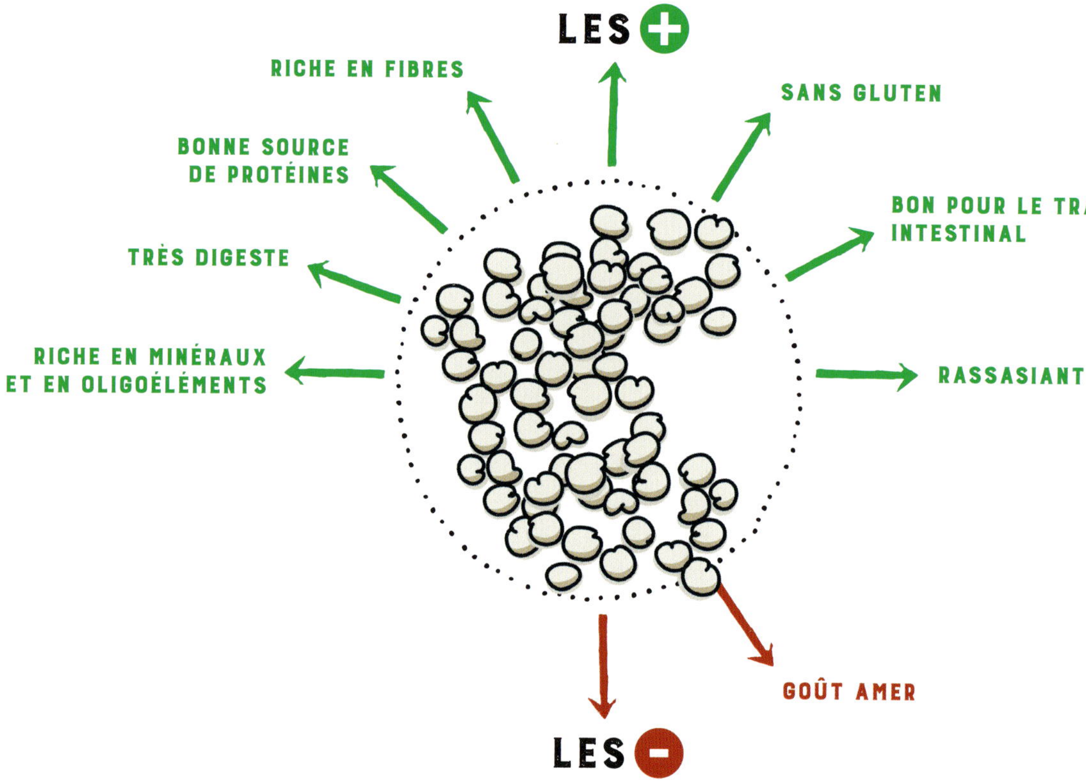

POUR 100 G DE QUINOA CRU

- 375 kcal
- 13,1 g de protéines
- 5,8 g de lipides
- 68,9 g de glucides
- 6,64 g de fibres

À savoir : 20 g de quinoa cru donnent 125 ml de quinoa cuit.

LES ATOUTS SANTÉ

• Le quinoa est bien pourvu en **minéraux** (magnésium, calcium, phosphore, potassium) et en **oligoéléments** (zinc, fer, manganèse, cuivre). Il contient une fois et demie plus de calcium, trois fois plus de fer et deux fois plus de zinc que le blé. Il renferme aussi près de deux fois plus de calcium, de magnésium et de fer que le riz. On y trouve aussi des **vitamines** (C, E, du groupe B)

• Il contient des **protéines végétales** : entre 12 et 20 % de son poids sec selon les variétés. La qualité des protéines est excellente par ses taux d'acides aminés, dont la lysine et la thiamine. Il peut donc remplacer avantageusement la viande ou les graines oléagineuses. C'est un bon allié des légumineuses. C'est pourquoi il est **apprécié des végétariens**.

• Il ne contient **pas de gluten**, donc c'est un aliment intéressant pour les personnes qui y sont intolérantes.

• Il est bien pourvu en fibres (sa teneur varie de 2 à 6 %), ce qui lui permet de **faciliter la digestion,** de **stimuler les transits** paresseux et d'apporter une **sensation de satiété**. Son index glycémique est très bas.

LE SAVIEZ-VOUS ?

Appelé aussi « riz des Incas », le quinoa peut pousser jusqu'à 2 m de hauteur. Les graines, de couleur jaune, ont la forme d'une pastille ronde et plate d'environ 2 mm de diamètre et d'une épaisseur d'environ 1 mm.

• Les lipides représentent 5 % de son poids sec, mais ce sont surtout de « bons acides » gras, avec notamment des **oméga-3**.

À ÉVITER SI

• Attention aux **saponines** qui confèrent au quinoa un goût amer. Il est donc important de bien le laver avant de le faire cuire. Mais les grains vendus dans le commerce sont généralement débarrassés de saponines.

Pour bien le choisir, vous le trouverez notamment en grains entiers, sous forme de flocons, réduit en farine ou soufflé. Les grains et les flocons se gardent un an s'ils sont sous vide et stockés dans un endroit sec, à l'abri de la lumière. La farine se conserve dans une boîte hermétique. Le quinoa peut être consommé seul ou être associé à une légumineuse, à d'autres céréales ou à des légumes. On peut s'en servir pour faire du pain, du muesli, une pâtisserie ou pour accompagner un poisson ou une volaille.

LE RADIS

On distingue trois grandes familles : le radis noir, les petits radis (roses, rouges, bicolores ou écarlates) et le radis japonais, souvent confondu avec un navet. Excellent diurétique, le radis noir est très utile pour la digestion, ami du foie et de la vésicule biliaire. Le radis rose a presque les mêmes propriétés que le radis noir, mais à un degré plus faible.

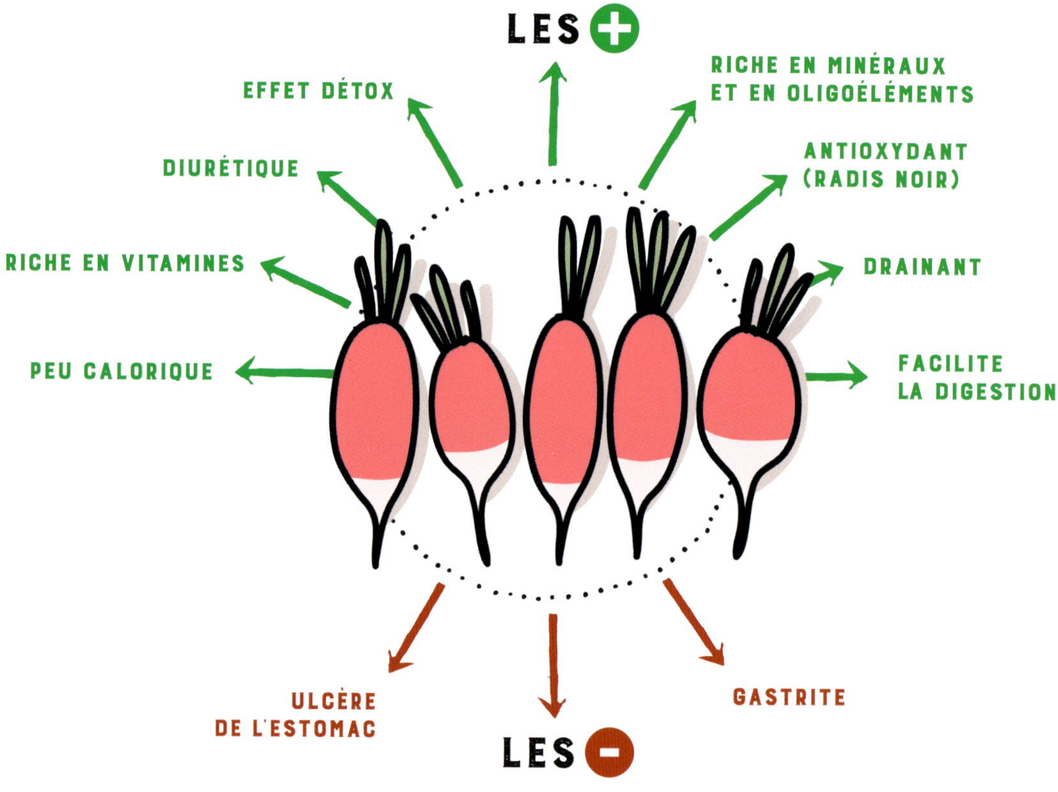

POUR 100 G DE RADIS CRUS

Radis rouge
- 13,1 kcal
- 0,76 g de protéines
- < 0,1 g de lipides
- 1,77 g de glucides
- 1,1 g de fibres

Radis noir
- 17,8 kcal
- 2,8 g de protéines
- < 0,1 g de lipides
- 0,6 g de glucides
- 1,9 g de fibres

LES ATOUTS SANTÉ

• Noir ou rose, le radis est **riche en minéraux** (potassium, calcium, magnésium, phosphore, sodium), en **oligoéléments** (zinc, fer, manganèse, cuivre) et en **vitamines** (C, B9, provitamine A).

• Sa haute **teneur en potassium** (312 mg pour 100 g de radis noir) et sa faible teneur en sodium (8,6 mg pour 100 g de radis noir) en font un aliment diurétique. Il est vivement conseillé en **cure détox** pour un bon fonctionnement du système digestif et pour favoriser les fonctions de détoxification de l'organisme, en éliminant les toxines.

• Le radis noir est un bon **drainant urinaire**, mais aussi hépatique, car il facilite la production de la bile et son évacuation. Sécrétée de façon continue par le foie, la bile favorise la digestion, particulièrement des lipides. La bile assure aussi une fonction de détoxication. D'où l'intérêt du radis noir en cas d'**intoxication alimentaire ou médicamenteuse**, ou après un repas copieux et très arrosé.

Pour bien le choisir, vérifiez son feuillage qui doit être bien vert. La racine doit être brillante, sans taches ni meurtrissures. Au toucher, le radis doit être ferme. Le radis noir doit être lourd, signe qu'il n'est pas creux. Mangez vos radis le jour même, car ils ramollissent au bout de 48 heures. Si vous pensez ne pas les manger tout de suite, intégrez-les dans une soupe ou dans une sauce en apéritif.

RECONNU PAR LA SCIENCE

Une étude menée par une équipe de chercheurs mexicains a montré que le radis noir contient des antioxydants qui limitent l'oxydation des lipides sanguins, ce qui a un effet bénéfique sur le système cardiovasculaire.

Certains travaux essaient de montrer le rôle éventuel que pourrait jouer la glucoraphasatine (qui donne son goût piquant au radis et dont il est bien pourvu) dans la prévention de certains cancers.

• Avec peu de calories, de glucides et des traces de lipides, le radis est particulièrement intéressant dans un **régime minceur**, encore faut-il le consommer sans pain ni beurre !

• Grâce à sa bonne **teneur en fibres**, le radis facilite la digestion, apaise les ballonnements et contribue à réguler le transit. Il a aussi une action légèrement laxative.

À ÉVITER SI

• Le radis noir peut causer des **brûlures d'estomac**, il est donc déconseillé d'en consommer à forte dose en cas d'**ulcère**.

• À éviter en cas de **gastrite**.

LE RAISIN

Il existe de nombreuses variétés de raisin : noires (Muscat, Hambourg…), blanches (Chasselas) ou encore rouges ou rosées. Le raisin est plus calorique que la moyenne des autres fruits. Fruit du tonus, c'est un véritable trésor pour notre santé. D'ailleurs, certains d'entre vous se sont déjà peut-être laisser tenter par une cure uvale détox !

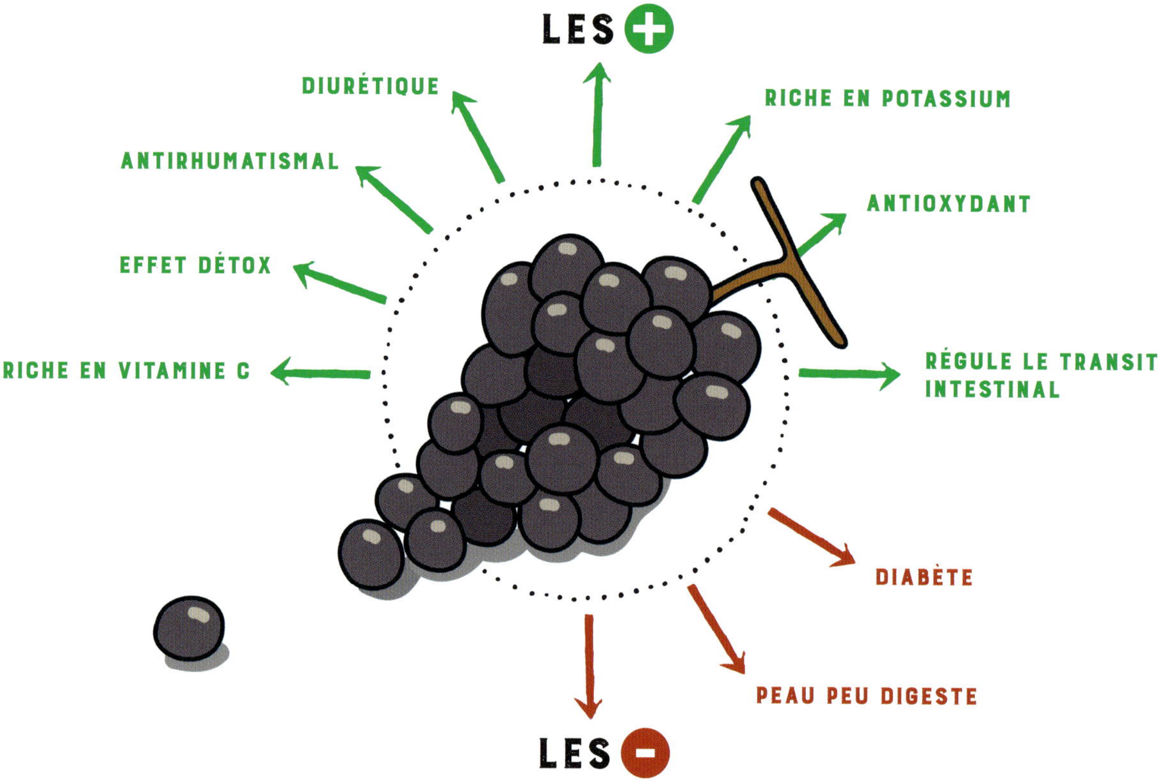

POUR 100 G DE RAISIN NOIR

- 62,1 kcal
- 0,5 g de protéines
- 0,25 g de lipides
- 12,1 g de glucides
- 1,2 g de fibres

Pour bien le choisir, prenez du raisin avec des grains fermes, sans rides ni taches, avec une tige verte, souple et cassante.

LES ATOUTS SANTÉ

• Le raisin est bien pourvu en minéraux (potassium, magnésium, calcium, phosphore) et en oligoéléments (fer, zinc, cuivre). **Particulièrement riche en potassium** (172 mg pour 100 g) et très pauvre en sel, le raisin noir est **diurétique**. Il est indiqué en cas de rhumatismes, d'arthrose et de rétention d'eau.

• Il contient des **vitamines** (surtout du groupe B, C, provitamine A). Grâce à sa teneur en **vitamine C** (8 mg pour 100 g de raisin noir), il est indiqué en cas de fatigue ou de surmenage. Manger quelques grains ou boire un verre de jus de raisin vous **redonnera de la vitalité**.

• Le raisin renferme des **polyphénols** (anthocyanes, tanins...), plus abondants dans le raisin noir que dans le raisin blanc, réputés pour leurs propriétés antioxydantes et leurs effets cardioprotecteurs.

• C'est une bonne **source de fibres**, surtout dans les pépins et la peau, bénéfiques pour le transit intestinal. Le raisin **favorise la digestion** s'il est pris après un repas, trop copieux et souvent trop riche en viandes. Il a une légère action laxative qu'il doit à la présence de fructose et à ses diverses fibres (pectine de la pulpe et cellulose de la peau).

• Aliment draineur, il permet d'éliminer les déchets de l'organisme. C'est pourquoi il est aussi réputé dans les cures **détox** indiquées pour désacidifier et revitaliser l'organisme. Une cure de raisin (cure uvale) va aider le foie et les reins à mieux fonctionner.

À ÉVITER SI

• Consommez-le avec modération si vous êtes **diabétique**, à cause de sa teneur en glucides.

• La **peau du raisin** peut s'avérer indigeste. Les **pépins** sont aussi **irritants** chez les personnes sensibles. Si c'est votre cas, il vaut mieux les retirer.

RECONNU PAR LA SCIENCE

Une étude présentée à Chicago, aux États-Unis, en 2012 lors d'une conférence de l'*American College of Cardiology* montre que la consommation quotidienne de raisin aide à prévenir l'hypertension, facteur important dans les maladies cardiovasculaires. Les chercheurs ignorent d'où provient l'effet bénéfique du raisin et ne formulent que des hypothèses. Riche en antioxydants, tels les polyphénols, le raisin est aussi une bonne source de potassium, connu pour faire baisser la tension artérielle. Des essais cliniques plus étendus sont nécessaires pour confirmer ou non les résultats.

Certaines études indiquent que manger des raisins secs pourrait prévenir de l'ostéoporose, en raison de leur teneur élevée en bore (un oligoélément qui favoriserait la santé des os).

LE RIZ

Le riz est la céréale la plus cultivée et la plus consommée dans le monde. Il existe plus de 8 000 variétés de riz, toutes différentes, tant au niveau de leur goût que de leur composition en nutriments. On distingue le riz à grain rond (très riche en amidon et cuisant vite), le riz à grain long (un riz plus ferme, ne collant pas) et d'autres riz (riz basmati, riz gluant, riz sauvage...).

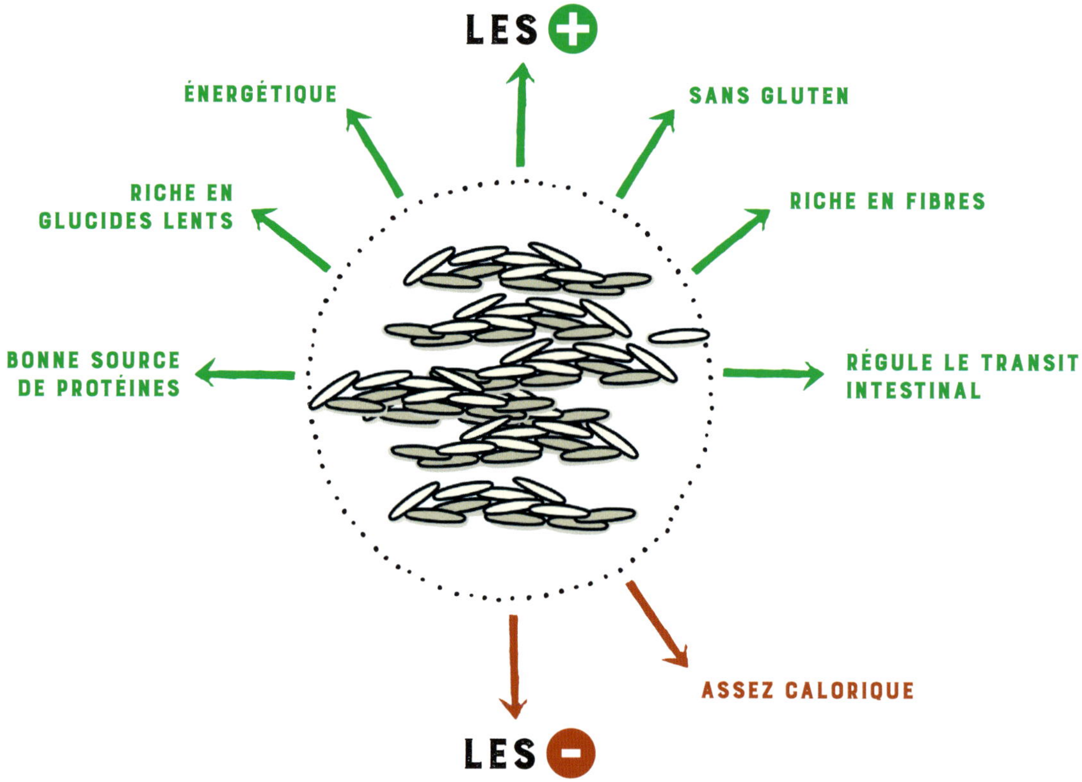

POUR 100 G DE RIZ BLANC CUIT

- 135 kcal
- 2,49 g de protéines
- 0,92 g de lipides
- 28,7 g de glucides
- < 1,1 g de fibres

LES ATOUTS SANTÉ

• Le riz contient des minéraux (potassium, phosphore, magnésium, calcium), des oligoéléments (fer, cuivre, zinc, manganèse, sélénium) et des vitamines (B9, B3, B2).

• Plus le riz est décortiqué, raffiné, traité, poli et blanc, moins il contient de minéraux, de fibres et de vitamines du groupe B.

• C'est un **aliment énergétique**, riche en calories et en **sucres lents**. C'est le plus digeste de tous les féculents. Il est conseillé en cas de fatigue, de surmenage ainsi que pour les convalescents. Il est principalement constitué d'**amidon**, un glucide complet à digestion lente, qui libère progressivement son énergie en évitant les réponses brutales d'insuline. Son index glycémique est variable en fonction des traitements subis : de 50 pour le riz complet à 66 pour un riz plus raffiné.

• **Riche en fibres**, le riz aide à réguler le transit intestinal et est conseillé en cas de diarrhées. L'eau provenant de la cuisson est utile pour traiter les diarrhées légères. Là aussi, plus le riz a été traité, moins il contient de fibres.

RECONNU PAR LA SCIENCE

Des études montrent que des composés phénoliques (oryzanols) aux vertus antioxydantes, présents notamment dans le son du riz, contribueraient à un effet hypocholestérolémiant chez l'animal et chez l'homme, ainsi qu'à la prévention des ulcères gastriques chez l'animal.

• Le riz ne contient **pas de gluten**. Il est donc adapté aux personnes souffrant de maladie cœliaque.

• Le riz renferme des **protéines végétales**, mais elles sont dépourvues de lysine, un acide aminé essentiel. Le riz sauvage contient plus de protéines que le riz blanc et deux fois plus de lysine que le riz blanc ou brun.

À ÉVITER SI

• En cas de régime, surveillez la quantité consommée, car le riz est assez calorique.

LE SAVIEZ-VOUS ?

Le riz complet n'est pas poli par des meules comme le riz blanc. En fait, il a juste été décortiqué pour enlever la balle, puis nettoyé. Il conserve donc l'enveloppe autour de son amande. C'est pourquoi il est riche en fibres et en nutriments. Il est beaucoup plus riche en magnésium, en fer et en vitamines du groupe B que le riz blanc. Mais le riz complet demande une cuisson plus longue et perd donc une partie de ses minéraux, oligoéléments et vitamines.

Attention avec **le riz paddy** (ses grains sont encore entourés de leurs enveloppes) très riche en fibres. Il accélère trop rapidement le transit intestinal chez certaines personnes.

LA RHUBARBE

Originaire d'Asie, la rhubarbe fut d'abord introduite en Europe pour ses vertus médicinales plutôt que gustatives. On consomme en fait les tiges. Longtemps délaissée, elle est revenue à la mode. Renfermant 65 % d'eau, elle s'avère pauvre en sucres et en calories, mais riche en minéraux essentiels et en vitamines.

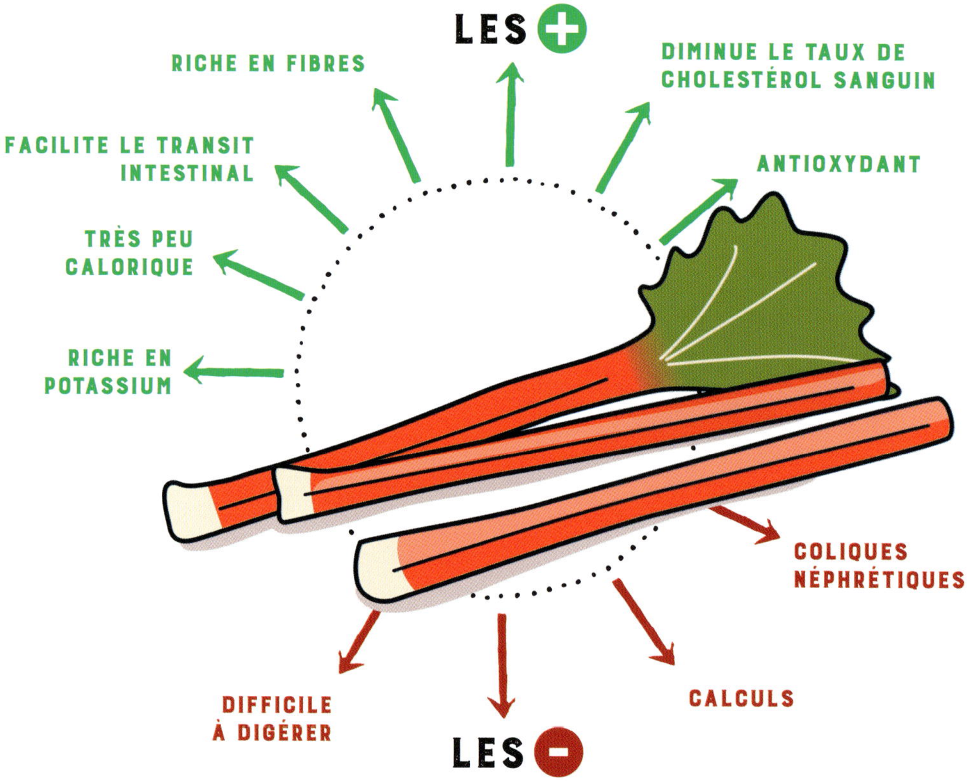

POUR 100 G DE RHUBARBE CUITE

- 15 kcal
- 0,9 g de protéines
- 0,1 g de lipides
- 3,5 g de glucides
- 2 g de fibres

LE SAVIEZ-VOUS ?

Évitez de faire cuire la rhubarbe dans une casserole en aluminium, en cuivre ou en fer, car elle peut réagir avec ces métaux et prendre une couleur brune peu appétissante.

LES ATOUTS SANTÉ

- La rhubarbe est bien pourvue en minéraux : **surtout du potassium** (210 mg pour 100 g), mais aussi du calcium, du phosphore et du magnésium. Elle contient aussi un peu d'oligoéléments (fer, cuivre, zinc) et de vitamines (provitamine A, K1, C, B9, B3).
- Elle est **riche en fibres** qui stimulent le **transit intestinal** et lui confèrent son action laxative. Les fibres insolubles (lignine, cellulose…) sont huit fois plus abondantes que les fibres solubles (pectine…). Ces dernières sont reconnues pour leur capacité à faire baisser le taux de cholestérol dans le sang.
- La rhubarbe renferme des polyphénols reconnus pour leurs vertus **antioxydantes**.
- Sa saveur acidulée est due à la présence d'acides organiques variés : acide citrique, acide malique.

Pour bien la choisir, vérifiez que les tiges sont fermes, denses et cassantes, et de couleur rouge rosé, nuancée de vert. Pour en contrôler la fraîcheur, examinez la base du pied qui ne doit pas être sèche. La rhubarbe se conserve deux jours dans le bac à légumes du réfrigérateur. Contrairement à la plupart des végétaux, son acidité augmente avec la maturité. Pour retirer les fils plus facilement, utilisez un couteau Économe. **Ne consommez pas les feuilles, elles sont toxiques.**

RECONNU PAR LA SCIENCE

Des chercheurs britanniques ont montré que la rhubarbe était riche en polyphénols, connus pour leurs propriétés anti-cancer, et que la cuisson augmentait leur concentration.

Une autre étude menée sur des souris vient renforcer ce statut d'aliment anti-cancer accordé à la rhubarbe, car le pigment (pariétine) qui donne aux tiges leur couleur particulière inhiberait les cellules cancéreuses.

À ÉVITER SI

- Limitez la consommation de rhubarbe si vous êtes sujet aux **calculs rénaux** ou aux **coliques néphrétiques**, car la rhubarbe est riche en **acide oxalique** (oxalate).
- La rhubarbe peut être difficile à digérer, il suffit de la faire dégorger pendant une bonne heure pour la rendre plus digeste. Pour atténuer son acidité, rajoutez-lui du sucre.

LE SHIITAKÉ

Le shiitaké (Lentinus edodes) est un champignon comestible et parfumé, de la famille des Polyporacées. Il est réputé depuis des siècles en Chine et au Japon. Outre sa qualité culinaire, on lui prête de nombreuses vertus, au point qu'il a été surnommé le « champignon de longévité ». C'est, après le champignon de couche, celui qui est le plus cultivé.

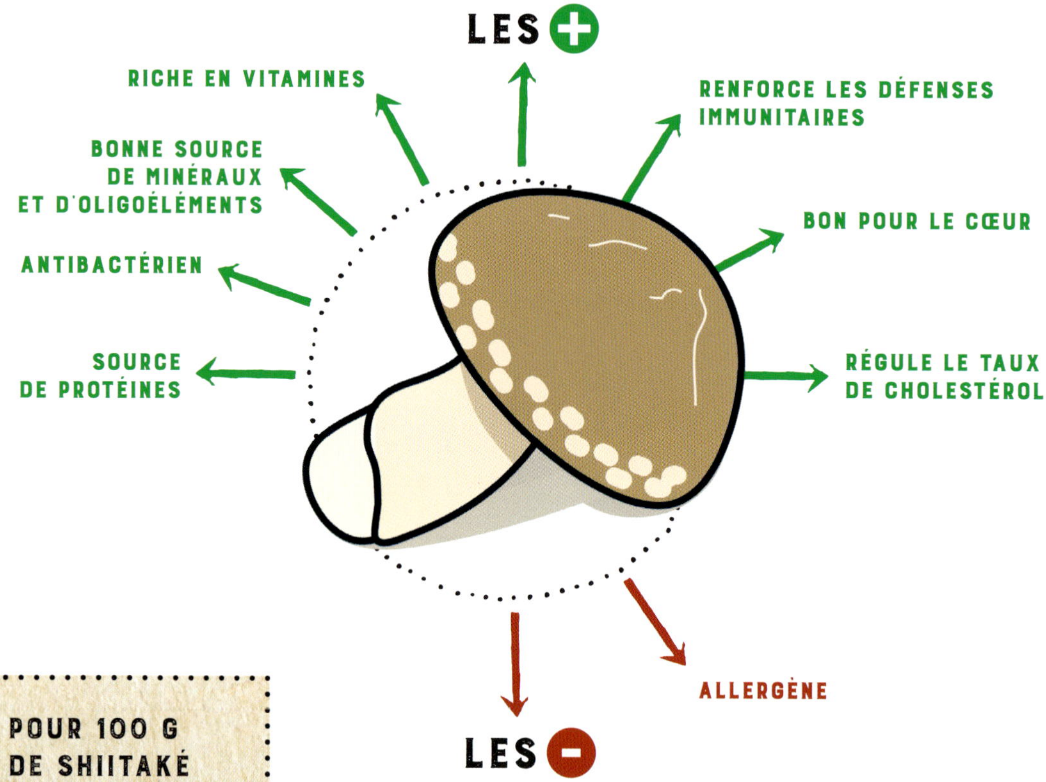

POUR 100 G DE SHIITAKÉ

- 34 kcal
- 2,2 g de protéines
- 0,5 g de lipides
- 7 g de glucides
- 2,5 g de fibres

LE SAVIEZ-VOUS ?

Le terme de *shii* est celui de l'arbre hôte, et *také* désigne une plante symbole de vitalité et de croissance.

LES ATOUTS SANTÉ

• Le shiitaké est riche en minéraux : **surtout en potassium** (304 mg pour 100 g), en sodium, en magnésium, en calcium et en phosphore, ainsi qu'en oligoéléments (fer, cuivre, sélénium, zinc). Le shiitaké séché est en effet une bonne source de **zinc**, bien utile pour participer à renforcer le système immunitaire. C'est un **bon fortifiant**.

• Il est bien pourvu en **vitamines**, particulièrement en vitamine B5 (acide pantothénique) essentielle à la production d'énergie dans les cellules et au transport de l'oxygène dans le sang. Mais il contient aussi des vitamines : D, C, E, B6 et B9.

• Comme tous les champignons, le shiitaké contient des **protéines**, particulièrement recherchées, car elles contiennent les 9 acides aminés essentiels à l'organisme.

Pour bien le reconnaître, sachez qu'il se caractérise par un chapeau de 5-20 cm de diamètre, tout d'abord convexe puis étalé. La cuticule est de couleur brune, couverte d'écailles blanches, amples et nombreuses vers la marge. Les lames sont serrées, blanchâtres devenant foncées, le pied est fibreux, coriace, plus étroit à la base, avec une zone annulaire laineuse. La chair est épaisse, blanchâtre, à odeur et saveur de champignon agréable.

RECONNU PAR LA SCIENCE

Des études réalisées *in vitro* et chez l'animal montrent que le shiitaké contient du lentinane qui posséderait une activité antitumorale, particulièrement dans le cas du cancer du côlon.

Des études montrent que le shiitaké renferme des substances (lentinane, lenthionine, acide oxalique) aux effets antibactériens et antifongiques *in vitro*.

• Par sa teneur en polysaccharides (glucides complexes), notamment la lentinane, il assure une bonne protection contre les infections bactériennes et renforce les défenses immunitaires de l'organisme. Idéal en cure à l'automne pour bien affronter l'hiver !

• Les fibres qu'il contient, les chitines, lui confèrent un rôle préventif dans les **maladies cardiovasculaires** et l'**hypercholestérolémie**.

À ÉVITER SI

• Certaines personnes peuvent avoir une réaction cutanée suite à la consommation de shiitaké cru ou cuit. Ces **réactions allergiques** peuvent apparaître un ou deux jours après l'ingestion.

LE THÉ VERT

De la famille des Théacées, le thé vert est obtenu à partir de feuilles jeunes non fermentées, soumises à une dessiccation rapide à chaud, puis séchées. Ensuite, le criblage permet de classer les feuilles en fonction de leur taille et de leur état (entières ou brisées). Depuis quelques années, le thé vert intéresse pour ses propriétés antioxydantes, ses constituants phénoliques et son éventuel rôle préventif dans les maladies cardiovasculaires et certains cancers digestifs.

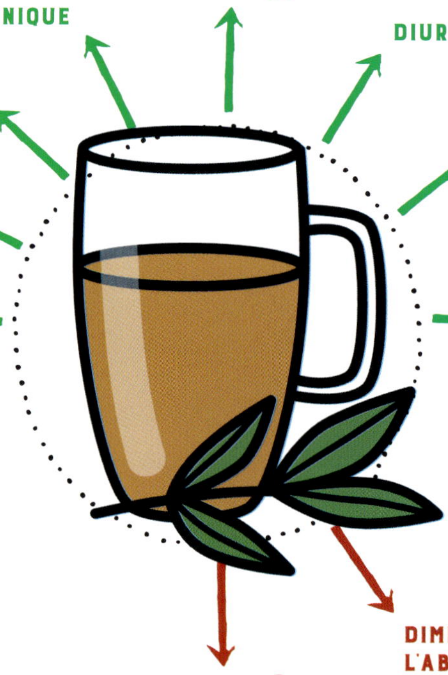

LES +
TONIQUE
DIURÉTIQUE
UTILE EN CAS DE RÉGIME
FAVORISE LA CONCENTRATION
ANTIOXYDANT
BON POUR LE CŒUR
LIMITE L'ABSORPTION DES GRAISSES
DIMINUE L'ABSORPTION DU FER
LES −

POUR 100 G DE THÉ VERT

- 0,3 kcal
- 0,07 g de protéines
- pas de lipides
- traces de glucides

Pour bien le choisir, préférez le thé en vrac, en feuilles entières, à celui aux feuilles brisées, qui sont elles-mêmes meilleures que les brisures utilisées pour les sachets. Conservez-le dans une boîte hermétique. Pour profiter de ses bienfaits, laissez-le infuser entre 3 et 5 minutes, et buvez-le sans lait, ce dernier inhibant l'action des antioxydants.

LES ATOUTS SANTÉ

• Les feuilles de thé vert contiennent des minéraux (potassium, calcium, phosphore, magnésium) et des oligoéléments (zinc, cuivre, fer, manganèse).

• Réputé dans la pharmacopée chinoise, le thé vert possède, grâce à sa teneur en antioxydants, de nombreuses vertus comme de lutter contre les radicaux libres et le vieillissement ou prévenir les maladies cardiovasculaires. Contrairement au thé noir, le thé vert est très peu oxydé pendant sa transformation. Plus riche en catéchines, **le thé vert contient deux fois plus d'antioxydants que le thé noir**. C'est d'ailleurs l'une des boissons à la plus forte activité antioxydante. Deux tasses de thé vert représenteraient l'équivalent de sept verres de jus d'orange.

• Il contient aussi de la théine, de la théophylline et de la théobromine qui permettent de donner un coup de fouet à l'organisme et d'**améliorer la concentration intellectuelle**.

• De plus, sa teneur en théine empêche les baisses de vigilance. Sachez que le thé, au cours du temps**, perd de la théine**. **Plus il est infusé, plus il en perd**. À noter : stimulant, le thé vert n'a toutefois pas d'effet excitant grâce à la présence de tanins.

• L'infusion de thé vert est indiquée en cas d'asthénie fonctionnelle, c'est-à-dire si vous êtes continuellement fatigué.

• Diurétique, il permet d'**évacuer les toxines.** Il possède une action drainante et est indiqué pour favoriser l'élimination rénale de l'eau.

RECONNU PAR LA SCIENCE

Des chercheurs s'intéressent au thé vert pour tester ses propriétés en prévention de certains cancers.

Des travaux publiés dans des revues scientifiques internationales ont fait état d'une activité préventive du thé dans l'athérosclérose.

Des chercheurs japonais ont montré que le thé vert diminuerait de façon significative le taux des lipides circulant dans le sang, en particulier celui du cholestérol.

Des études montrent que le thé vert favorise la perte de poids.

• Les catéchines associées à la caféine sont connues pour stimuler la fonte des réserves lipidiques. C'est pourquoi le thé vert aide à la **lutte contre toutes les formes de surcharges, généralisées ou localisées**. Il agit au niveau de l'adipocyte en favorisant le déstockage des graisses. Les polyphénols qu'il contient, principalement sous la forme de tanins, diminuent l'absorption digestive des glucides et des lipides, complétant ainsi l'activité lipolytique de la caféine. Par ailleurs, les catéchines sont en partie responsables de l'amertume du thé.

À ÉVITER SI

• Ses **polyphénols** empêchent l'absorption du fer lorsqu'on boit trop de thé. Buvez-le plutôt **entre les repas**.

LA TOMATE

La tomate colore les étals et nos assiettes tout au long de l'année. Il en existe de nombreuses variétés qui se distinguent par leur forme, leur texture, leur couleur et leur goût. Les plus consommées en France sont les rondes (supportant bien la cuisson), les allongées (elles renferment peu de jus, mais beaucoup de pulpe), les tomates grappes (très parfumées) et les tomates cerises (à la saveur peu sucrée et légèrement acidulée).

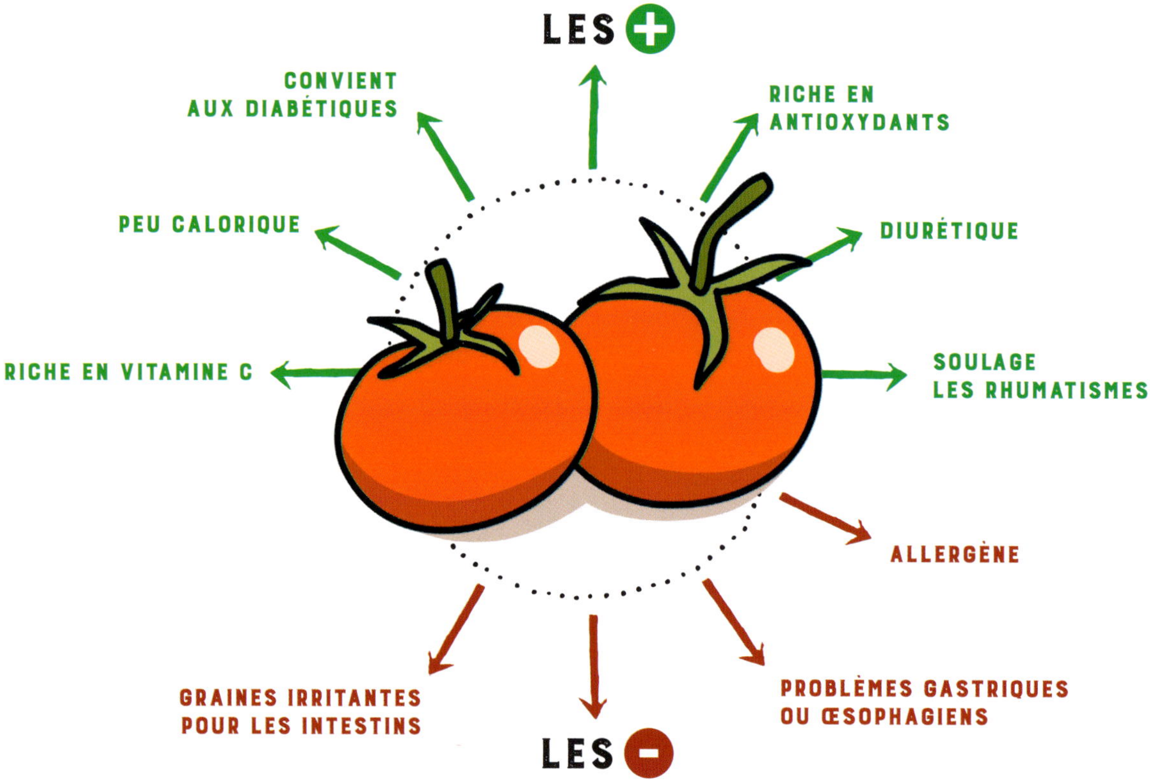

POUR 100 G DE TOMATE

- 15 à 20 kcal
- 1 g de protéines
- traces de lipides
- 2,8 g de glucides
- 1,1 g de fibres

Pour bien la choisir, premez-la souple sous la pression du doigt, lisse, brillante, sans taches et parfumée. Sa fermeté varie selon son degré de maturité et sa variété. Privilégiez les tomates bio pour pouvoir en consommer la peau.

LES ATOUTS SANTÉ

- La tomate a une grande densité nutritionnelle : des **minéraux** (magnésium, calcium, potassium, phosphore), des **oligoéléments** (cuivre, manganèse) et des **vitamines** (E, K, B3, B6, provitamine A, mais surtout de la vitamine C).

- Ses acides organiques naturels (surtout acide citrique et acide malique) lui confèrent sa saveur légèrement acidulée.

- Peu énergétique et **pauvre en glucides**, elle convient à tous les régimes, même aux diabétiques.

- Riche en eau, **diurétique** et **désintoxicante**, elle est aussi légèrement **laxative** et digeste grâce à ses fibres (cellulose, hémicellulose, pectine).

- La tomate renferme des **antioxydants**, principalement des caroténoïdes dont le plus abondant est le lycopène. Ce pigment, qui lui donne sa couleur rouge, est réputé pour protéger les cellules du corps des dommages causés par les radicaux libres et prévenir le risque de maladies cardiovasculaires, de certains cancers et de certaines maladies liées au vieillissement. Consommez la tomate avec sa peau, car elle contient davantage d'antioxydants que sa chair et ses graines.

- En plus de son action antioxydante, la tomate a une action **anti-inflammatoire**. Un verre de jus de tomate avec une pointe de céleri peut soulager des rhumatismes.

- La tomate est un aliment à privilégier pour prévenir le **diabète**, car elle est peu calorique et bien pourvue en fibres.

À ÉVITER SI

- Si vous avez les **intestins fragiles**, préférez la pulpe et le jus de tomate ou épluchez-la, car la peau et les graines peuvent être irritantes, surtout en cas de diverticulose.

- Évitez de consommer des tomates ou de boire du jus de tomate si vous souffrez de problèmes gastriques ou œsophagiens, en raison de sa **forte teneur en acide oxalique**.

- Certaines personnes peuvent y être **allergiques**.

RECONNU PAR LA SCIENCE

Des chercheurs américains ont découvert que le lycopène, le pigment contenu dans la tomate, permettrait d'améliorer considérablement la quantité et la qualité du sperme. Les tomates pourraient ainsi être utilisées pour combattre l'infertilité masculine.

Une étude menée par des chercheurs de l'université de Tokyo au Japon montre que deux verres quotidiens de jus de tomate sont un remède naturel efficace pour soulager les symptômes de la ménopause, y compris l'anxiété, les bouffées de chaleur et les changements d'humeur. C'est la présence d'acide gamma-aminobutyrique (GABA) qui en serait la raison.

Une étude menée sur des femmes a montré que plus celles-ci consommaient des produits à base de tomate, plus elles réduisaient leurs risques de maladies cardiovasculaires.

LE TOPINAMBOUR

Le topinambour est le tubercule d'une plante proche du tournesol. Ayant mauvaise réputation, car il rappelle encore la disette pendant la Seconde Guerre mondiale, il est aujourd'hui réhabilité, notamment pour sa texture et son goût. Sa chair ressemble à celle de la pomme de terre, mais il n'a rien à voir avec ce légume qui n'est pas de la même famille.

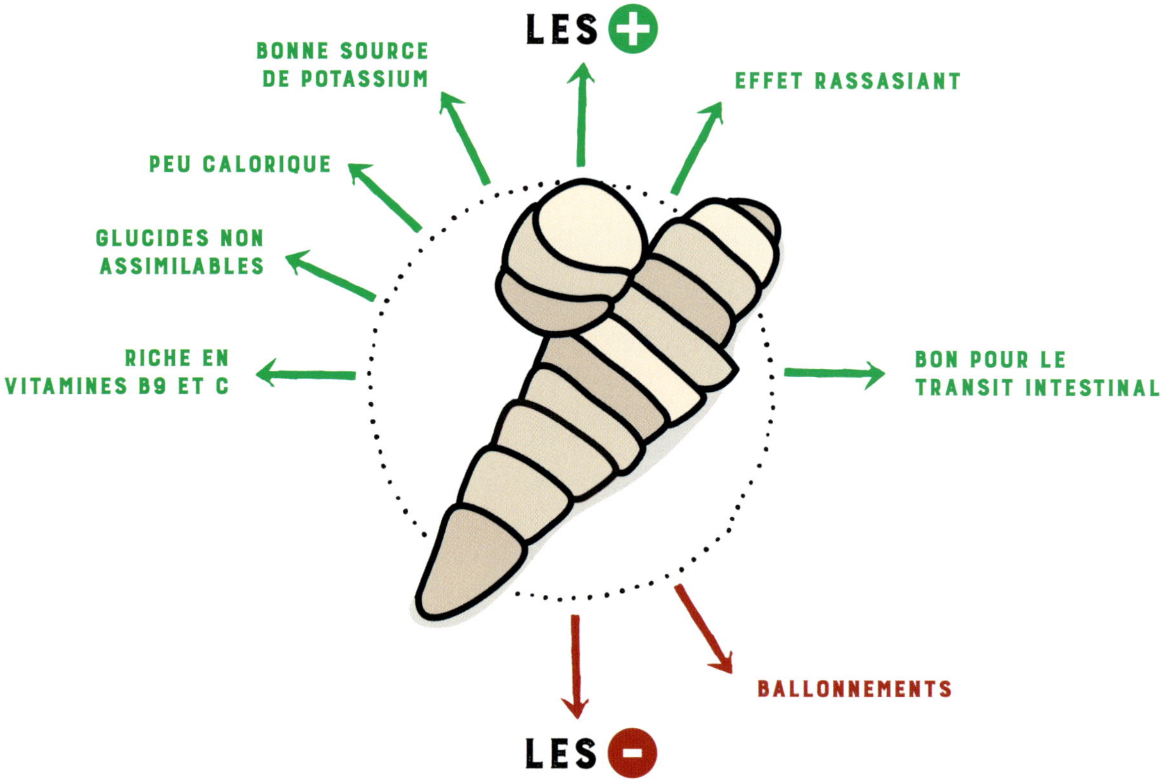

POUR 100 G DE TOPINAMBOUR CUIT

- 71,2 kcal
- 2 g de protéines
- 0,7 g de lipides
- 12,8 g de glucides
- 2,85 g de fibres

LES ATOUTS SANTÉ

• Le topinambour est riche en minéraux, **surtout en potassium** (452 mg pour 100 g), mais il renferme aussi du calcium, du sodium, du phosphore et du magnésium, ainsi que des oligoéléments (fer, cuivre, zinc manganèse). Côté vitamines, il contient surtout des vitamines B9 et C, mais aussi de la provitamine A, des vitamines B5 et E.

• C'est une **excellente source de fibres**, indiquées pour accélérer le transit intestinal et lutter contre la constipation.

• Cru ou cuit, le topinambour est riche en **glucides**, constitués pour 50 % par de l'inuline. L'inuline n'est que faiblement métabolisable dans l'organisme. Elle ne peut pas être absorbée au niveau de l'intestin grêle, mais elle est dégradée par la flore du côlon. Comme elle n'est pratiquement pas assimilable, sa valeur énergétique est quasiment nulle.

LE SAVIEZ-VOUS ?

Longtemps soupçonné d'être un tubercule originaire d'Amérique du Sud, le topinambour serait en réalité originaire du Canada. Il a été introduit en France au XVIIe siècle. Son nom vient du fait qu'en 1613, des représentants de la tribu Tupinambas (francisés en Topinamboux) ont présenté à Paris, à la reine Marie de Médicis, des tubercules qu'on appela donc « topinambours » ! Aujourd'hui, les Anglo-Saxons le surnomment « artichaut de Jérusalem ».

À ÉVITER SI

• Il peut provoquer des désagréments digestifs comme des **ballonnements**, car l'inuline fermente dans le côlon.

LES LÉGUMES OUBLIÉS

Cultivés pour la plupart du Moyen Âge au XIXe siècle, certains légumes anciens avaient disparu de nos assiettes. Comme le topinambour, ils reviennent en force ces dernières années. Les feuilles de l'arroche sont consommées comme celles des épinards. Le plus : leur teneur en vitamine B9. Le cardon est peu calorique, avec à peine plus de 2 g de glucides pour 100 g. Le panais est riche en minéraux, vitamines et antioxydants. Le chervis a une chair blanche légèrement sucrée. Le crosne, au goût proche de l'artichaut, est riche en glucides et bien pourvu en minéraux.

Pour bien le choisir, prenez-le le moins noueux possible afin d'en faciliter l'épluchage. Vous pouvez croquer dedans comme s'il s'agissait d'un radis, le réduire en purée ou en soupe ou le cuire au four. Quand vous l'épluchez, arrosez-le d'un jus de citron, car sa chair délicate craint l'oxydation. À la cuisson, faites-le cuire dans une eau additionnée d'un jus de citron.

LE VEAU

Le veau est une viande blanche aux vertus non négligeables pour la santé. Sa qualité et sa saveur dépendent de l'alimentation du veau, de son âge et des conditions d'élevage. Considéré comme une viande maigre, elle est intéressante en prévention du risque des maladies cardiovasculaires.

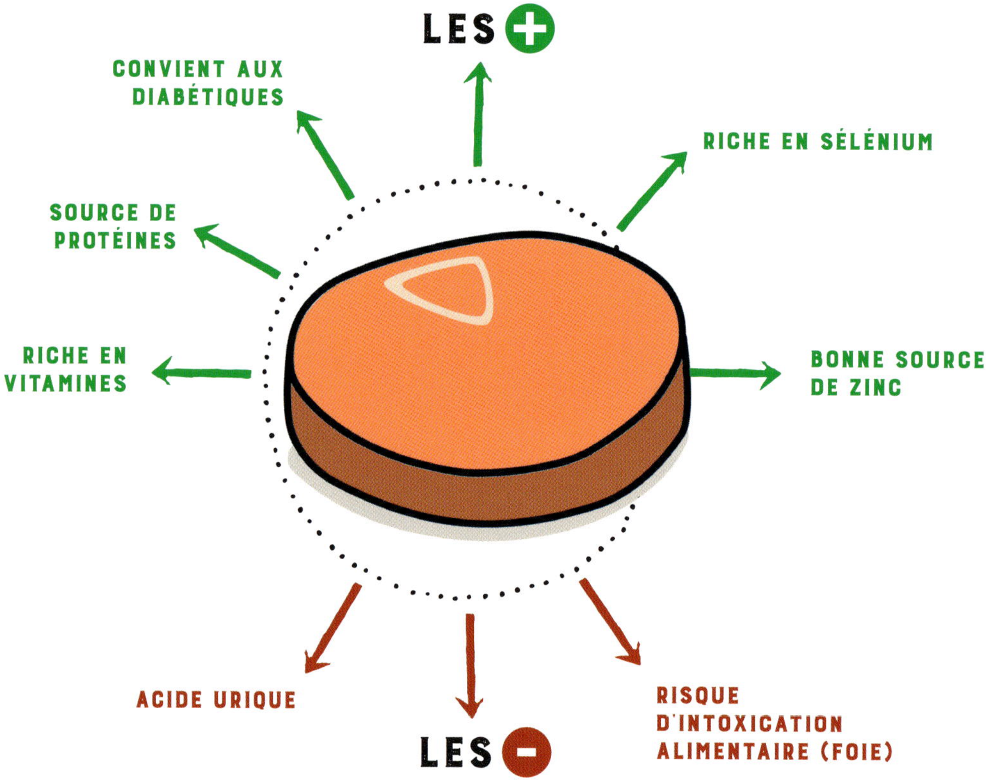

POUR 100 G D'ESCALOPE CUITE

- 190 kcal
- 37 g de protéines
- 3,2 g de lipides
- pas de glucides

POUR 100 G DE FOIE DE VEAU

- 142 kcal
- 25 g de protéines
- 3,96 g de lipides
- 1,57 g de glucides

LES ATOUTS SANTÉ

• La viande de veau est riche en **vitamines** (B12, B3, E, D), en minéraux (phosphore, potassium, magnésium, sodium) et en oligoéléments (fer, zinc, cuivre, sélénium). Notons particulièrement sa bonne teneur en **zinc**. Cet oligoélément participe au bon fonctionnement du système immunitaire. Sa teneur en **sélénium** est aussi intéressante, permettant de protéger contre le stress oxydatif qui peut perturber les artères et être à l'origine de maladies cardiovasculaires.

• **La teneur en lipides dépend du morceau.** Certains morceaux de veau sont très maigres, avec **moins de 3 % de lipides**. D'où l'intérêt de choisir ceux-ci. Par exemple, la noix de veau est six fois moins grasse que les côtes de veau ; une escalope ou du jarret sont moins caloriques que l'épaule rôtie ou les pieds de veau. Pour les morceaux les plus gras (côtes), il suffit d'enlever ce gras bien visible dans l'assiette pour diviser au moins par deux le taux de matières grasses. De manière générale, le veau contient jusqu'à 60 % d'acides gras polyinsaturés dans son profil lipidique total. Il contribuerait à faire baisser le taux du mauvais cholestérol (LDL).

• Le veau est un véritable **concentré de protéines** : 100 g d'escalope fournit 70 % des besoins quotidiens recommandés en protéines. Comme c'est une viande peu grasse, elle convient très bien aux personnes qui surveillent leur poids. **Dépourvue de glucides**, elle est aussi recommandée aux diabétiques.

Pour bien la choisir, la viande de veau doit être blanc ivoire, légèrement rosée, avec des reflets nacrés chez les veaux nourris au lait. Vous pouvez la conserver deux jours au réfrigérateur. Il existe différents morceaux dans le veau : le collier, les côtes, les côtes secondes, les côtes premières, le filet, la longe filet, le quasi, la noix, la noix pâtissière, la sous-noix, le flanchet, le tendron, la poitrine, l'épaule et le jarret.

LE SAVIEZ-VOUS ?

Il faut distinguer les veaux de boucherie (qui sont élevés soit sur l'exploitation laitière où ils sont nés, soit dans des exploitations spécialisées et séparés de leur mère) des veaux d'élevage fermier (qui proviennent de petits élevages). Le « veau sous la mère » est un veau nourri uniquement au pis de la vache. Un veau d'élevage « mixte » est généralement démarré au pis, puis nourri ensuite avec un mélange de lait liquide et de lait en poudre.

À ÉVITER SI

• Certaines personnes souffrant de goutte doivent consommer avec modération le **foie de veau**, riche en purines (générant de l'acide urique) et en cholestérol, tout comme la cervelle.

• Consommez le foie de veau bien cuit pour éviter une **intoxication alimentaire**.

LE VIN

Véritable plaisir pour notre palais et ses effets vasodilatateurs et antioxydants, le vin a d'indéniables vertus pour la santé, encore faut-il le boire avec modération. Au vu de nombreux travaux, la consommation de deux verres d'un bon vin rouge aurait des effets positifs sur notre santé.

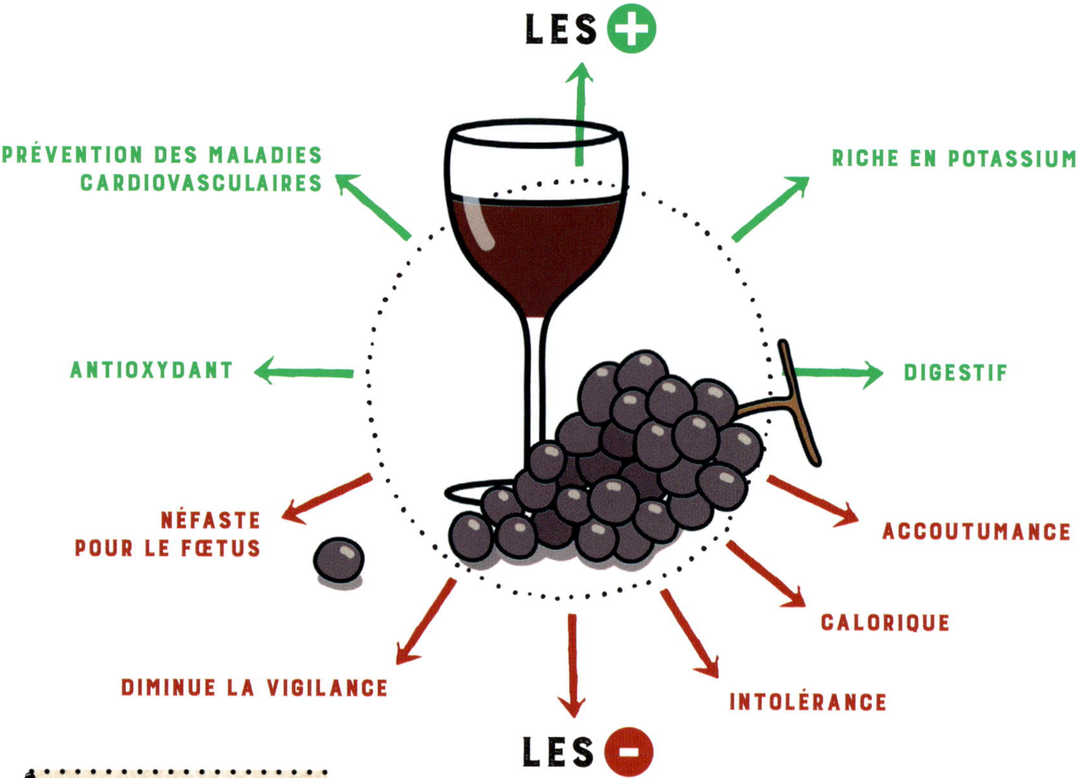

POUR 10 CL DE VIN ROUGE À 13 % VOL.

- 73,3 kcal
- 0,1 g de protéines
- pas de lipides
- 0,2 g de glucides

LE SAVIEZ-VOUS ?

Par définition, le vin est « le produit obtenu exclusivement par la fermentation alcoolique, totale ou partielle, de raisins frais, foulés ou non, ou de moûts de raisin ». L'état de maturité du raisin est un facteur essentiel de la qualité du vin. Dans une même région, les conditions climatologiques sont variables d'une année à l'autre, entraînant des différences de raisin qui déterminent les caractéristiques propres de chaque millésime.

LES ATOUTS SANTÉ

• Le vin contient des minéraux (surtout du potassium, mais aussi du phosphore, du magnésium, du sodium et du calcium), des oligoéléments (zinc, fer, cuivre, sélénium, manganèse) et des vitamines (groupe B, C).

• Le vin rouge est une source plus riche en **antioxydants** que le vin blanc, qui contient moins de polyphénols cardioprotecteurs. Ces antioxydants varient d'un vin à l'autre et selon l'âge du vin.

• Les polyphénols du vin jouent un rôle d'antidote contre certains alcaloïdes. Ils contrecarrent l'action de la caféine. C'est pourquoi un café pris à la fin du repas au cours duquel on a bu du vin fait moins d'effet.

• Il est recommandé du boire un bon vin rouge. Plus la qualité du vin est bonne, plus ses apports nutritionnels et thérapeutiques sont bons. Préférez un vin AOC ou bio.

• Pour les cardiologues, le vin est l'ami de nos artères à condition d'être bu avec modération. Deux verres par jour d'un bon vin rouge pourraient contribuer à avoir un **effet protecteur sur les maladies cardiovasculaires**, ce qui ne serait pas le cas de la bière ou des spiritueux.

À ÉVITER SI

• L'alcool (et notamment le vin) consommé à l'excès peut mener à la **dépendance**. L'Organisation mondiale de la santé (OMS) considère qu'au-delà de deux verres de 10 cl par jour chez une femme et trois verres chez un homme, les effets négatifs l'emportent. L'abus d'alcool influe sur l'**obésité** (un verre de vin rouge apporte de 80 à 100 kcal en moyenne), la **cirrhose** et augmente le taux de mortalité.

• **À supprimer pendant la grossesse**, car cela nuit au développement du fœtus.

• À éviter en cas de **crise de goutte**.

• Le dioxyde de soufre, qui aide à la conservation du vin, peut déclencher des manifestations d'**intolérance** (maux de tête, nez qui coule…). Ce n'est pas une allergie, mais plus une réaction d'hypersensibilité qui peut notamment être importante chez les asthmatiques. Préférez un vin bio (label AB) qui a un seuil inférieur aux vins conventionnels.

• Dès le premier verre, le vin diminue les réflexes, la vigilance, la résistance à la fatigue et la coordination des mouvements : souvent responsables d'accidents. Il altère aussi la vision, ce qui est dangereux si vous conduisez.

RECONNU PAR LA SCIENCE

Le vin rouge contient des polyphénols, notamment des tanins (dans la peau et les pépins du raisin), dont le resvératrol plus particulièrement protecteur. Des études montrent qu'il bloquerait la prolifération des cellules malignes dans certains cancers. Et *in vitro*, il ralentirait la mort cellulaire dans les maladies neurodégénératives de type Alzheimer. Deux verres par jour d'un vin rouge de bonne qualité pourraient protéger les cellules nerveuses cérébrales et empêcheraient la progression de la maladie d'Alzheimer.

Les recherches ont prouvé qu'une consommation régulière, mais raisonnable, de vin rouge réduit de 40 % les risques d'infarctus du myocarde et de 25 % les thromboses artérielles.

LE VINAIGRE

La formation du vinaigre est un phénomène naturel dû à l'oxydation de l'éthanol de boissons alcoolisées par un processus de fermentation acétique. Il est essentiel que le liquide de base contienne des acétobacters, des micro-organismes responsables de cette fermentation. Le vinaigre contient un grand nombre de substances bénéfiques pour notre santé.

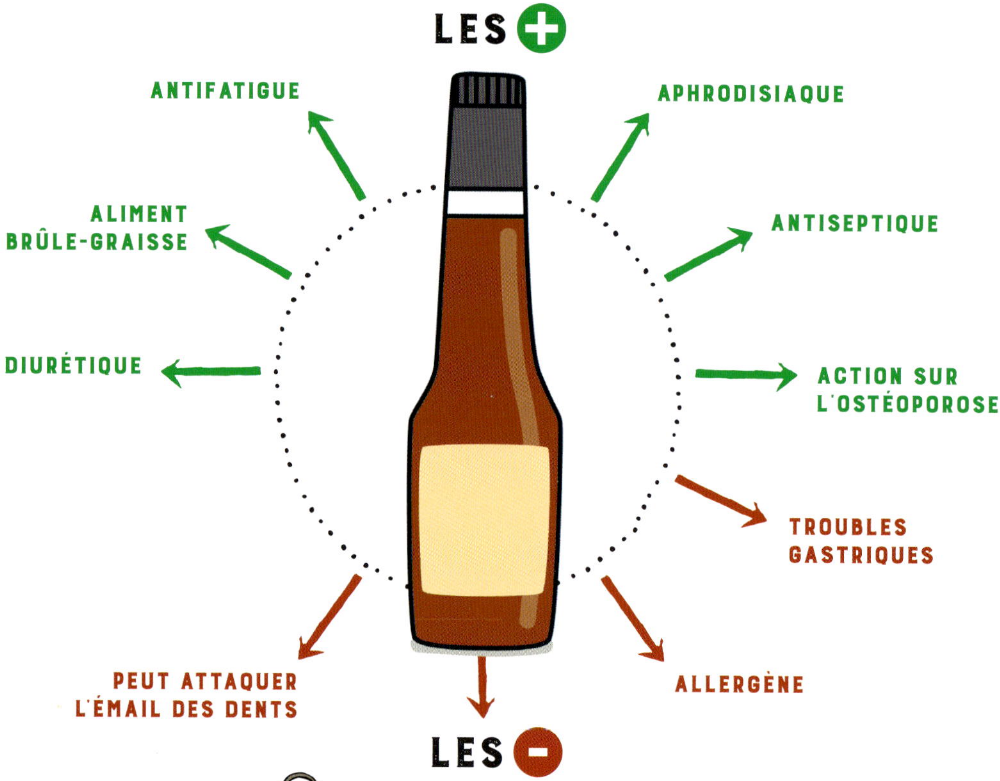

POUR 10 CL DE VINAIGRE

- 22,8 kcal
- 0,13 g de protéines
- 0,15 g de lipides
- 0,68 g de glucides

Pour bien le choisir, vérifiez sa composition, son mode de préparation et où il est produit. Le vinaigre de vin est élaboré à partir du vin. Préférez ceux élevés en fût de chêne. Le vinaigre de cidre est obtenu par la fermentation du jus de pomme. Préférez-le bio (label AB), car il ne subit pas de filtrage, ni de chauffage, ce qui permet au vinaigre de conserver toutes les propriétés minceur qu'il a à l'état naturel. Quant au vinaigre balsamique obtenu par fermentation du moût de raisin, il présente une acidité bien moindre et a une saveur aigre-douce.

LES ATOUTS SANTÉ

- Le vinaigre renferme des minéraux (surtout du potassium, mais aussi du magnésium, du phosphore, du calcium et du sodium) et des oligoéléments (fer, cuivre). C'est un **antifatigue naturel**.

- Il contient surtout de l'acide acétique qui ralentit le passage de la nourriture de l'estomac au petit intestin et favorise une combustion plus rapide des graisses. C'est en raison de son acidité que le vinaigre a la réputation d'être un **aliment brûle-graisse**.

- Le vinaigre **améliore l'absorption du calcium**, ce qui lui permet d'avoir une action sur l'ostéoporose. Il favorise également la bonne absorption du fer, ce qui est particulièrement intéressant, notamment pour les femmes qui souffrent de carences en fer.

- Un aliment trempé dans du vinaigre donne une sensation de satiété. Le vinaigre de cidre en particulier est riche en fibres, surtout de la pectine qui augmente ce sentiment de satiété, effet recherché lors d'un régime.

- Le vinaigre de cidre a des propriétés **diurétiques**, contre la rétention d'eau. Il **régule le transit** et est indiqué pour soulager certains troubles digestifs, en particulier les flatulences, les ballonnements et la constipation.

- Il est intéressant en cas d'intoxication alimentaire, car il **aide à détruire les bactéries** responsables situées dans le système digestif.

- Associé au clou de girofle, le vinaigre peut s'avérer **aphrodisiaque** et booster la libido.

- Grâce à son pouvoir **antiseptique**, le vinaigre de cidre peut enrayer un mal de gorge, en faisant des gargarismes de vinaigre de cidre dilué dans de l'eau chaude plusieurs fois par jour.

RECONNU PAR LA SCIENCE

Une étude américaine publiée en 2004 dans le journal *Diabetes Care* démontre l'influence positive du vinaigre de cidre sur la glycémie. Il aide à l'équilibrer, en ralentissant la digestion et en freinant l'arrivée des sucres. Une cuillerée à café de vinaigre peut réduire de 25 à 30 % le taux de sucre sanguin après un repas. L'acide acétique en serait à l'origine.

Une étude indique que la consommation quotidienne de vinaigre serait associée à une diminution de la tension artérielle. L'acide acétique du vinaigre aiderait à diminuer la pression sanguine et l'activité de la rénine, une enzyme responsable de la production de peptides causant l'hypertension.

À ÉVITER SI

- Comme son pH est très acide, il peut être à l'origine de **brûlures d'estomac**. Il est contre-indiqué aux personnes qui souffrent d'**affections gastriques** : ulcère, gastrite et reflux gastro-œsophagien. Sachez que le vinaigre de cidre est moins riche en acide acétique que le vinaigre de vin.

- Souvent **riche en sulfites**, le vinaigre peut s'avérer allergisant.

- À haute dose, le vinaigre peut attaquer l'émail de vos dents.

LE YAOURT

Le yaourt est une préparation de lait (de vache, de chèvre, de brebis…) non égoutté et fermenté. Il aurait fait sa première apparition en France sous François Ier. Il peut être brassé, nature, aromatisé, sucré, mixé, mélangé à des morceaux de fruits ou à des céréales. Il n'a pas l'inconvénient du lait qui peut être mal toléré chez certaines personnes et a de nombreux atouts nutritionnels.

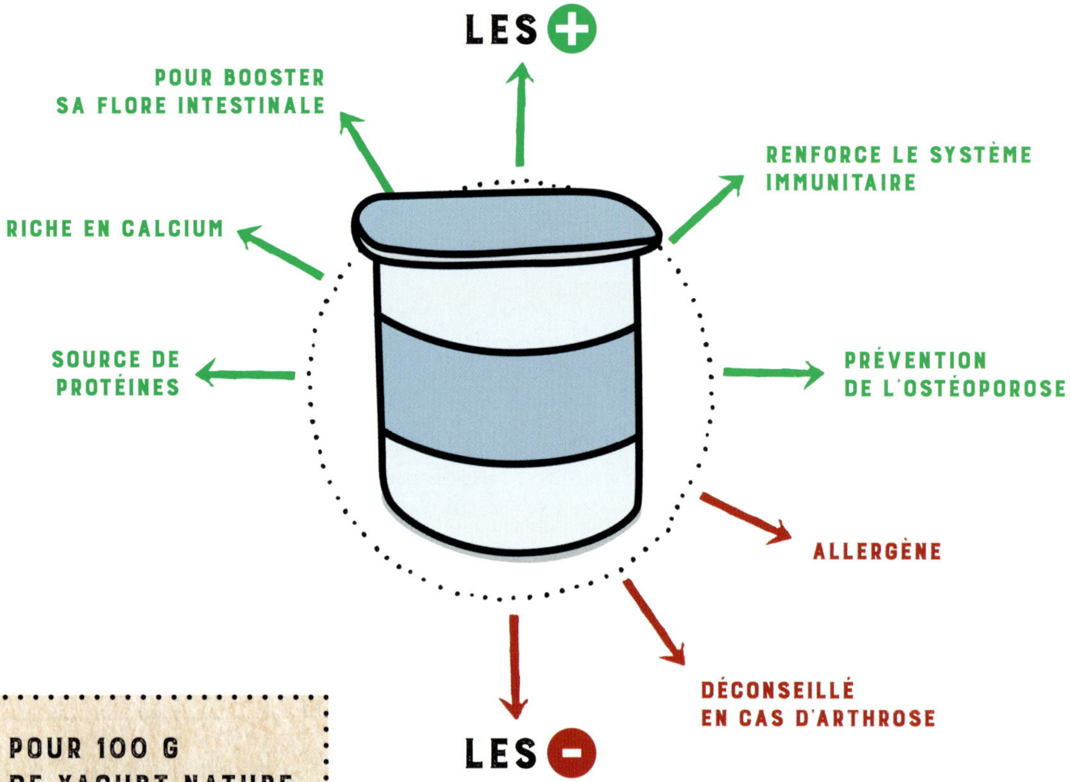

POUR 100 G DE YAOURT NATURE AU LAIT ENTIER

- 65 kcal
- 3,72 g de protéines
- 6,9 g de lipides
- 4,26 g de glucides

RECONNU PAR LA SCIENCE

Des études ont été menées pour essayer de démontrer l'action bénéfique du yaourt sur le système immunitaire et ses propriétés hypocholestérolémiantes, mais dans ce dernier cas, pour l'instant, il faut rester prudent, car les recherches sont contradictoires.

LES ATOUTS SANTÉ

- Le yaourt est une excellente source de **minéraux** (calcium, phosphore, potassium, sodium, magnésium). Un seul yaourt apporte 15 % des apports journaliers recommandés en **calcium**. Ce minéral est nécessaire à la **minéralisation des os et des dents**. Le yaourt participe notamment à la **prévention de l'ostéoporose**. Il est aussi bien pourvu en oligoéléments (sélénium, fer) et en vitamines (provitamine A, D, B9, B12, B5, B2).

- Il apporte des **protéines**. À titre d'exemple, un pot de yaourt nature demi-écrémé de 125 g apporte 5,3 g de protéines.

- Les bactéries lactiques (ou ferments lactiques) ont des effets sur la **santé intestinale** en favorisant la digestion du lactose. En effet, le lactose du yaourt est plus facilement assimilé que celui du lait, car il est partiellement transformé. Ce qui est intéressant pour certaines personnes qui ne tolèrent pas le lactose, car elles ne disposent pas d'enzyme digestive (la lactase) utile pour digérer le lactose.

- Le yaourt contribue au **bon équilibre de la flore intestinale**, même en cas de diarrhées. Les produits laitiers aux probiotiques du type des bifidobactéries *(Bifidobacterium bifidum)* notamment renforcent aussi les **défenses immunitaires** et améliorent le transit.

IDÉES REÇUES

Les yaourts aux fruits sont très riches en matières grasses.

FAUX. Un yaourt aux fruits contient 1,7 g de matières grasses pour 100 g. Selon l'INPES (Institut national de prévention et d'éducation pour la santé), un produit gras en contient plus de 10 g.

On doit jeter le liquide à la surface du yaourt.

FAUX. Ce petit-lait est la partie liquide issue de la coagulation du lait. Il contient des protéines et des micronutriments. Mélangez-le au reste du yaourt.

À ÉVITER SI

- À consommer avec modération en cas d'**arthrose**, car cela peut accentuer les crises.

- Certaines personnes, surtout les enfants, font une **allergie** aux protéines de vache, mais sa prévalence diminue avec l'âge. L'allergénicité du lait de vache peut être réduite par le traitement thermique du lait.

LE SAVIEZ-VOUS ?

En France, la dénomination « yaourt » est strictement réservée aux laits dont la fermentation est obtenue par des bactéries lactiques *Lactobacillus bulgaricus* et *Streptoccus thermophilus*. Ces bactéries doivent être ensemencées simultanément et se trouver vivantes dans le produit fini à raison d'au moins 10 millions de bactéries par gramme, et ceci jusqu'à la date limite de consommation. Certains arômes, fruits, sucres, céréales, crème, poudre de lait… sont autorisés, mais ces ajouts ne doivent pas dépasser 30 g du poids total du produit.

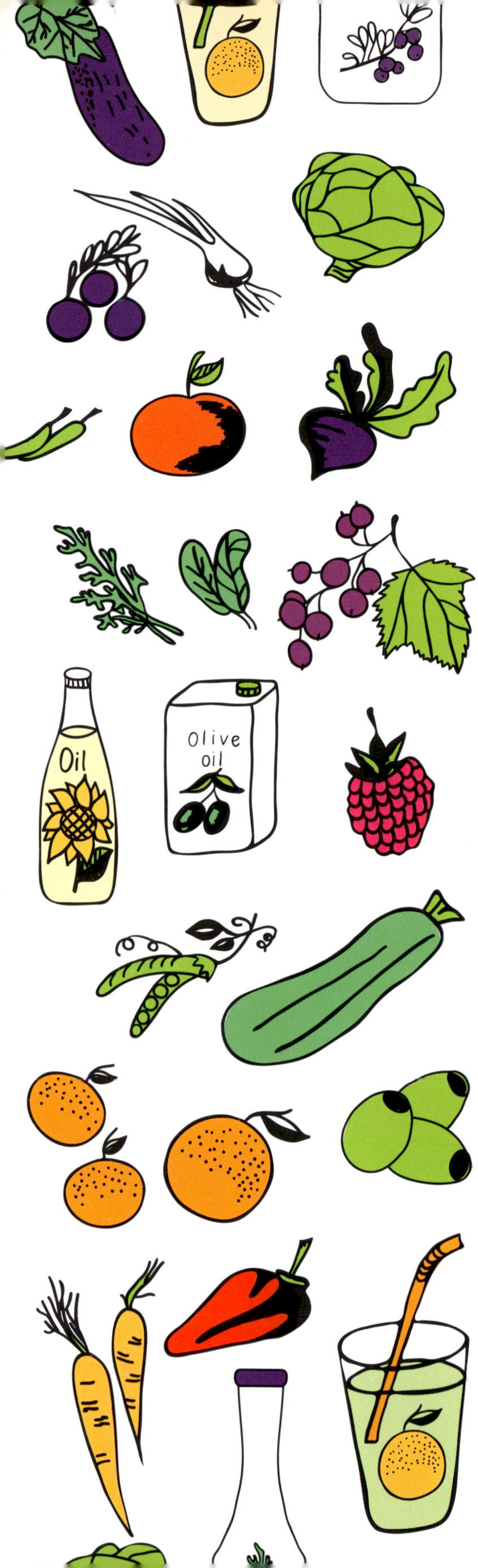

À CHAQUE PROBLÈME, TROUBLE OU MALADIE, SON ALIMENT

Troubles digestifs, respiratoires ou de la libido, fatigue, surpoids, stress, insomnie... ce guide vous aidera à trouver l'aliment que vous pouvez consommer en prévention ou pour soulager tel ou tel symptôme. Mais attention, les aliments proposés dans ce livre ne dispensent pas d'un diagnostic ni d'un avis médical. En cas de troubles majeurs, de maladie chronique ou de longue durée, demandez toujours conseil à votre médecin traitant ou spécialiste.

AÉROPHAGIE

Voir **TROUBLES DIGESTIFS**

ANÉMIE

Aliments riches en fer : bœuf, boudin noir, cabillaud, canard, cassis, céleri branche, céleri-rave, champignon de Paris, chlorella, cresson de fontaine, crevette, épinard, fenugrec, groseille, kombu, mangue, maquereau, œuf, sardine, thon.

BALLONNEMENTS

Voir **TROUBLES DIGESTIFS**

BRÛLURES D'ESTOMAC

Asperge, banane, cannelle, céleri branche, framboise, gingembre, papaye.

CANCER

En prévention : ail, amande, artichaut, avoine, bette à carde, brocoli, café, carotte, cassis, choux, choux de Bruxelles, cresson, échalote, endive, épices, fenouil, mûre, navet, oignon, piment, poireau, pomme, potiron, radis noir, rhubarbe, rutabaga, shiitaké, thé vert, tomate.

CHOLESTÉROL

Pour réduire le taux de cholestérol : ail, amande, avoine, citron, courgette, échalote, foie de veau, grenade, huître, lait de soja, laitue, lapin, mûre, noisette, noix, oignon, piment, poireau, pomme, rhubarbe, thé vert.

CIRCULATION SANGUINE

Pour l'améliorer : ananas, cassis, ciboulette, miel de châtaignier, mûre, myrtille, noix, oignon, pamplemousse, shiitaké.

CŒUR

En prévention des problèmes cardio-vasculaires : ail, amande, ananas, avocat, betterave rouge, cannelle, carotte, cassis, céréales complètes, chou de Bruxelles, cresson de fontaine, crustacés (riches en oméga-3), dinde, échalote, framboise, gingembre, haricot blanc, huiles végétales (tournesol, colza, olive, noix), huître, kiwi, langouste, lentilles, mangue, nectarine, noisette, noix, oignon, orange, pêche, poire, pois chiche, poissons gras (riches en oméga-3), potiron, thé vert, tomate, veau.

CONSTIPATION

En prévention : céréales complètes, noix, pomme.

En traitement : abricot, artichaut, asperge, bette à carde, betterave rouge, brocoli, carotte, céleri branche, céleri-rave, cerise, champignon de Paris, chou-fleur, chou pommé, concombre, cresson, endive, figue, fraise, framboise, groseille, haricot vert, kiwi, melon, navet, pêche, petit pois, poire, poivre, poivron, pomme (cuite avec la peau), prune, pruneau, topinambour, vinaigre de cidre.

CYSTITE

En prévention : canneberge, graines de courge, grenade, pomme, radis noir.

En traitement : canneberge.

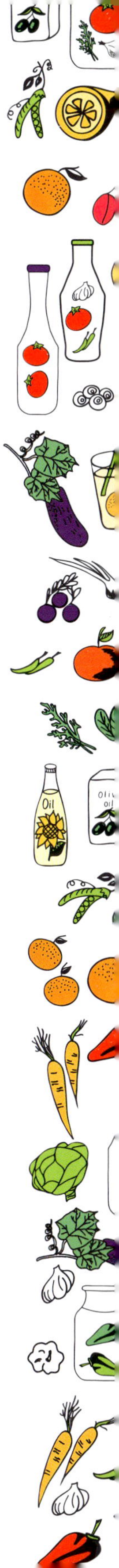

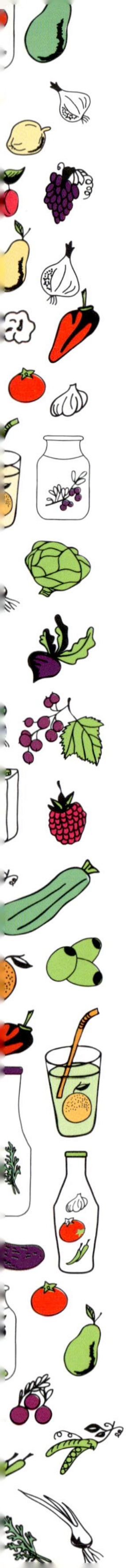

DÉPRIME

Pour leur action calmante : avoine, chocolat.

Bon pour le moral : chocolat, safran.

DIABÈTE

En prévention : aubergine, dinde, endive, haricot vert, pintade, poisson, poulet, produits laitiers allégés, tomate, veau.

DIARRHÉES

En traitement : banane pas mûre, carotte, cassis, coing, myrtille, pruneau, riz.

DOULEURS ARTICULAIRES

Pour soulager les douleurs articulaires (arthrose, arthrite...) : ananas, cassis, cerise, concombre, gingembre, piment, raisin.

DOULEURS DENTAIRES

En cas de rage de dents : clou de girofle (pour son action antiseptique), menthe poivrée (action antibactérienne).

En cas d'aphtes : basilic (pour son action antiseptique), myrtille.

En cas d'ulcère de la bouche : myrtille.

En cas de gingivite : cassis, groseille, rhubarbe.

FATIGUE

CONTRE LA FATIGUE PHYSIQUE

> **Aliments riches en vitamine C :** bette à carde, betterave rouge, brocoli, canneberge, cassis, chou-fleur, citron, clémentine, courgette, datte, épinard, figue, fraise, framboise, groseille, haricot vert, kiwi, mandarine, mangue, mûre, orange, pamplemousse, persil, poivron, raisin noir.

> **Aliments riches en magnésium :** amande, banane, chocolat, gingembre, graines de coriandre, ainsi que les eaux avec plus de 50 mg de magnésium par litre : Rozana (160 mg/l), Hépar (119 mg/l), Hydroxydase, Contrex, Courmayeur, Quézac, Badoit, San Pellegrino.

> **Aliments riches en fer :** boudin noir, cabillaud, cassis, céréales complètes, épinard, foie de veau, groseille, lentilles, mangue, maquereau, sardine, sésame, thon.

> **Aliments anti-fatigue :** anis, banane, cannelle, cassis, céleri branche, céleri-rave, chou, gingembre, goji, grenade, myrtille, navet, papaye, patate douce, pâtes, poire, poireau, poivre, pomme, raisin, romarin, serpolet, shiitaké, thé vert.

> **Aliments riches en vitamine B1 :** céréales complètes, jaune d'œuf, lait, noix, porc.

> **Aliments riche en taurine** (acide aminé qui réduit les effets de la fatigue) : huître.

CONTRE LA FATIGUE INTELLECTUELLE ET LE SURMENAGE

Café, huître, menthe poivrée.

FLATULENCES

Voir **TROUBLES DIGESTIFS**

HYGIÈNE DENTAIRE

> **En cas de mauvaise haleine :** grains de café, menthe, persil.

> **En prévention des caries :** canneberge, thym.

IMMUNITÉ

Pour stimuler les défenses immunitaires : cassis, céréales, huiles (colza, olive), huître, légumes secs (pour leur richesse en zinc), œuf, shiitaké. Privilégiez les aliments riches en vitamine B6 : poulet, banane, foie, légumes frais et secs, poissons, essentielle à la synthèse des protéines intervenant dans l'immunité.

INFECTIONS

Pour éviter une carence en fer qui peut diminuer la résistance aux infections : boudin noir, cabillaud, cassis, céréales complètes, épinard, foie de veau, groseille, lentilles, mangue, maquereau, sardine, sésame, thon.

INSOMNIE

Pour améliorer le sommeil : avoine, basilic, lait, laitue.

LIBIDO

Pour stimuler la libido : cacao, cannelle, céleri branche, céleri-rave, chocolat, épices, gingembre, huître, piment, poivre, sarriette, vinaigre associé aux clous de girofle.

MAL DES TRANSPORTS

Gingembre, menthe poivrée, noix de muscade.

MAUX DE GORGE

Pour soulager un mal de gorge : cassis, citron, miel.

MAUX DE TÊTE

> **Pour soulager un mal de tête :** café, cassis.

> **Pour soulager un mal de tête lié à une mauvaise digestion :** mélisse, menthe poivrée.

MÉMOIRE

Pour améliorer la mémoire : café, chocolat noir, jus de myrtille, jus de pomme, œuf.

Aliments étudiés pour combattre la maladie d'Alzheimer : bette à carde, café, cannelle, fraise, grenade, laitue, poissons gras.

OSTÉOPOROSE

En prévention, aliments riches en calcium : figue, hiziki (algue brune), lait de vache, produits laitiers.

PROBLÈMES DE POIDS

Il est possible de miser sur certains aliments qui sont un véritable coup de pouce pour mieux éliminer et perdre des kilos superflus. Découvrez les atouts minceur de ces ingrédients et adoptez-les dans votre alimentation quotidienne en complément d'une bonne hygiène de vie et d'exercices physiques réguliers.

> **En cure « détox », pour éliminer les toxines de l'organisme :** artichaut, céleri, citron, fenouil, radis noir, raisin.

> **Pour limiter l'installation des bourrelets indésirables :** ananas, papaye.

> **Aliments agissant comme coupe-faim naturel :** avocat, carotte, champignon de Paris, citron, endive, groseille, noisette, pamplemousse, pomme, vinaigre.

> **Pour aider à perdre des kilos superflus :** framboise, pamplemousse, piment, raisin, thé vert.

> **Pour une sensation de satiété :** citron, framboise, kiwi, mangue, noix, papaye, pomme.

> **Pour optimiser un régime amincissant :** ananas, artichaut, céleri, chicorée, citron, goji, orange, pastèque, piment, pomme, raisin, romarin, thé vert.

REFROIDISSEMENT

Aliments intéressants pour leurs vertus antiseptiques : citron, miel, romarin, serpolet, thym.

RÈGLES DOULOUREUSES

Fenouil.

RÉTENTION D'EAU

Ananas, asperge, cresson, framboise, pastèque, pomme.

RHUMATISME

Pour soulager les rhumatismes : ananas, badiane, carotte, cassis (liqueur de cassis), chou pommé, concombre, cumin, fraise, framboise, haricot vert, gingembre, menthe poivrée, piment de Cayenne, poire, poivre, potiron, raisin, tomate (un verre de jus de tomate avec une pointe de céleri).

RHUME

Aliments riches en vitamine C : bette à carde, betterave rouge, brocoli, canneberge, cassis, chou-fleur, citron, clémentine, courgette, datte, épinard, figue, fraise, framboise, groseille, haricot vert, kiwi, mandarine, mangue, mûre, orange, pamplemousse, persil, poivron, raisin noir.

STRESS, ANXIETÉ

> **Pour réduire les effets du stress :** baies de goji, huître.

> **Aliments riches en vitamine B1 :** céréales complètes, jaune d'œuf, lait, noix, porc.

> **Aliments riches en magnésium :** banane, chocolat, eau minérale magnésienne.

TENSION

Pour réduire la tension artérielle : ail, ananas, asperge, céleri branche, huître, mangue, myrtille, oignon, pastèque, poissons gras, potiron, raisin, vinaigre.

TOUX

Pour soulager une toux : cerfeuil, grenade, miel, navet, oignon, serpolet.

TRANSIT INTESTINAL

> **Pour aider le transit intestinal :** artichaut, asperge, aubergine, avocat, banane, bette à carde, brocoli, carotte, céleri branche, céleri-rave, cerise, champignon de Paris, chou pommé, cresson, fenouil, kiwi, laitue, lentilles, noix, orange, origan, papaye, petit pois, pomme, pomme de terre, potiron, raisin, topinambour.

> **Aliments riches en fibres :** abricot, cassis, céréales, framboise, groseille, orange, rhubarbe.

TROUBLES DIGESTIFS

> **Pour stimuler les sécrétions digestives et faciliter la bonne assimilation des aliments après un repas copieux :** citron, orange, pamplemousse.

> **Pour faciliter la digestion :** ail, ananas, aneth, badiane, coriandre, cumin, fenouil, gingembre, menthe poivrée, papaye, romarin, thym.

> **Pour soulager des spasmes digestifs :** anis, basilic, estragon, menthe poivrée, persil, poivre, romarin, serpolet, thym.

> **En cas d'indigestion :** badiane, cassis (le jus), menthe poivrée.

> **En cas de ballonnements, de flatulences :** ananas, aneth, anis vert, badiane, basilic, cannelle, céleri branche, citron, coriandre, cumin, fenouil, gingembre, mélisse, menthe poivrée, origan, poivre noir, radis, thym, vinaigre de cidre.

> **En cas d'aérophagie et de gaz intestinaux :** coriandre, cumin, fenouil.

VIEILLISSEMENT

Aliments riches en antioxydants pour ralentir le vieillissement : abricot, asperge, cassis, chocolat noir, curcuma, fraise, goji, huile d'olive vierge extra, myrtille, poissons gras, thé vert, vin rouge (pas plus de deux verres par jour).

VISION

> **Pour améliorer l'acuité visuelle :** cassis, myrtille.

> **En prévention contre la cataracte et la dégénérescence maculaire :** betterave rouge, brocoli, carotte, courgette, cresson de fontaine, épinard.

VOMISSEMENT

Pour limiter des vomissements : gingembre, menthe poivrée.

ALLERGIE ALIMENTAIRE

Les principaux aliments qui peuvent être susceptibles de déclencher une allergie : amande, arachide, avocat, céleri, châtaigne, charcuterie, chou-fleur, crustacés (homard, crabe, crevette, langouste…), épices (curcuma, gingembre, coriandre, anis, cumin…), épinard, fruits à coque (noisette, noix, amande, pistache, noix de cajou, noix de macadamia…), goyave, kiwi, lait de vache, œuf, mangue, papaye, pêche, pois chiche, pois sec, poissons riches en histamine (thon, sardine…), sésame, soja, viande de bœuf…

GLOSSAIRE

ACIDE AMINÉ : acide organique constituant l'unité de structure des protéines. Les acides aminés essentiels, ou acides aminés indispensables, ne peuvent pas être synthétisés par l'organisme (ou le sont trop peu) et doivent être fournis par les aliments (protéines végétales et surtout animales). Ils sont au nombre de 9 : isoleucine, leucine, lysine, méthionine, phénylalanine, thréonine, tryptophane, valine, histidine. Les acides aminés non essentiels sont synthétisés par l'organisme à partir des acides aminés essentiels. Il s'agit des acides aminés suivants : alanine, arginine, asparagine, acide aspartique, cystéine, glutamine, acide glutamique, glycine, proline, sérine, tyrosine.

ACIDE GRAS : acide organique, principal constituant des lipides. On distingue les acides gras saturés, les acides gras mono-insaturés et les acides gras polyinsaturés. Ceux que l'organisme ne sait pas synthétiser et qui doivent être fournis par l'alimentation sont dits « essentiels » (acides linoléique et alpha-linolénique) et sont polyinsaturés. Dans l'organisme, les acides gras constituent, avec les glucides, une source d'énergie primordiale. Ils proviennent de la dégradation des lipides alimentaires. Une alimentation équilibrée doit apporter les trois types d'acides gras.

ACIDE GRAS TRANS (AG TRANS) : ces acides gars sont particulièrement surveillés en raison de leur présence accrue dans les aliments et de leur impact sur la santé. L'industrie alimentaire les emploie souvent comme agents de texture, conservateurs ou désodorisants. Ils sont obtenus par fermentation (ils existent dans la viande et les produits laitiers des ruminants), par chauffage ou par des procédés industriels de déshydrogénation (margarines et produits gras à la base de nombreux aliments préparés).

ANTIOXYDANT : substance naturelle ou chimique capable de neutraliser ou de réduire les dommages causés par les radicaux libres dans l'organisme.

ASTRINGENT : substance qui provoque la contraction des tissus et des vaisseaux sanguins, et stimule la coagulation du sang. Parmi les aliments astringents, on compte par exemple les tanins du vin, le thé, la prunelle, le kaki ou le coing. Quand on ingère une substance astringente, la bouche se dessèche.

ATHÉROME : dépôt lipidique sur la surface interne de la paroi des artères.

BÊTA-CAROTÈNE (ou provitamine A) : pigment orangé liposoluble, précurseur de la vitamine A, présent dans un grand nombre de végétaux et au sein de l'organisme. Le bêta-carotène se transforme dans la muqueuse intestinale en vitamine A. Il protège la peau du soleil par stimulation de la synthèse de la mélanine. Il est aussi utilisé pour obtenir un brunissement de la peau sans exposition au soleil. Il se dissout dans les eaux de lavage et de cuisson.

CALCIUM : indispensable à la solidité osseuse et au fonctionnement des cellules musculaires et nerveuses, il est stocké dans les os. Il intervient dans le fonctionnement des muscles, dans la commande des muscles par les nerfs et aussi dans plusieurs étapes de la coagulation du sang.

CALORIE : unité de mesure de l'énergie libérée par la chaleur, utilisée pour exprimer les dépenses et les besoins énergétiques de l'organisme ainsi que la valeur énergétique des aliments. L'unité de mesure officielle internationale de l'énergie est le joule, mais la calorie est très largement utilisée, en particulier en diététique. La forme la plus usitée est la « grande calorie », ou kilocalorie (symbole kcal), qui vaut 1 000 cal. 1 cal équivaut à 4,185 joules. La valeur calorique des différents aliments peut être calculée à partir de la composition en macronutriments (glucides, protéines, lipides) de l'aliment concerné.

CARMINATIF : se dit de substances qui stimulent les sécrétions salivaires et gastriques, et la motilité de l'intestin.

CAROTÉNOÏDE : pigments de couleur jaune ou orange, naturellement présents dans bon nombre de végétaux, de champignons, de bactéries et d'algues. Ils regroupent les carotènes et les xanthophylles. Liposolubles, ils sont facilement assimilables par l'organisme. Les caroténoïdes, qui comprennent entre autres le lycopène et le bêta-carotène, ou provitamine A, ont un effet protecteur et sont indispensables au maintien d'une bonne santé. Ce sont des antioxydants capables de réguler le système immunitaire.

CHLORE : fait partie de sels minéraux, maintient une bonne hydratation de l'organisme.

CHOLAGOGUE : substance qui permet de purger la vésicule biliaire en dirigeant la bile vers l'intestin et ainsi de faciliter la digestion. Les substances cholagogues peuvent toutefois causer des diarrhées ou des douleurs abdominales si elles sont prises en trop grandes quantités.

CHOLÉRÉTIQUE : qui favorise la cholérèse, c'est-à-dire la production de bile par le foie. La bile permet notamment la digestion des graisses et assure une fonction de détoxification.

CHOLESTÉROL : substance lipidique, essentiellement synthétisée par le foie à partir d'une autre substance, l'acétylcoenzyme A. Les principales sources alimentaires de cholestérol sont le jaune d'œuf, les abats, les produits laitiers, les viandes et les poissons. Il existe deux formes chimiques de cholestérol : l'une libre (non liée à une autre substance), l'autre estérifiée (liée à un acide gras pour former des stérides). Le cholestérol que l'on retrouve dans le sang est la somme de ces deux formes. Associé à des protéines, le cholestérol est transporté dans le sang sous forme de lipoprotéines. Parmi celles-ci, les LDL (lipoprotéines de basse densité) sont particulièrement riches en cholestérol, qu'elles sont susceptibles de déposer sur la paroi des artères : c'est dans ce cas que l'on parle de « mauvais cholestérol », ou cholestérol-LDL. À l'inverse, les HDL (lipoprotéines de haute densité) enlèvent le cholestérol de la paroi des vaisseaux et l'amènent au foie, qui peut le réutiliser : on parle alors de « bon cholestérol », ou cholestérol-HDL.

CHROME : oligoélément qui intervient principalement dans le métabolisme des glucides et des lipides.

COBALT : oligoélément qui entre dans la composition de la vitamine B12.

CUIVRE : oligoélément nécessaire au bon fonctionnement de certaines enzymes, jouant un rôle dans la protection contre certaines substances toxiques (radicaux libres).

DÉPURATIF : substance propre à débarrasser un organisme des impuretés qu'il contient. Les dépuratifs sont soit des diurétiques (voir ce mot), soit des diaphorétiques (des substances qui facilitent la transpiration).

DIABÈTE : maladie caractérisée par l'élimination excessive d'une substance dans les urines. On distingue le diabète insipide (perte excessive d'eau par une émission massive d'urines), le diabète sucré (présence excessive de sucres dans les urines due à une hyperglycémie) et le diabète gestationnel (forme de diabète sucré survenant pendant la grossesse). Le diabète sucré est dû à une insuffisance de la sécrétion d'insuline, une hormone sécrétée par le pancréas qui contrôle la capture du glucose sanguin par les cellules, ou à une diminution de ses effets sur l'organisme. On distingue plusieurs formes de diabète : le diabète de type 1 est une maladie qui détruit les cellules du pancréas produisant l'insuline. Son apparition est causée par des facteurs environnementaux (nutrition, infection virale, intoxication…) et génétiques. Le diabète de type 2 est dû à une diminution des effets de l'insuline sur les cellules. Ses principales causes sont l'obésité, une activité physique insuffisante ou des antécédents familiaux. Le diabète de type 2 favorise les maladies cardiovasculaires.

DIURÉTIQUE : substance qui entraîne une augmentation de la sécrétion urinaire et qui peut être utilisée notamment pour traiter l'hypertension artérielle, l'insuffisance cardiaque, certains œdèmes, l'hypertension portale ou l'hyperkaliémie.

DIVERTICULE : cavité naturelle ou pathologique communiquant avec un organe creux. Les diverticules sont des poches qui se forment sur les muqueuses de l'intestin et, plus rarement, de l'œsophage. Généralement bénins, ils peuvent être à l'origine de complications potentiellement graves.

DYSPEPSIE : sensation d'inconfort digestif survenant après les repas. Une dyspepsie peut être le symptôme d'une maladie (gastrite, tumeur, maladie de l'intestin grêle ou du côlon), mais peut également exister en l'absence de toute cause organique suivant un mécanisme inconnu.

ÉQUILIBRE ACIDO-BASIQUE : c'est l'équilibre entre les quantités de substances acides et basiques de l'organisme. Dans l'organisme, l'équilibre acido-basique se traduit par la stabilité du pH (mesure de l'acidité ou de l'alcalinité d'une solution, dépendant de sa concentration en ions H^+), très voisin à l'état normal de 7,4 dans les liquides physiologiques tels que le sang ou la lymphe. Le métabolisme, en dégradant les glucides et les lipides pour produire de l'énergie, consomme de l'oxygène et produit du gaz carbonique, source d'acidité, ainsi que des acides organiques tels que l'acide lactique et l'acide pyruvique. Le maintien de l'équilibre acido-basique dépend de trois mécanismes : les systèmes tampons, la respiration et la fonction rénale. La rupture de l'équilibre acido-basique conduit à l'acidose (acidité sanguine excessive) ou à l'alcalose (alcalinité sanguine excessive).

EUPEPTIQUE : susceptible d'améliorer la digestion. Certains aliments sont eupeptiques comme la myrtille, la camomille, la vanille, le pissenlit, l'ananas, la coriandre, le fenouil ou la sauge.

EXPECTORANT : fluidifiant bronchique facilitant l'expectoration des sécrétions produites par les voies respiratoires inférieures (trachée, bronches, alvéoles pulmonaires).

FER : oligoélément qui permet notamment le transport de l'oxygène par l'hémoglobine des globules rouges. La destruction permanente des globules rouges libère le fer de l'hémoglobine, qui est réutilisé par l'organisme lors de la synthèse de nouveaux globules rouges. L'autre partie du fer, fer de réserve (de 0,6 à 1,2 g), est située dans des tissus tels que la rate, la moelle osseuse et le foie, soit sous forme de ferritine, rapidement disponible en cas de besoin, soit sous forme d'hémosidérine pour une libération plus progressive.

FIBRE (alimentaire) : substance résiduelle d'origine végétale non digérée par les enzymes du tube digestif. Les fibres alimentaires comprennent la cellulose, l'hémicellulose, les gommes, les mucilages, la pectine et la lignine. Les aliments riches en fibres sont les céréales et les produits céréaliers (son de blé, farine de blé complet…), certains fruits (noix, abricots, figues, pruneaux…) et légumes (haricots secs, lentilles, pois…).

FLUOR : oligoélément très répandu dans la nature sous forme de fluorure de calcium, c'est l'un des composants des tissus durs de l'organisme (cartilages, os, dents…) et du fluorure de sodium.

GLUCIDE : avec les protéines et les lipides, les glucides, autrefois appelés « hydrates de carbone », constituent les trois principaux macronutriments de l'alimentation. Les besoins sont d'environ 5 g par kilo de poids et par jour, et doivent représenter de 50 à 55 % de la ration calorique quotidienne. Les glucides sont une source énergétique rapidement mobilisable et apportent 4 kcal par gramme. Les glucides simples comprennent les monosaccharides (glucose, mannose, galactose, fructose, sorbitol), constitués d'une seule molécule de glucide, et les disaccharides (saccharose, lactose), formés de deux molécules de glucide. Appelés aussi « sucres rapides » parce qu'ils sont rapidement absorbés par la muqueuse digestive, ils ont un goût sucré. Les glucides complexes sont des polysaccharides, constitués par l'assemblage de très nombreuses molécules de glucide en chaînes. Ils n'ont en général pas de saveur sucrée. Ils sont représentés par l'amidon (des féculents, racines et tubercules) et par le glycogène, présent surtout dans le foie des animaux. Les polysaccharides non hydrolysables constituent la majeure partie des fibres végétales alimentaires (cellulose). Il est conseillé, pour avoir une alimentation équilibrée, d'apporter à l'organisme une ration de 50 à 60 % de glucides, composée d'un tiers de glucides simples et de deux tiers de glucides complexes.

HYPERCHOLESTÉROLÉMIE : augmentation anormale du taux de cholestérol dans le sang. Même si elle ne provoque à court terme aucun symptôme, l'hypercholestérolémie se complique au fil des années, car elle cause un épaississement de la paroi des artères, augmentant le risque de maladies cardiovasculaires.

HYPERLIPIDÉMIE : augmentation anormale du taux de lipides dans le sang. Les causes d'apparition de l'hyperlipidémie peuvent être héréditaires, liées à des facteurs de risques comme la consommation d'alcool ou le surpoids, ou encore dues à d'autres affections comme le diabète, les maladies rénales, hépatobiliaires ou la prise de certaines pilules contraceptives.

INDEX GLYCÉMIQUE (IG) : mesure relative permettant de classer les aliments en fonction de leur potentiel à faire augmenter la glycémie (taux de glucose dans le sang) après leur ingestion.

IODE : oligoélément nécessaire à la synthèse des hormones de la glande thyroïde.

LIPIDE : substance contenant des acides gras. L'organisme se procure des lipides à partir des aliments, mais peut aussi les synthétiser, notamment par transformation des glucides lorsqu'ils sont apportés en excès. Il constitue des réserves énergétiques sous forme de triglycérides accumulés dans les cellules graisseuses. Certains aliments contiennent des lipides « visibles » (beurre, crème, huile), d'autres des lipides « invisibles » (viande, poisson) ; ils permettent l'absorption des vitamines liposolubles (A, D, E et K).

MAGNÉSIUM : oligoélément qui intervient dans le métabolisme des glucides, des lipides et des protéines, l'excitabilité neuromusculaire, les activités enzymatiques, la perméabilité cellulaire, la coagulation sanguine…

MANGANÈSE : oligoélément qui intervient dans la synthèse du collagène, la construction des os et des articulations, le métabolisme des glucides, des stéroïdes et de certaines hormones protéiques.

MINÉRAL : dans l'organisme, les minéraux jouent un rôle de constitution, d'activation et de régulation de réactions enzymatiques, physiologiques, hormonales… Ils représentent entre 4 et 5 % du poids total d'un individu. On distingue les macroéléments et les oligoéléments (microéléments). Les macroéléments, ou éléments minéraux majeurs, constituent plus de 1 % du poids corporel : il s'agit du phosphore, du calcium, du sodium, du potassium et du magnésium. Les microéléments, ou oligoéléments, représentent moins de 1 % du poids corporel : il s'agit du fer, du zinc, du manganèse, du cuivre, de l'iode, du sélénium, du cobalt, du chrome, du fluor, du soufre… Une alimentation variée, apportant au moins 1 800 kcal par jour, suffit normalement à couvrir les besoins de l'organisme en minéraux.

OLIGOÉLÉMENT : voir Minéral.

OMÉGA : acides gras polyinsaturés présentant une double liaison chimique sur le 3e (oméga-3) ou sur le 6e (oméga-6) carbone de la molécule. La famille des oméga-3 comporte quatre éléments principaux : l'ALA (acide alpha-linolénique), le SA (acide stéaridonique), l'EPA (eicosapentaenoïc acid, dénommé « acide timnodonique », car découvert dans le thon) et le DHA (docosahexaenoïc acid, également appelé « acide cervonique », car découvert dans le cerveau). La famille des oméga-6 comprend le LA (acide linoléique) et l'ARA (acide arachidonique). LA et ARA, autrefois appelés « vitamine F », sont des acides gras indispensables, car ils ne peuvent être synthétisés par le corps humain. Les oméga-3 contribuent à la structure du système nerveux, notamment du cerveau, et donc à son bon fonctionnement.

PHOSPHORE : présent dans l'organisme sous forme de phosphate, il est apporté par les céréales, les viandes, les poissons et les œufs, puis absorbé par l'intestin. On le retrouve dans les os, sous forme minérale, et dans le sang, associé à des substances organiques. Il est aussi présent dans toutes les cellules et participe à leurs activités.

PHYTOSTÉROL : stérol (substance chimique du groupe des alcools) d'origine végétale, capable de diminuer l'absorption intestinale du cholestérol. Plusieurs aliments comme les yaourts, la margarine ou les huiles végétales sont enrichis en phytostérols. On considère qu'il faut prendre environ 2 g de phytostérols par jour pour diminuer le taux de mauvais cholestérol (LDL) dans le sang.

POTASSIUM : ce métal alcalin joue un rôle important dans l'équilibre électrolytique de l'organisme. Ce minéral intervient dans les réactions chimiques mettant en jeu les protéines et les glucides, dans la régulation de la pression artérielle et surtout dans les phénomènes d'excitabilité et de contraction, caractéristiques des cellules nerveuses et musculaires. On le trouve dans les fruits et légumes, la viande, le chocolat…

PROTÉINE : les protéines sont de très longues chaînes d'acides aminés (les chaînes plus courtes ne constituant pas des protéines, mais des peptides), attachés les uns aux autres par une liaison chimique dite « liaison peptidique ». Les protéines ont des rôles très divers : certaines font partie d'une structure de soutien (membrane qui entoure les cellules, trame des os, collagène…) tandis que d'autres (hormones, anticorps, enzymes…) interviennent dans divers mécanismes physiologiques. Les protéines des aliments sont fragmentées dans le tube digestif en acides aminés, absorbés dans le sang, puis dans les cellules qui s'en servent pour élaborer leurs propres protéines. Les protéines animales (fournies par la viande, le poisson, les œufs, les produits laitiers) sont les mieux équilibrées, car elles contiennent tous les acides aminés indispensables, en bonne proportion, et sont en outre très digestibles. Les protéines végétales (fournies par les légumineuses, les céréales, le soja) ont une valeur nutritionnelle moindre : elles sont carencées en un ou plusieurs acides aminés indispensables, en particulier en lysine pour les céréales et en acides aminés soufrés (dont la méthionine) pour les légumineuses. Leur digestibilité est moindre. Une alimentation équilibrée doit donc associer protéines animales (au moins 50 % des protéines totales) et protéines végétales. On cherchera aussi à associer des protéines exclusivement végétales, mais qui se complètent du fait de leurs acides aminés différents (semoule et pois chiches, riz et lentilles…).

SÉLÉNIUM : oligoélément aux propriétés antioxydantes qui semble conférer une protection contre certains cancers.

SODIUM : ce minéral joue un rôle important dans l'état d'hydratation de l'organisme. Il est très abondant dans les liquides extracellulaires de l'organisme tels que le plasma sanguin. Le rein régule son élimination dans les urines.

STÉNOSE : rétrécissement, pathologique, congénital ou acquis, du calibre d'un organe, d'un canal ou d'un vaisseau. Les sténoses peuvent affecter tout type d'organe, les vaisseaux sanguins, le tube digestif, les voies biliaires, la trachée et les bronches, ou encore les voies urinaires.

STOMACHIQUE : substance qui favorise le fonctionnement normal de l'estomac.

VITAMINE : substance organique nécessaire à la croissance et au bon fonctionnement de l'organisme, qui la fabrique en quantité insuffisante pour ses besoins (vitamines B3, B6, D, K) ou ne peut la synthétiser (autres vitamines). Les treize vitamines connues à ce jour sont les vitamines A, B1, B2, B3, B5, B6, B8, B9, B12, C, D, E et K. Les vitamines agissent à faible dose, seules ou de façon synergique, et n'ont aucune valeur énergétique. Elles se classent en deux groupes : vitamines hydrosolubles (solubles dans l'eau), regroupant la vitamine C et les vitamines du groupe B (B1, B2, B3, B5, B6, B8, B9, B12), et vitamines liposolubles (solubles dans les corps gras), regroupant les vitamines A, D, E et K. Les vitamines sont transportées dans le sang par diverses molécules ; à la différence des vitamines hydrosolubles, en général éliminées dans les urines, les vitamines liposolubles sont stockées par l'organisme.

VITAMINE A (ou rétinol) : vitamine liposoluble indispensable à la vision (notamment crépusculaire), à la croissance, au système immunitaire, au métabolisme des hormones stéroïdes, à la différenciation des tissus… **Apports journaliers recommandés :** 600 µg pour les femmes adultes, les enfants à partir de 10 ans et les personnes âgées, 800 µg pour les hommes adultes, les adolescents et les femmes enceintes, et 950 µg pour les femmes qui allaitent. Sources : foie, œufs, poissons gras, lait entier et produits laitiers non écrémés, fruits et légumes verts, jaunes ou orange. La vitamine A peut s'oxyder à l'air et à la lumière. Elle est aussi sensible à la cuisson.

VITAMINE B1 (ou thiamine) : vitamine hydrosoluble qui intervient dans le métabolisme énergétique des cellules. **Apports journaliers recommandés :** 1,1 mg pour les enfants, les adolescentes et les femmes, et 1,3 mg pour les sujets de sexe masculin. Sources : germe et enveloppe externe des céréales complètes, levure de bière, légumes secs, viande (porc et certains abats comme le foie et les rognons), poissons, œufs, lait et produits laitiers…

VITAMINE B2 (ou lactoflavine, ovoflavine, riboflavine) : vitamine hydrosoluble intervenant dans les réactions qui libèrent l'énergie nécessaire aux cellules, ainsi que dans le métabolisme des lipides, des protéines et des glucides. **Apports journaliers recommandés :** de 0,8 à 1,6 mg pour les enfants, 1,5 mg pour les adolescentes et les femmes, 1,6 mg pour les adolescents et les hommes, et 1,8 mg pour les femmes enceintes ou allaitant. Sources : lait et produits laitiers, œufs, viande, poissons, légumes à feuilles vertes et levure.

VITAMINE B3 OU PP (ou niacine) : vitamine hydrosoluble impliquée dans les réactions d'oxydoréduction de la cellule. **Apports journaliers recommandés :** de 6 à 10 mg pour l'enfant, de 11 à 14 mg pour l'adolescent et l'adulte, 16 mg lors de la grossesse ou de l'allaitement. Sources : viandes, poissons, œufs, levure, céréales et champignons.

VITAMINE B5 (ou acide pantothénique) : vitamine hydrosoluble qui joue un rôle important dans le métabolisme énergétique des cellules et qui participe à la formation de certaines hormones. **Apports journaliers recommandés :** de 2 à 4,5 mg pour les enfants, 5 mg pour les adolescents et les adultes. Sources : levure, viande, œufs, produits laitiers, légumes secs et poissons.

VITAMINE B6 : vitamine hydrosoluble intervenant dans le métabolisme des acides aminés, du glycogène, des stéroïdes, de l'hémoglobine, des enzymes et dans la synthèse de certains neurotransmetteurs, ainsi que dans les réactions immunitaires. **Apports journaliers recommandés :** de 0,6 à 1,6 mg pour les enfants, de 1,6 à 1,8 mg pour les adolescents et les adultes ; ils sont légèrement supérieurs (environ 2 mg) pour les femmes enceintes ou allaitant. Sources : levure, viande, poissons, céréales, légumes frais et secs, fruits (oléagineux en particulier) et lait.

VITAMINE B8 (ou biotine, vitamine H) : vitamine hydrosoluble intervenant dans la dégradation des acides gras, de certains acides aminés et du glucose, et dans la synthèse des acides gras. **Apports journaliers recommandés :** de 12 à 35 µg par jour pendant l'enfance, de 45 à 50 µg à l'adolescence et de 50 à 60 µg à l'âge adulte. Sources : levure, viande (foie et rognons), jaune d'œuf, produits laitiers, certains légumes.

VITAMINE B9 (ou acide folique) : vitamine hydrosoluble indispensable pour assurer certaines fonctions du corps, notamment dans la production du matériel génétique et des acides aminés nécessaires à la croissance cellulaire. **Apports journaliers recommandés :** 300 µg chez l'adulte et l'adolescent, de 150 à 250 µg chez l'enfant selon l'âge et 400 µg chez la femme enceinte. Sources : jaune d'œuf, échalote, levure alimentaire, foies.

VITAMINE B12 (ou cobalamine, cyanocobalamine) : vitamine hydrosoluble jouant un rôle dans la maturation des globules rouges à partir de leurs cellules mères et dans la synthèse de certains acides gras et acides aminés. **Apports journaliers recommandés :** de 1 à 2 µg pour les enfants, de 2 à 2,4 µg pour les adolescents ou les adultes, de 2,6 à 2,8 µg pour les femmes enceintes ou allaitant. Sources : tous les produits animaux (viande, poissons, produits laitiers).

VITAMINE C (ou acide ascorbique) : vitamine hydrosoluble impliquée dans la production de certains neurotransmetteurs, dans le métabolisme du glucose, du collagène, de l'acide folique et de certains acides aminés, dans la neutralisation des radicaux libres, dans des réactions immunologiques, et facilitant l'absorption du fer par le tube digestif. **Apports journaliers recommandés :** de 60 à 90 mg pour l'enfant, de 110 à 120 mg pour l'adolescent et l'adulte. Sources : légumes et fruits crus, pommes de terre.

VITAMINE D (ou calciférol) : vitamine liposoluble nécessaire à l'absorption intestinale du calcium et à sa fixation sur les os, ainsi qu'à la réabsorption du phosphore par les reins. La vitamine D présente dans l'organisme a une double origine : endogène, par transformation dans la peau du cholestérol sous l'influence des rayons ultraviolets (vitamine D3), et exogène, par l'alimentation (vitamine D2 dans les végétaux et vitamine D3 dans les produits animaux). **Apports journaliers recommandés :** de 5 à 10 µg pour l'enfant, 5 µg pour l'adulte, 10 µg lors de la grossesse et de l'allaitement, et 12 µg pour les personnes âgées. Sources : foie des poissons maigres, poissons gras, jaune d'œuf, foie, lait entier et produits laitiers non écrémés.

VITAMINE E (ou tocophérol) : vitamine liposoluble indispensable à une bonne stabilisation des membranes cellulaires, au maintien de l'activité de certaines enzymes, à l'agrégation des plaquettes sanguines et à la protection des globules rouges. **Apports journaliers recommandés :** de 6 à 12 mg pour l'enfant et environ 12 mg pour l'adolescent et l'adulte. Sources : végétales (huiles et margarines végétales riches en acides gras polyinsaturés, fruits secs oléagineux, notamment les cacahuètes, germes de céréales, légumes verts), mais aussi animales (foie, jaune d'œuf, beurre).

VITAMINE K : vitamine liposoluble jouant un rôle dans la coagulation, dans le métabolisme des protéines et la fixation du calcium. **Apports journaliers recommandés :** de 15 à 40 µg pour l'enfant, de 45 à 65 µg pour l'adolescent, l'adulte, la femme enceinte et qui allaite. Sources : légumes verts (choux, épinards, salade), choucroute.

ZINC : oligoélément qui permet notamment l'activation d'un grand nombre d'enzymes.